実験医学別冊

改訂版 もっとよくわかる！

幹細胞と再生医療

京都大学iPS細胞研究所　**長船健二** 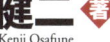著
Kenji Osafune

羊土社
YODOSHA

❖本書関連情報のメール通知サービスをご利用ください

メール通知サービスにご登録いただいた方には，本書に関する下記情報をメールにてお知らせいたしますので，ご登録ください．

・本書発行後の更新情報や修正情報（正誤表情報）
・本書の改訂情報
・本書に関連した書籍やコンテンツ，セミナーなどに関する情報

※ご登録の際は，羊土社会員のログイン／新規登録が必要です

ご登録はこちらから

改訂版のはじめに

　2014年1月に初版の『もっとよくわかる！幹細胞と再生医療』を出版してから早くも10年以上の年月が過ぎた．その間も，幹細胞と再生医療の研究領域は絶え間なく進捗を続けている．過去10年間の大きなトピックとしては，10以上の疾患に対するiPS細胞を用いた細胞療法の臨床試験が国内で開始され，疾患特異的iPS細胞の疾患モデルを用いたiPS創薬にて複数の難治性疾患に対する新規治療薬候補が同定され，こちらも臨床試験が進行中である．また，オルガノイドやorgan-on-a-chipなどの新しいiPS細胞関連技術が台頭してきた．これらの背景のもと，改訂版も本書は，幹細胞と再生医療の入門書として，領域外の研究者にとっても御理解をいただけるような，わかりやすさを第一に心がけて初版からの追記と改訂を行った．

　幹細胞と再生医療について，初版では基礎的なことから2013年末までの知見をまとめたが，改訂版ではさらに2024年末の時点における最新の知見までを追加した．初版を原型としながらも，新たに第7章として「機能的な臓器や組織を創る——オルガノイドを中心に」という章を追加し，オルガノイドやorgan-on-a-chipをはじめ，組織や臓器を作製する研究についてまとめた．また，初版の第9章を改訂し，第10章「幹細胞・再生医学研究の臨床応用と実用化」として，現在臨床試験まで進んだ研究を一つひとつ紹介し，レギュレーションや産業面の整備など再生医療を推進するための社会的な体制の整備についても含めた．2024年末時点での幹細胞・再生医学研究のスタンダードとして後世の知見との比較対象との位置づけで考えていただきたい．

　改訂版においても日本人の活躍をなるべく多くとり立てて紹介した．日本人の幹細胞・再生医学研究へのこれまでの貢献は非常に大きなものであるが，近年は日本の研究力低下も叫ばれている．本書を読まれた研究者が鼓舞されて，幹細胞・再生医学研究をはじめ日本の研究力復活に貢献されることを期待している．

　本書は基本的知識の習得を狙った入門本であるが，引き続き「もっと詳しく」コーナーでは，最前線の知見やより詳細な説明を含めている．また，Columnにも，過去10年間の筆者の研究者生活のなかでの印象に残っているエピソードを追加した．気分転換に御一読いただけると幸いである．

最後に，改訂版の執筆，改訂に際して，貴重な御助言や文章の御高閲，写真，スライドの御提供をいただいた京都大学iPS細胞研究所 金子新先生，髙島康弘先生，後藤慎平先生，堀田秋津先生，吉田善紀先生，櫻井英俊先生，池谷真先生，高橋和利先生，高山和雄先生，前伸一先生，荒岡利和先生，安田勝太郎先生，伊藤遼先生に深謝致します．また今回も，原稿締切の予定日から大幅に遅れたなか忍耐強く待ち続け，拙稿をきわめて読みやすく魅力的に編集いただきました羊土社の佐々木彩名，蜂須賀修司 両氏にも心より感謝申し上げます．

2025年1月

長船健二

初版のはじめに

　「幹細胞を用いた再生医療」は，近年の医学・生物学において最もホットな研究領域の1つであり，世界的に熾烈な研究開発競争が行われている．本書は，幹細胞と再生医療の入門書として，領域外の研究者にとっても御理解をいただけるような，わかりやすさを第一に心がけて書いたものである．

　幹細胞と再生医療について，基礎的なことから2013年末の時点における最前線の知見までをなるべく多く網羅したつもりであるが，近年研究が盛んに行われ，その存在が提唱されている「がん幹細胞」と呼ばれるがんを発生させる幹細胞については本書では扱っていない．また，幹細胞と再生医療の研究領域は，進展が著しく早く，新しい論文が次々と発表されているため，本書から抜け落ちている重要な知見があるかもしれないが，御容赦いただきたい．また，異なる仮説が提唱されて本書で解説したことが将来的に否定され，時代遅れになってしまう日が来るかもしれないが，そのような場合には2013年時点の幹細胞・再生医学研究のスタンダードとして後世の知見との比較対象との位置づけで考えていただければ幸いである．

　また，日本人の活躍をなるべく多く取り立てて紹介したことも特徴である．日本人の幹細胞・再生医学研究へのこれまでの貢献は非常に大きなもので，読まれた研究者の皆様にも参入いただき日本の幹細胞・再生医学研究のますますの進展に貢献されることを願っているためである．

　構成は，まず幹細胞の一般的知識からスタートし，さまざまな幹細胞の説明の後に幹細胞関連技術の紹介，さらには，再生医療の臨床応用や幹細胞の実用化に向けた現状と展望について，基礎から応用に向けて解説している．本書は，幹細胞・再生医学研究について身に付けていただきたい基本的知識を中心に解説し，「もっと詳しく」コーナーには，最新の研究成果を含めた最前線の知見やより詳細な説明を含めている．また，Columnでは，筆者のこれまでの研究者生活の中での楽しかったこと，つらかったことなど数々のエピソードや，出会った先生方の思い出などを中心に紹介している．若い研究者が身近に感じて，少しでも今後の参考になれば幸いである．

　最後に，執筆にあたり，貴重な御助言や写真，スライドの御提供をいただいた京都大学iPS細胞研究所 髙橋淳先生，江藤浩之先生，高橋和利先生，沖田圭介先生，升井伸治先生，小高真希先生，田邊渉先生，遠藤大先生，笠原朋子氏，京都大学再生医科学研究所 河本宏先生，宮崎大学 本多新先生，東京女子医科大学 関谷佐智子先生に心より感謝致します．また，原稿締切の予定日から大幅に遅れたなか忍耐強く待ち続け，拙稿をきわめて読みやすく編集いただきました羊土社の山下志乃舞，冨塚達也 両氏にも心より感謝申し上げます．

2014年1月

長船健二

目次

改訂版 もっとよくわかる！ 幹細胞と再生医療

Contents

Column

Stem Cells

第1章

再生医療と幹細胞
——密接な両者を正しく
理解する

再生医療と幹細胞
——密接な両者を正しく理解する

　近年，幹細胞生物学の進展により，さまざまな臓器・組織のなかに含まれる幹細胞が発見されている．また，ES細胞（embryonic stem cell：胚性幹細胞）やiPS細胞（induced pluripotent stem cell：人工多能性幹細胞）のように受精卵や体細胞などさまざまな細胞源からの幹細胞作製方法も次々と開発されてきた．そして，それらの幹細胞を用いた新しい医療である「再生医療」とその基礎研究が世界中でさかんに行われ，実際に医療の現場で臨床応用の検討（試験）が開始された．本章ではそのような再生医療と幹細胞を深く知るための導入として，基本となる用語を整理し，幹細胞の特徴や種類についての一般論を解説する．「幹細胞」を正しく理解するため，まずはじっくり読み進めていただきたい．

KEYWORD ◆ 再生医療 ◆ 幹細胞 ◆ 前駆細胞 ◆ 多能性幹細胞 ◆ 組織幹細胞 ◆ ニッチ

1 再生医療の可能性
——新たな医療アプローチを可能にする幹細胞のすごさ

　再生医療（regenerative medicine）とは，細胞や組織を補充することによって，疾患により機能不全となった臓器の機能回復を図る治療法のことである．一方，従来から行われてきた医学研究の多くは，疾患の病態形成または臓器・組織の修復のメカニズムを解明し，それらの機構を特異的に阻害または促進する治療薬を見出すものであった．つまり，再生医療は直接的に臓器・組織を修復するという点で，これまでのものと全く異なる医療である．医学者が再生医療の登場を喜んだのはまさにこの点で，これまで治療法がなかった疾患への有効な手だてとなる可能性を秘めているのである．
　再生医療と幹細胞は同時に述べられることが多く，このように密接な関係にあるのは，幹細胞は無限に増殖可能で，かつ補充すべき細胞種へ分化させることができるためである．つまり幹細胞は補充すべき細胞種を必要な数だけ供給可能であり，再生医療に適した原料となる細胞種といえるのである．

1）幹細胞と前駆細胞のちがい

　ではその幹細胞とはどのようなものか．**幹細胞**（stem cell）とは，**自己複製**（self-renewal）**能**と**分化**（differentiation）**能**の2つの性質を有する細胞と定義される（図1A）．自己複製能はそのままの状態を保ったまま増殖する能力であり，分化能は個体を形成する特殊化された細胞種へ変化する能力である．多くの幹細胞はさらに，複数の細胞種へ分化する**多分化能**（multipotency）を有するが，単一の細胞種のみを生み出す幹細胞も存在する．一方，幹細胞と似たような細胞種として**前駆細胞**（progenitor cell）とよばれる細胞がある．これらは幹細胞より生み出され，幹細胞から特殊化された体細胞や生殖細胞へ分化する途中の段階にある細胞のことである．一般に，幹細胞とは異なり，前駆細胞は限られた分化能と自己複製能力を有すると考えられている（図1B）．幹細胞からの分化が完了した神経や心筋などの特殊化された細胞は，**最終分化細胞または終末分化細胞**（terminally differentiated cell）とよばれる．ヒトは約200種類の細胞をもつ，などというときは最終分化細胞を指していることが多い．

2）幹細胞研究と再生医療の歴史

◆ 造血幹細胞研究からはじまった

　幹細胞研究の歴史は**造血幹細胞**にはじまる．幹細胞の概念が確立されたのは，1961年にカナダの放射線学者であるティル（James Till）とマカロック（Ernest McCulloch）が行ったCFU-Sの研究による[1]．彼らは放射線照射し骨髄細胞を死滅させたマウスに，

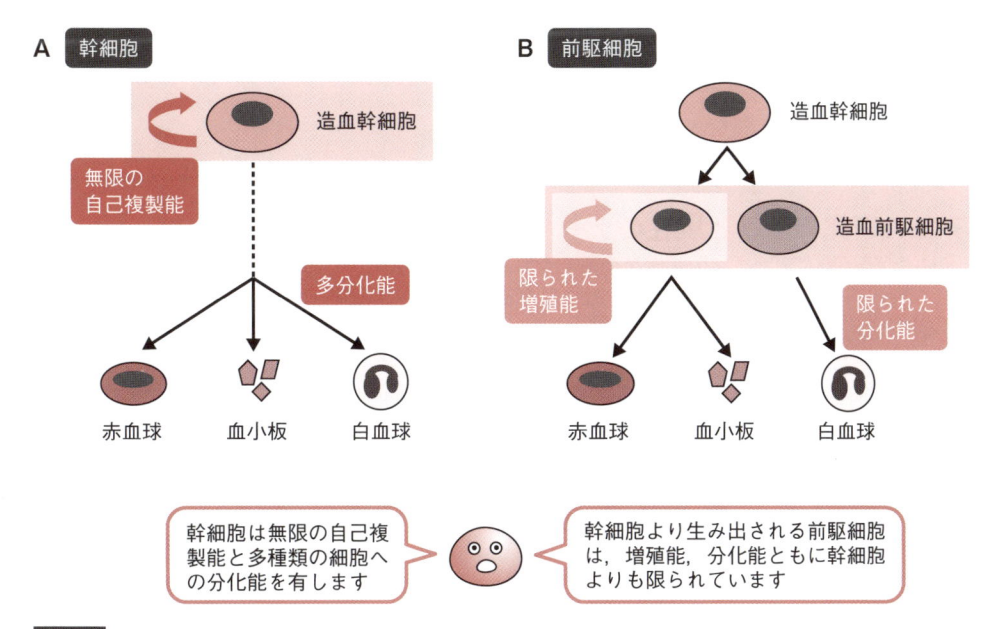

図1　幹細胞と前駆細胞

造血系を例にあげた．

再度骨髄細胞を移植する実験を行った。すると驚くべきことに、10日後に脾臓内に複数種の血液細胞からなるコロニー（細胞集団）が形成された。彼らはこの大元となった細胞をCFU（colony-forming unit）と名付けた（CFU-SのSはspleenのS）。すなわち、一種類の細胞であるCFUが赤血球や白血球など多様な細胞に分化すること、この脾コロニーのなかにCFUが含まれ自己複製することの2点を証明した。その後の研究で、CFU-Sは造血幹細胞ではなく**造血前駆細胞**であることが明らかとなったが、この研究で自己複製能と分化能を有する「幹細胞」という概念がはじめて確立された。

次に米ワシントン大学のトーマス（Edward Thomas）らが、'60年代後半に白血病の患者に対して骨髄移植の治療を開始し、'70年代にその手法を確立した。これは幹細胞を用いた世界で最初の細胞療法（再生医療）の臨床応用例である。ただし市民権を得たのは骨髄移植という治療法であって、再生医療という概念は現実的とは認識されていなかった。

◆ ターニングポイントとなったES・iPS細胞の登場

その後、造血幹細胞以外の、異なる供給源、臓器、組織からも幹細胞の存在が次々と報告されるようになった。そして、1998年に米ウィスコンシン大学のトムソン（James Thomson）らによって、不妊治療（体外受精）で余った受精卵を用いて**ヒト胚性幹細胞（ES細胞）**が樹立された[2]。無限の増殖能と理論上全身のすべての細胞種に分化することができるヒト幹細胞が誕生したことにより、再生医療が現実のこととして認識されるようになった。そして、これが歴史の転換期となり、社会全体が幹細胞研究に対して特別な関心を寄せるようになり、現在の幹細胞研究ブームがはじまった。

さらに、2007年に京都大学の山中伸弥らによって、患者自身の体細胞から樹立できるため、ヒトES細胞にかかわる移植後の**拒絶反応**とヒト胚の使用という**倫理的問題**

Column

❶ 私の研究の歩みと現在のテーマ

私は、1996年に京都大学医学部を卒業後4年間、腎臓内科医・透析医として内科診療に従事し、その後今日に至るまで、腎臓再生医療の開発をめざした研究を行っている。

まず、東京大学の大学院生時代に、マウス胎仔腎臓に糸球体や尿細管など数種類の腎上皮細胞に分化しうる多能性の腎前駆細胞が存在することを世界ではじめて示した[4]。その後、ヒトES細胞から臓器や組織の細胞に分化誘導する技術と戦略を学ぶためにハーバード大学に留学した。そこでは糖尿病に対する再生医療開発をめざし、ヒトES細胞から膵β細胞への分化誘導研究を行った。そして、増殖因子処理を用いたヒトES細胞の分化

誘導[5]に加え、低分子化合物の高速スクリーニングによって同定された誘導化合物を用いた新規の分化誘導法の開発[6]、低分子化合物を用いたヒトiPS細胞の樹立[7]などを研究した。2008年に留学より帰国後は、京都大学iPS細胞研究所（CiRA）にて、腎臓・膵臓・肝臓の再生医療を開発する研究室を主宰し、ヒトiPS細胞から腎臓、膵臓、肝臓の構成細胞や組織（オルガノイド）を作製することに成功した[8]~[11]。

現在、慢性腎臓病（CKD）、糖尿病、肝硬変に対する細胞療法や移植用臓器の作製、難治性腎・膵・肝疾患に対する疾患モデル作製と治療薬開発、その臨床応用をめざした研究を展開している。

の両者を解決可能とするヒト**人工多能性幹細胞**（**iPS細胞**）が開発され[3]，再生医学研究が臨床応用に向けてますます注目を集め，さかんに研究されるようになった．

2 幹細胞の4つの特徴

幹細胞を幹細胞たらしめる特徴は何であろう．4つの特徴があるが，思い浮かべられるだろうか．

1）非対称分裂 （図2A）

幹細胞は，**非対称分裂**とよばれる細胞分裂を行い，未分化の幹細胞状態のままの細胞と，それより分化した状態の細胞の2種類を生み出す．これが1つ目の特徴である．多くの臓器・組織に幹細胞システムが存在し，維持と再生にかかわっていることが明らかとなっている．

2）幹細胞の階層性 （図2B）

幹細胞システムは，幹細胞とTA細胞，分化細胞の3つから構成される．幹細胞より生み出されたある程度分化した**TA細胞**（**transit-amplifying cell**または**transient amplifying cell**）とよばれる前駆細胞と，TA細胞からさらに分化の進んだ**分化細胞**（**differentiated cell**）である．幹細胞は無限の自己複製能を有するが，一般に増殖は遅い．一方，TA細胞は増殖をさかんに行い，さらにそれより分化した細胞種を大量に供給し，再生や組織修復に寄与する．造血幹細胞がその典型である．幹細胞システムではこのように幹細胞を頂点として，それより下流にある前駆細胞や分化細胞が枝分かれをくり返しており，**幹細胞の階層性**（hierarchy）がつくられている．

👉 もっと詳しく

● からだのなかの幹細胞は静止状態で活性化を待っている

幹細胞は，発生期を含む一生涯にわたる組織の維持と再生にかかわっている．周期的に，あるいは組織損傷時に，増殖刺激シグナル下で分裂する，無限の自己複製能を有する．器官形成・再生が終了し，組織ができあがると休眠状態に入り，基本的にほとんど分裂しなくなる．活発に増殖をするTA細胞と対照的に，幹細胞は定常状態の組織内では静止（quiescent）状態か細胞周期のG_0/G_1期にあるが，活性化されるとさかんに増殖する能力も有する．静止状態の幹細胞は，BrdU（bromodeoxyuridine：臭素化デオキシウリジン）による核染色を長く保持するため**LRC**（label-retaining cell：ラベル保持細胞）とよばれる（第2章で解説）．ラベル実験の結果によると，造血幹細胞の自己複製は，マウスでは60日に1回で，ヒト以外の霊長類では1年に1回と推測されている．

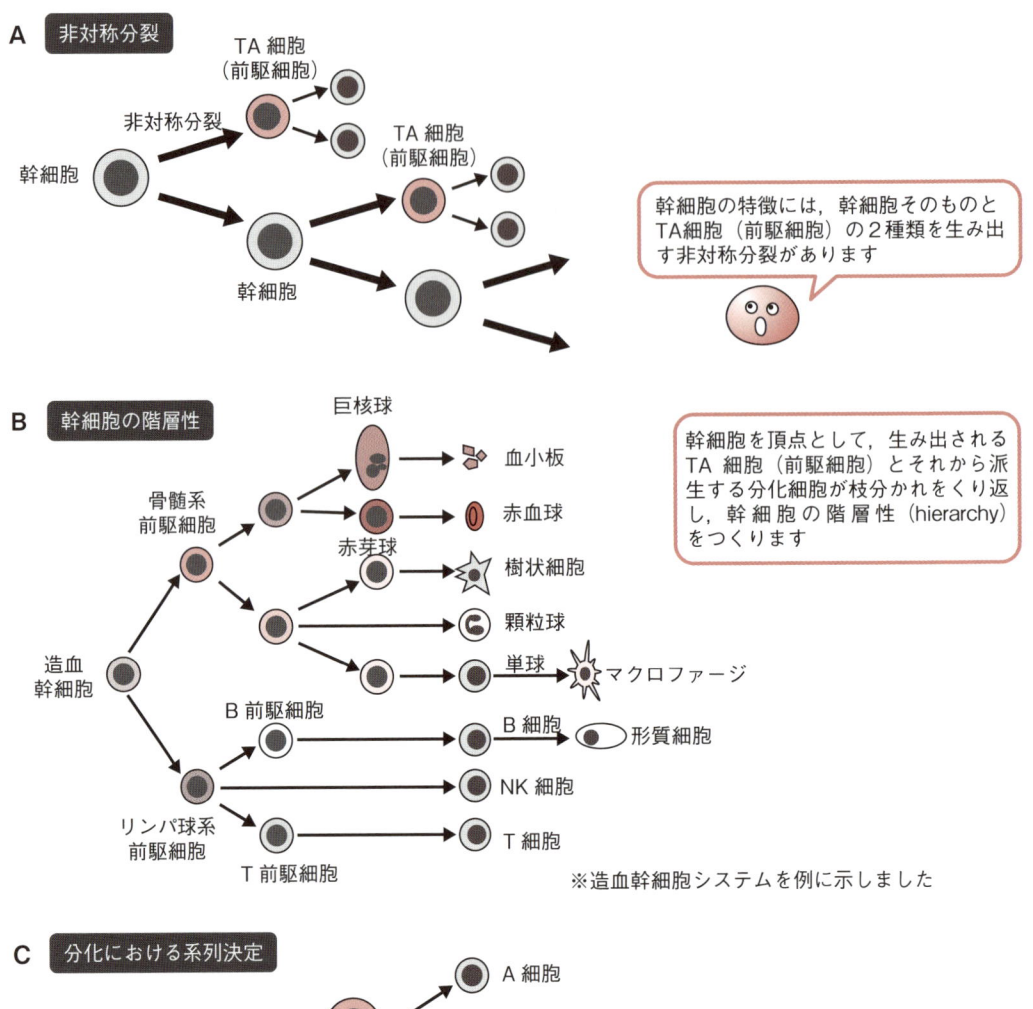

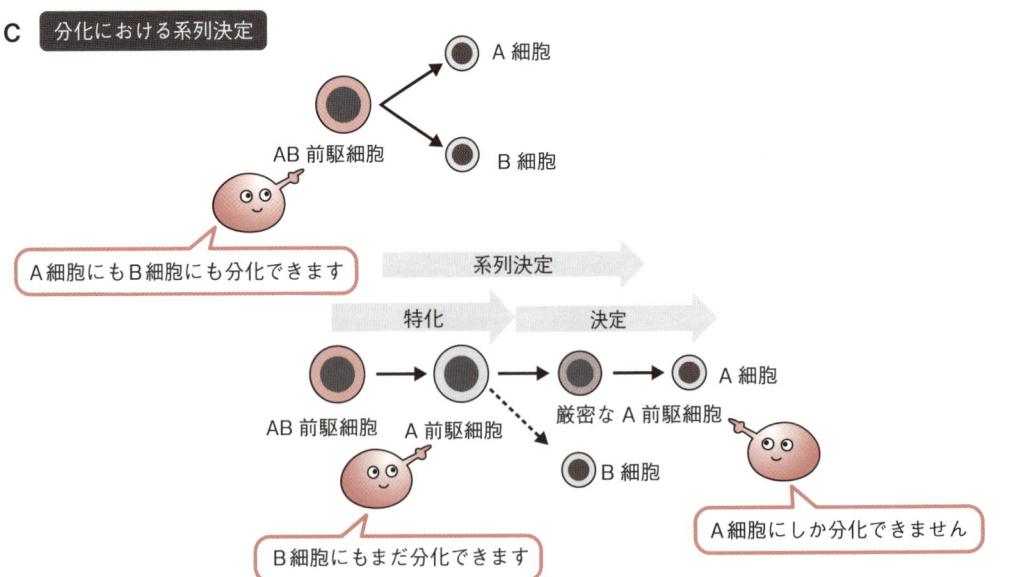

図2 幹細胞システムの特徴

「非対称分裂」,「幹細胞の階層性」,「分化における系列決定」のほか,図示していないが,幹細胞の代謝や細胞周期的が静止状態にあるという「ステムネス（幹細胞性）」も特徴のひとつとしてあげられる.

3）分化における系列決定 （図2C）

　多種類の細胞種へ分化することができる幹細胞や前駆細胞が，1種類の細胞種に向かって運命決定することを**系列決定**または**拘束**（lineage commitment）とよぶ．これが幹細胞3つ目の特徴である．**系列**あるいは**系譜**（lineage）とは，ある臓器や組織など特定の性質をもつ細胞集団のことであり，ある系列のなかにはさらに細分化された系列が存在する．例えば，膵臓を構成する大多数の細胞は内胚葉という大きな系列の1つである膵細胞系列に属している．そしてそのなかに内分泌と膵管を含む外分泌という系列があり，さらに内分泌系列のなかにも α 細胞，β 細胞，γ 細胞，δ 細胞などの系列が含まれている．

　系列決定は**特化**（specification）と**決定**（determination）という2段階からなる．特化した状態（specified）では，分化の方向性はおおむね決定されているが，まだ不完全な状態であり，別な系列への強い誘導が起こった場合，別の系列へも分化しうる状態である．これに対し，決定された状態（determined）とは，いかなる誘導が起こっても決定された系列以外の細胞種には分化できなくなった状態である．

　系列決定は，発生期には全身の臓器で起こっているが，発生が完成してからは限られた臓器のみに起こる．そのなかでも造血系は，出生後でも成体でも造血幹細胞から赤血球，血小板，顆粒球（好中球，好酸球，好塩基球），マクロファージ，T細胞，B細胞など多種類の細胞への系列決定が恒常的に起こっており，系列決定の分子機構の解明研究に非常によく使用されている．

🖝 もっと詳しく

● 系列決定には2種類ある

　幹細胞や前駆細胞がいくつかの細胞種のなかから特定の細胞種へ系列決定する形式には，**指令的**（instructive）と**自律的**（autonomous）とよばれる2種類がある．前者は，周囲の環境からのシグナルを受けてそれに従って決定される場合を指し，後者は細胞自身が自律的に決定し周囲からのシグナルがそれを支持する場合である．シグナルの作用のしかたという観点でみた場合，前者は同じく**指令的**であるが，後者は**選択的**（selective, permissive）と表される．

4）ステムネス （幹細胞性）

　幹細胞の特徴の1つとして，代謝や細胞周期が静止状態にあることも考えられている．これは可逆的細胞周期停止とよばれる．理化学研究所（発表当時）の西川伸一らは，色素幹細胞（メラノサイト幹細胞）の遺伝子発現プロファイルを解析したところ，GAPDH（glyceraldehyde 3-phosphate dehydrogenase：グリセルアルデヒド3リン酸脱水素酵素），β-アクチンなどのハウスキーピング遺伝子[※1]の発現低下を見出した[13]．また，その機序の1つとしてRNAポリメラーゼⅡの活性化の欠如によるmRNA転写

の低下があり，この現象は，表皮角化細胞（ケラチノサイト），骨格筋，精子，造血幹細胞など他の複数の幹細胞でも認められた．西川らは，幹細胞の性質の1つとして，mRNA転写の低下により代謝速度を落とし，その結果として細胞や遺伝学的な障害から自己を防御していると推測した．

3 幹細胞の種類——多能性幹細胞と組織幹細胞

再生医療に用いる幹細胞という側面からみてみよう．大きく分けて**多能性幹細胞**（pluripotent stem cell）と**組織幹細胞**（tissue stem cell）の2つのカテゴリーに分類される．

1）多能性幹細胞 （表1）

多能性幹細胞は，高い増殖能と，個体を形成するすべての細胞種へ分化可能な多分化能を有する幹細胞であり，ES細胞，iPS細胞，胚性がん細胞（embryonal carcinoma cell：EC細胞），胚性生殖幹細胞（embryonic germ cell：EG細胞），多能性生殖系列幹細胞（multipotent germ stem cell：mGS細胞）などがこのカテゴリーに属する．ES細胞は受精卵の内部細胞塊という部分から，そして，iPS細胞はさまざまな体細胞から樹立される．それぞれ 第4章 ， 第5章 で詳細に解説する．また，mGS細胞は，精子幹細胞の一部に同定されるES細胞とほぼ同等の幹細胞であり， 第3章 で紹介するので，ここでは残るEC細胞とEG細胞につき解説する．

EC細胞は歴史的にはじめて体外で培養された多能性幹細胞であり，**奇形がん腫**（teratocarcinoma：**テラトカルシノーマ**）とよばれる三胚葉[※2]の成分が混在する腫瘍から単離された幹細胞株である．EC細胞はマウスに移植することにより再び奇形がん腫を形成することや，初期胚へ移植すると正常な発生過程に寄与し三胚葉に分化する

表1 多能性幹細胞の種類

名称	欧文表記	略称	詳細を扱う章
胚性幹細胞	embryonic stem cell	ES細胞	第4章
人工多能性幹細胞	induced pluripotent stem cell	iPS細胞	第5章
胚性がん細胞	embryonal carcinoma cell	EC細胞	本章
胚性生殖幹細胞	embryonic germ cell	EG細胞	
多能性生殖系列幹細胞	multipotent germ stem cell	mGS細胞	第3章

※1 **ハウスキーピング遺伝子**：細胞の基本的な生理機能を維持するため，多くの組織や細胞中で共通して発現する遺伝子の総称．多くの細胞で一定量の発現があるため，RT-PCRやウエスタンブロットなどの実験においてコントロールとして利用される．代表的なものはGAPDH，β-アクチンなどがある．

※2 **三胚葉**：多細胞生物の発生過程で，着床後のエピブラストが分化して形成する3つの主要な細胞層．外胚葉は皮膚や神経系，中胚葉は筋肉や循環器系，内胚葉は消化管や呼吸器系へと分化する．

ことにより，多能性が確認された．一方，EG細胞は，将来，精子や卵に分化する胎児期の**始原生殖細胞**（primordial germ cell：PGC）より樹立される幹細胞のことで，ES細胞とほぼ同等の増殖能とさまざまな細胞種に分化可能な多分化能を有する．しかし，EG細胞は中絶胎児のPGCから樹立されるため，特にヒトではその樹立や使用に倫理的問題が生じる．

2）組織幹細胞

現在までに，発生期および成体の非常に多くの臓器に組織幹細胞や組織前駆細胞の存在が証明されており，それぞれの組織の形成・維持と損傷時の修復・再生に働くことがわかっている．**第2章**，**第3章**で解説するが，これまでに報告されている主な組織幹細胞として**図3**のようなものがある．発生期でも成体内でもほぼ同じ組織幹細胞が存在する臓器と，発生期と成体とで異なる組織幹細胞が存在する臓器がある．例えば造血幹細胞や神経幹細胞は，胎児にも成体にも存在しているが，われわれが同定した胎児期の腎臓の前駆細胞は，成体では同じものは存在していないと考えられている．

3）多能性幹細胞と組織幹細胞の比較

一般的に多能性幹細胞は，培養皿上で無限の増殖能と全身の細胞種への多分化能を有している．一方，例外はあるかもしれないが，一般的に組織幹細胞はそれが属している臓器の構成細胞種への限られた分化能しか示さない．例えば，多能性幹細胞であ

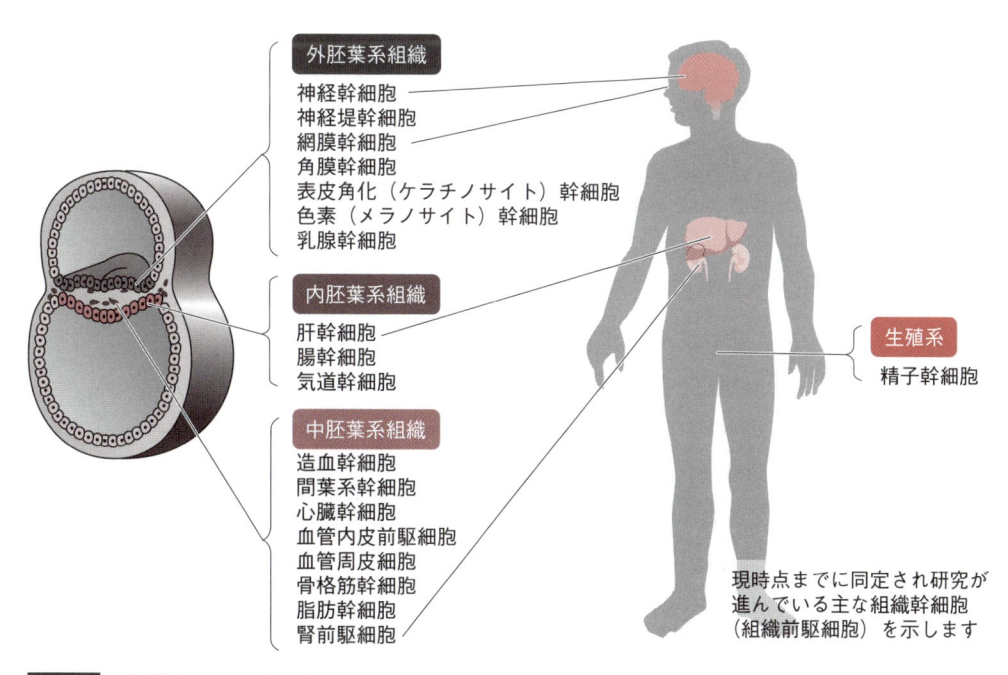

外胚葉系組織
神経幹細胞
神経堤幹細胞
網膜幹細胞
角膜幹細胞
表皮角化（ケラチノサイト）幹細胞
色素（メラノサイト）幹細胞
乳腺幹細胞

内胚葉系組織
肝幹細胞
腸幹細胞
気道幹細胞

中胚葉系組織
造血幹細胞
間葉系幹細胞
心臓幹細胞
血管内皮前駆細胞
血管周皮細胞
骨格筋幹細胞
脂肪幹細胞
腎前駆細胞

生殖系
精子幹細胞

現時点までに同定され研究が進んでいる主な組織幹細胞（組織前駆細胞）を示します

図3 組織幹細胞（組織前駆細胞）の種類

る胚性幹細胞（ES細胞）は全身のすべての細胞種へ分化すると考えられているが（**図4A**），組織幹細胞である造血幹細胞は，造血系を構成する赤血球と血小板および各種の白血球などの血液細胞にしか分化しない（**図4B**）．

　しかし，未分化状態の多能性幹細胞は，生体に移植すると**奇形腫**（teratoma：テラトーマ）という腫瘍を形成する性質がある．このため，多能性幹細胞から作製した細胞種を移植医療に用いる場合，混入した未分化状態の多能性幹細胞による腫瘍発生の危険性がつきまとう．一方，組織幹細胞は腫瘍発生の危険性は少なく，臨床応用を考えた場合，安全性という点では多能性幹細胞より優れている．以上のように，多能性幹細胞と組織幹細胞には，それぞれ長所と短所がある（**表2**）．

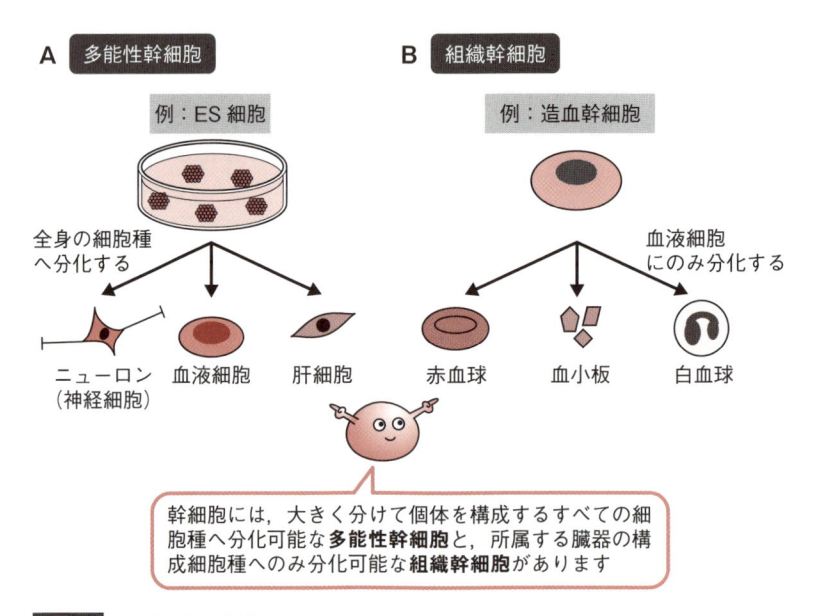

図4　幹細胞の種類

表2　多能性幹細胞と組織幹細胞の比較

	多能性幹細胞	組織幹細胞
増殖能	旺盛	それほど高くない
分化能	全身の細胞種へ分化可能	所属臓器の構成細胞種に限られる
遺伝子操作	可能	困難
安全性	移植後に腫瘍発生の危険性あり	高い
倫理的問題	あり	なし
拒絶反応	あり※	なし

白は優れている点，グレーは劣っている点を示す．しかし，あくまで一般的な性質をまとめたものであり，例外も数多く存在することを覚えておいていただきたい．
※多能性幹細胞のうち，患者自身の細胞から樹立される iPS 細胞は移植後の拒絶反応の問題はない．

なお，幹細胞を含む用語には**体性幹細胞**（somatic stem cell）や**がん幹細胞**（cancer stem cell）もある．生殖細胞を除く体細胞の組織幹細胞のことを特に体性幹細胞とよぶ．がん幹細胞は近年その存在が提唱され，研究がさかんに行われているがんを発生させる幹細胞であるが，これは本書では扱わない．

🖝 もっと詳しく

● 医療という面から両者を比較する

　組織幹細胞は，一般に培養皿上で増殖はするが，多能性幹細胞ほど旺盛な増殖力は有していない．よって，無限に増殖しすべての細胞種に分化する多能性幹細胞の方が，目的とする細胞種への分化誘導法さえ確立できれば，無限にその細胞種を供給できるため再生医療に適した幹細胞であるといえる．また，遺伝病の患者に細胞移植療法を行う場合には，患者自身の細胞を用いた遺伝子治療が必要となるが，相同組換えなどの遺伝子操作は増殖能が高い細胞でなければ行えず，この点においても多能性幹細胞の方がより適している．

　一方，患者自身の組織から採取できる組織幹細胞は，倫理的な問題も少なく，拒絶反応の心配も少ない．受精卵や中絶胎児から作製される多能性幹細胞であるES細

Column

❷ なぜ再生研究をはじめたか？

　私は，幼少の頃，予防接種や病院や診療所に行くのが大嫌いで，医者などの人の血を見るような仕事は絶対やりたくないと思っていた．高校生のときも大学受験直前まで工学部に入って飛行機かロケットがつくりたいと考えていた．しかし，大学入試の直前になって，「将来，人生の半分くらいの時間を費やしてとり組むべきことって一体何なのだろうか？」ともう一度よく考えてみたときに，「やはり人の命を救うことではないか」と考え直し，医学部に入った．

　そして，1996年に医学部を卒業したが，当時は今と臨床研修制度が違い，ほとんどの医師が卒業するときに自分の進む専門（外科，内科，眼科，産婦人科などの診療科）を決めてから研修医をはじめる時代であった．私は親族に医師は1人もいないので，実家が開業医で家を継がなければならないなどの理由で自分の専門が限定されるわけではなかったので，逆に何科の先生になるのか本当に迷った．

　しかし，私には1つだけ生物学的にたいへん興味があることがあった．それは，皮膚や腸や血液のようにさかんに再生を行って細胞が入れ替わる

臓器がある一方で，神経と腎臓は病気で壊れてしまうともとに戻らないことだった（当時は不勉強で再生しない臓器はその2つだけだと思っていた）．再生する臓器としない臓器がなぜ存在するのか？その違いは何なのか？そして，当時は，多くの医学研究者が神経の研究に向かっていた時代であったので，私は人がやっていそうにない腎臓を選んだ．また医学的にも腎臓病はほとんど治療法がないようであった．よって，私は病気で一度壊れるともとに戻らない腎臓を再生させて患者さんを助けてあげたい，それをモチベーションに腎臓内科医になることに決めた．

　当時は今のように発生や再生がそれほど注目されていなかった時代であったが，将来は，腎臓を再生させる研究をする研究者になるつもりだった．しかしやはり腎臓病の患者さんが実際にどんなことで苦しまれておられるのかをよくわかっていないといけないと思い，医学部卒業後4年間は京都と兵庫の病院で腎臓内科医・透析医の臨床に従事し，その後，2000年に大学院に入学してから今日まで再生研究を行っている．

胞やEG細胞には倫理的問題が生じる．また，患者自身の細胞から樹立できるiPS
細胞を除く多能性幹細胞では，移植後の拒絶反応の問題があり，それを防ぐために
免疫抑制剤を使用すれば，感染症などの重篤な副作用の危険性が生じる．

4 ニッチ——幹細胞性を維持するための生体内微小環境

　各組織における幹細胞の増殖や分化を制御・支持する生体内微小環境のことを，**ニッ
チ**あるいは**ニッシェ**（**niche**）とよぶ．もともと，柱や壁にものを飾るためにつくられ
た"窪み"を指す建築用語であるが，1970年代に造血幹細胞を支持する微小環境に対
してニッチという言葉が転用され，今に至る．造血幹細胞に対する骨髄にはじまり，
他の組織幹細胞に対するニッチの存在は，生殖細胞，消化器系，呼吸器系，骨格筋，
皮膚，毛包，乳腺，中枢および末梢神経系などの組織において同定されている．そし
て，ニッチの構成要素は，間葉系細胞，血管，神経細胞，グリア細胞，炎症細胞など
の細胞成分および細胞表面のシグナル分子，酸素分圧，温度や圧力などの物理的要因
までもが含まれる．

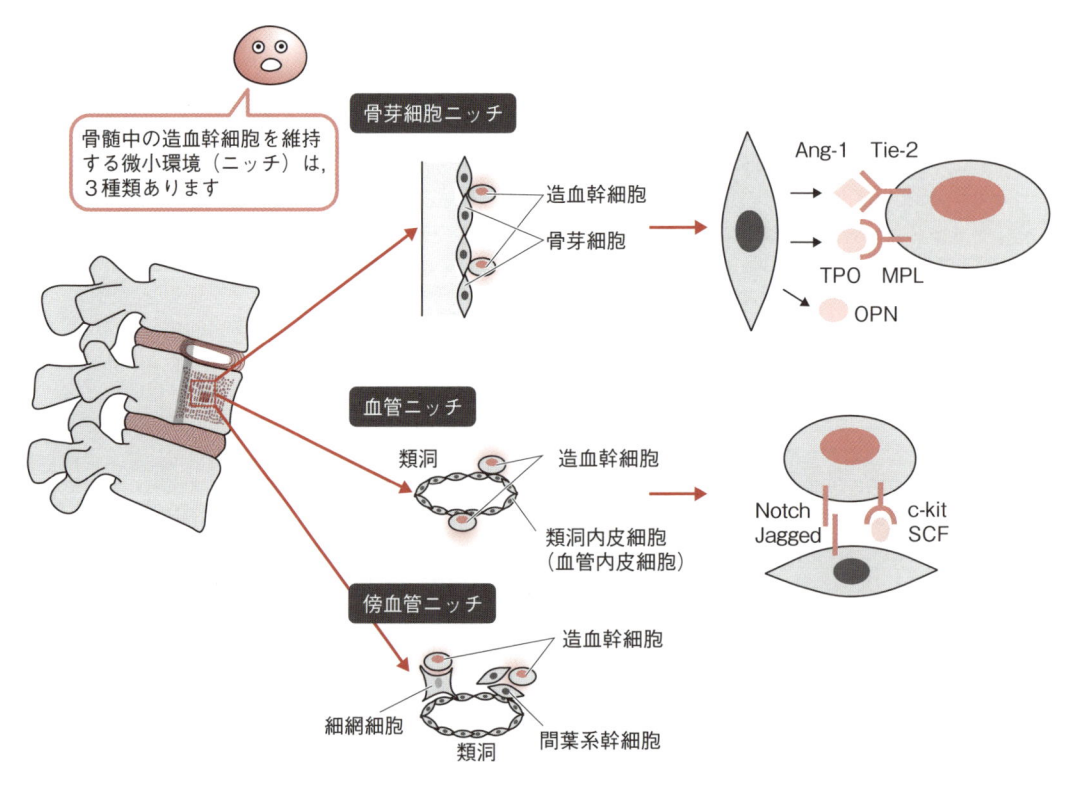

図5 ニッチ

Ang-1：angiopoietin-1，TPO：thrombopoietin，MPL：myeloproliferative leukemia protein，OPN：osteo-pontin，SCF：stem cell factor（詳しくは **もっと詳しく** 造血幹細胞のニッチについて 参照）．

　最も研究が進んでいる骨髄内の造血幹細胞のニッチには，**骨芽細胞ニッチ**（osteo-blastic niche），**血管ニッチ**（vascular niche），**傍血管（血管周囲）ニッチ**（perivas-cular niche）の3種類があると考えられている（**図5**）．これらに加え，造血幹細胞から分化した子孫の造血前駆細胞やマクロファージ，破骨細胞，巨核球も，造血幹細胞をフィードバック的に制御するニッチ細胞として機能していることも明らかになりつつある．

　造血幹細胞は自己複製か分化をするが，そのどちらになるかはニッチの容量が決めていると考えられている．すなわち，ニッチがすべて造血幹細胞で埋まっていれば，自己複製した後にそこからあふれた幹細胞は分化をする．逆にニッチに空きがあれば，それを埋めるまで自己複製をくり返すという機構が考えられている．

👉 もっと詳しく

● 造血幹細胞のニッチについて

　生理状態では，骨髄中の造血幹細胞は骨表面の骨芽細胞と密接して位置している．これを**骨芽細胞ニッチ**という（**図5**）．骨髄中の骨芽細胞の数が造血幹細胞の数を規定していることが知られ，PTH/PTHrP（parathyroid hormone，副甲状腺ホルモン／parathyroid hormone-related protein，副甲状腺ホルモン関連タンパク質）刺激やBMP（bone morphogenetic protein）receptor type IA（骨形成因子受容体IA型）の不活化により骨芽細胞を増殖させると造血幹細胞の数も増えることが報告されている．骨芽細胞が発現するangiopoietin-1（Ang-1）やthrom-bopoietin（TPO）と造血幹細胞が発現するそれらの受容体であるTie-2やMPLとの相互作用や，骨芽細胞が産生する細胞外マトリクス分子であるosteopontin（OPN）などが造血幹細胞の挙動を制御することも知られている．

　また，骨髄中の類洞とよばれる血管構造に近接して造血幹細胞が存在していることより，類洞内皮細胞がニッチ細胞の1つであることが考えられている．これを**血管ニッチ**という．とりわけ，放射線照射や抗がん剤による骨髄破壊後の回復期に，類洞内皮細胞の役割が重要であることが示されている．類洞内皮細胞の発現するSCF（stem cell factor：幹細胞因子）やNotchシグナルのリガンドであるJagged-1，Jagged-2と造血幹細胞の発現するそれらの受容体であるc-kitとNotchを介した相互作用が考えられている．

　さらに，骨髄類洞をとり囲む血管周囲の間葉系幹細胞（**第2章**で解説する）様の細胞集団もニッチ細胞として機能していることが示されている．これを**傍血管（血管周囲）ニッチ**という．CXCL-12（CXC chemokine ligand 12）陽性の細網細胞およびNestin陽性の間葉系幹細胞などである．これらの細胞を欠失させると造血幹細胞の数が減少するなどの影響をきたすため，ニッチ細胞として働いていることが判明した．

● 幹細胞の可塑性

かつて，組織幹細胞が胚葉の垣根を越えて分化するという"幹細胞の可塑性"説が支持されていた．骨髄幹細胞や神経幹細胞をマウスに経静脈的に移植した際に，全身の臓器に生着が認められ，中胚葉性の造血幹細胞が肝臓，神経の細胞などの外内胚葉性臓器，また，外胚葉性の神経幹細胞が血液，筋肉の細胞などの中内胚葉性臓器の構成細胞に分化するというものである．しかし，その後，マウスの骨髄幹細胞がES細胞と細胞融合し，4倍体の細胞となることでES細胞の性質を示すことや，マウスの神経幹細胞がES細胞と自発的に細胞融合することが示された．よって，組織幹細胞の可塑性として，移植後にさまざまな臓器の構成細胞に分化し生着したと考えられた例のいくつかは，分化したのではなく，ホスト臓器の多能性幹細胞に融合していたのではないかと考えられている．

文献

1）Mcculloch EA & Till JE：Radiat Res, 13：115-125, 1960
2）Thomson JA, et al：Science, 282：1145-1147, 1998
3）Takahashi K, et al：Cell, 131：861-872, 2007
4）Osafune K, et al：Development, 133：151-161, 2006
5）Osafune K, et al：Nat Biotechnol, 26：313-315, 2008
6）Chen S, et al：Nat Chem Biol, 5：258-265, 2009
7）Huangfu D, et al：Nat Biotechnol, 26：1269-1275, 2008
8）Mae SI, et al：Cell Rep, 42：113431, 2023
9）Kimura A, et al：Cell Chem Biol, 27：1561-1572.e7, 2020
10）Tsujimoto H, et al：Cell Rep, 31：107476, 2020
11）Hitomi H, et al：Sci Transl Med, 9：eaaj2300, 2017
12）Mae SI, et al：Nat Commun, 4：1367, 2013
13）Freter R, et al：Stem Cells, 28：1571-1580, 2010

Stem Cells

第2章

組織幹細胞①
──解明が進んでいる
5つの組織幹細胞

第2章

組織幹細胞①
——解明が進んでいる5つの組織幹細胞

本章では，自己複製能と分化能の2つの性質で定義される幹細胞のうち，**第4章**，**第5章**で紹介する，ES細胞やiPS細胞などの多能性幹細胞と異なり，各臓器・組織に存在する組織幹細胞について解説する．造血幹細胞を用いた細胞療法（細胞移植療法）である骨髄移植が血液腫瘍の治療法として確立されてからすでに長い年月が経過していることからもわかるように，組織幹細胞は多能性幹細胞と比べ臨床応用により適した特徴を有する幹細胞である．組織幹細胞研究の歴史は，造血幹細胞にはじまり，皮膚や腸の幹細胞なども比較的古くよりその存在が知られていたが，その後，神経幹細胞をはじめとして，それまで予想もされていなかったさまざまな臓器・組織から幹細胞同定の報告が次々となされている．これらの重要な組織幹細胞について，現状われわれが手にした情報を整理してみよう．まずは最も実践および研究が進んでいる造血幹細胞と，それに続いて研究が進んでいる間葉系幹細胞，神経幹細胞，皮膚および腸の幹細胞をみていく（図1）．

KEYWORD ◆組織幹細胞 ◆細胞療法 ◆造血幹細胞 ◆間葉系幹細胞 ◆神経幹細胞 ◆腸幹細胞 ◆皮膚幹細胞

1 組織幹細胞とは

組織幹細胞（tissue stem cell）は，各臓器・組織に存在する，自己複製能と所属組織の構成細胞種への分化能を有する幹細胞である．各組織の構成細胞を供給することにより，組織の維持，修復，再生などに寄与する．組織幹細胞を用いた治療は，骨髄移植における骨髄バンクなどの例外もあるが，患者本人から採取された細胞を用いるため移植後の拒絶反応と倫理面の問題も少ない．また，ES細胞やiPS細胞と比べ，移植後の腫瘍発生の危険性も少ないため，臨床応用を考えた場合に利点も多い．

ES細胞やiPS細胞ほど「再生医療」というイメージは強くないかもしれないが，じつは古くより組織幹細胞は再生医療への応用が研究されている．すなわち，組織幹細胞を体内から採取して培養皿上で調製してから**細胞療法**（cell therapy）を行うのである．さらに，組織幹細胞の性状解析で得られた知見を用いて，細胞移植を行わずに薬

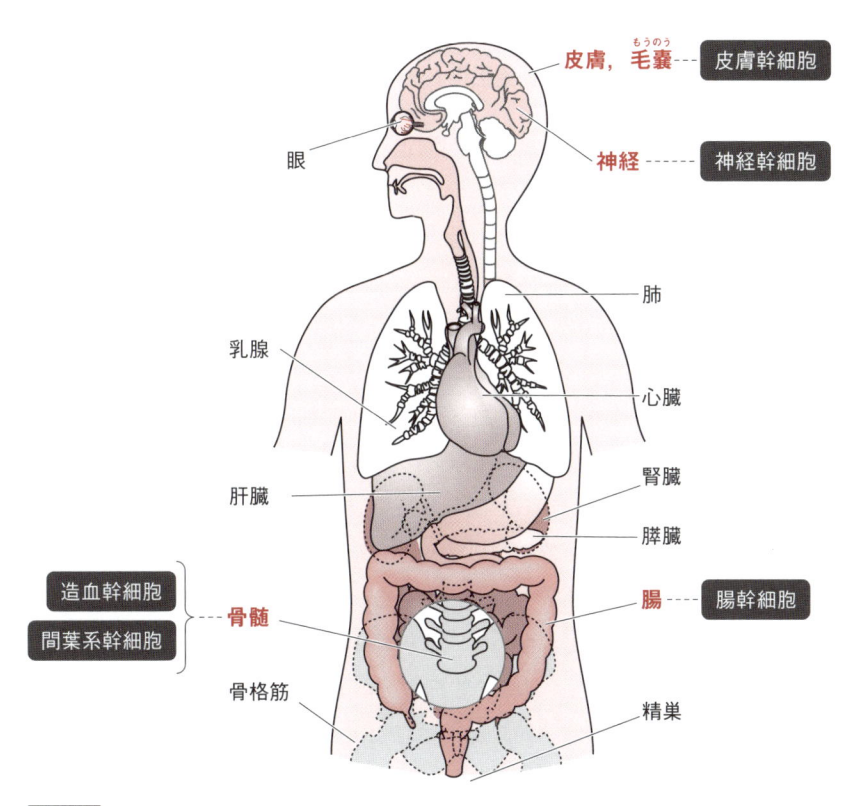

図1 本章で扱う組織幹細胞

剤投与などの処置によって内在性の幹細胞を活性化させ，体内局所での再生を促す治療戦略も考えられている．

　また，組織幹細胞を自己複製させる，または組織構成細胞へ分化させるための検討が長年にわたって積み重ねられてきた．そこで得られた培養条件などの知見の蓄積が，ES細胞やiPS細胞から組織幹細胞や組織構成細胞を作製する研究にも大いに活用されている．例えば，ES細胞やiPS細胞から神経幹細胞を分化誘導する場合には，生体内から採取した神経幹細胞を維持する**ニューロスフィア法**と同じ培養法が用いられている．つまり，ES細胞やiPS細胞の分化誘導研究の多くは，組織幹細胞を制御するために確立された培養技術がその基礎となっているのである．

　しかしその前に1つ基本事項を確認しておこう．それは，ある組織のなかから組織幹細胞だけを見つけ出すにはどうしたらよいのだろうか，という点である．じつは組織幹細胞の存在を証明する方法は組織別に存在する．まずはその主な5つの方法について解説しよう．

2 組織幹細胞の存在を証明する５つの実験手法

前述のように多くの組織幹細胞が同定されているが，その証明方法として以下のような実験手法が開発されてきた．

1）コロニーアッセイ

主に造血幹細胞・前駆細胞を同定するのに用いられてきた，*in vitro*（**試験管内あるいは培養皿上**）のアッセイを**コロニーアッセイ**（colony assay）という（**図2**）．各種造血を促進するサイトカイン存在下に，造血幹細胞・前駆細胞を非常に低密度（細胞間の間隔を広くあけた状態）で，メチルセルロース，軟寒天などの半固形培地中で培養する．そして単一細胞から形成された細胞集団（コロニー）の数や大きさや性質などから，もともとの造血幹細胞の数や性質を推定する〔研究の世界ではこれを後ろ向き（retrospective）に推定するという〕方法である．

つまり，細胞が移動できない半固形培地中で低密度の培養条件で形成された血球細胞のコロニーは，おそらく単一の幹細胞・前駆細胞に由来するものであると考えられ，そのコロニー中に赤血球と顆粒球・単球などが含まれていれば，骨髄（ミエロイド）系共通前駆細胞がそこにあったことが後ろ向きに証明できるというものである．このコロニーを分析することにより，*in vitro*において種々の造血幹細胞・前駆細胞の分化，増殖過程の観察や測定が可能となっている．

造血幹細胞・前駆細胞のみではなく，単一細胞を低密度で培養し多種類の細胞種からなるコロニーを形成させる同じ手法は，肝臓や腎臓など他の臓器の幹細胞・前駆細胞の同定にも使用されている．

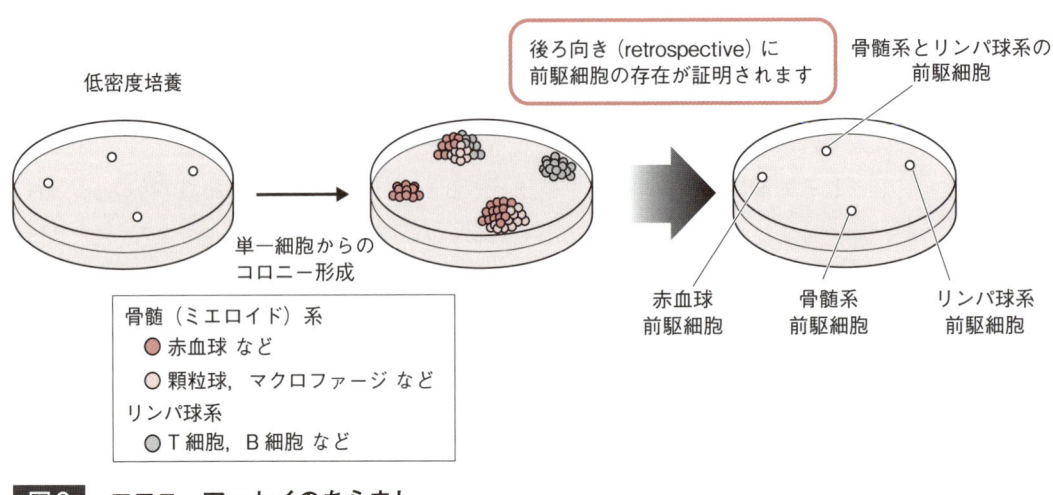

図2 コロニーアッセイのあらまし

2）長期骨髄再構築法

長期骨髄再構築法（long term repopulation assay）とは，造血幹細胞・前駆細胞の同定に用いられる*in vivo*（生体内）のアッセイである（**図3**）．高線量の放射線を照射され骨髄機能が損なわれたマウスの体内において，移植した細胞により造血系を再構築させ，長期間維持することができるか否かを観察する方法である．現在，造血幹細胞の分化能と自己複製能を評価するうえで最も信頼性が高い．以前はこの方法では定量化が困難であったが，最近ではドナーの造血幹細胞とともにレシピエントの造血幹細胞を移植し，その再構築の割合を調べる**競合的再構築法**（competitive repopulation）が用いられることで弱点が克服された．また，ヒトにおいてはマウスのように*in vivo*の移植実験系を組むことは困難であるので，リンパ球の異常のために拒絶反応を起こさない免疫不全マウスにヒト造血幹細胞を移植して評価することが行われている．この系では，免疫不全マウスのなかで長期間ヒトの造血機構を維持することができる．

Column

❸ 北 徹先生～私が医学部を卒業して入局した医局の教授

北 徹先生は医学部に入って以来の長年の恩師で，今もこの先もずっと私は北先生の弟子である．

北先生は1985年に脂質代謝経路の解明によりノーベル生理学・医学賞を受賞したゴールドスタイン博士とブラウン博士のところに留学され業績をあげられた，脂質代謝と動脈硬化の領域で日本の第一人者であるたいへん高名な先生だ．また人を見る目（その人の才能，適正，将来性などを見抜く洞察力）は本当にすごい．なにより，人との出会いを大事にして，親分肌で面倒見がきわめてよい．自分の弟子や関連する病院の医師，学会の関係者など何百人もの人の医学部卒業年度と出身高校をほぼ正確に記憶している．これは本当に驚異的なことである．

北先生と私の出会いは，1990年の医学部入試のときである．そのとき受験生の私は，もちろん入試のことで頭がいっぱいで余裕がなく，体の大きな試験監督の先生がいるなくらいしか覚えていないが，国語の入試の試験監督をされていたそうである．そして，無事に合格し入学した後，私は医学部のバスケ部に入ったのだが，その新歓コンパにて自己紹介をしたところ，先生から「お前は解剖学講堂の一番前の机で入試を受けていたやつではないのか？」と言われとても驚いた．その先生こそが北先生であった（バスケ部の部長を務められていた）．受験票に出身高校名を記入する欄があり，私の出身高校が兵庫県の龍野高校で，北先生も御実家が岡山県にあり帰省される際に龍野市（現 たつの市）を通られるのでよく知っておられ，「あんな田舎から（入試を）受けにくるやつがいるんだなぁ（たつの市の皆さん，ごめんなさい）」と思われて，私のことを記憶されたようだ．そのときから30年以上の間お世話になり続けている．

大学生のときも北先生の研究室に出入りして研究のことを教えていただいたし，京都や兵庫の病院では内科医としてのトレーニングを受けさせていただいた．東大の大学院時代やハーバード大学留学中にも常に気にかけていただいた．先生にはたいへん感謝している．人の上に立つ指導者とはこうでなければならないという姿勢を北先生から多く学んだ．北先生にならって，私も人との出会い，絆，付き合いを大事にし，誰かのお世話できることがあればできる限り手助けをすることにしている．

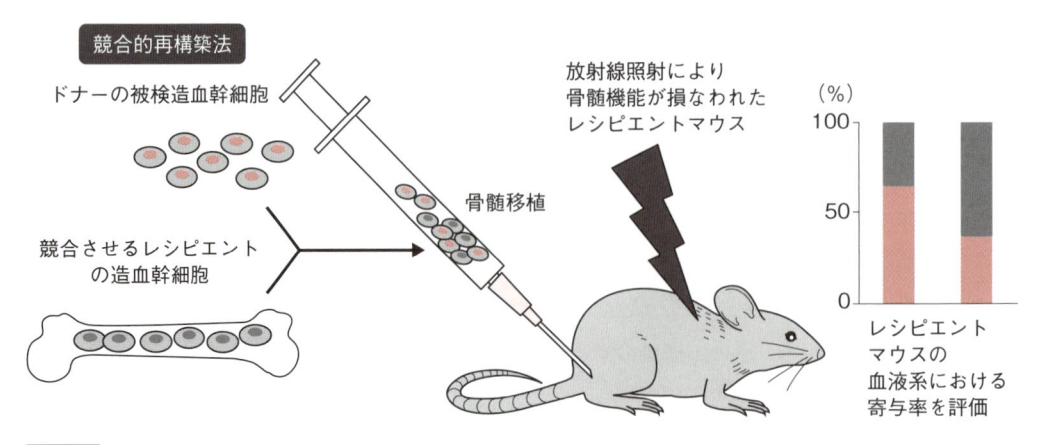

図3 長期骨髄再構築法のあらまし

3）スフィアアッセイ

　神経幹細胞の同定法として**スフィアアッセイ**（sphere assay あるいは spheroid colony assay）という方法が確立された（**図4**）[1]．培養皿の表面に特殊加工を行い細胞が付着できないように施した条件下で，単一の幹細胞の浮遊培養を行い，増殖させて球状のコロニー（スフィア）を形成させるアッセイである．神経幹細胞の場合，bFGF（basic fibroblast growth factor：塩基性線維芽細胞増殖因子；FGF2 ともいう）や EGF（epidermal growth factor：上皮細胞増殖因子）を含む培地中で，単一の幹細胞が増殖しスフィアを形成する．

　このスフィアを培養皿に付着させて培養させると，神経幹細胞からニューロン（神経細胞）やグリア細胞（アストロサイトとオリゴデンドロサイト）など複数種の神経系細胞が分化する．よって，スフィアを形成した単一細胞がこれらの細胞種への多分化能を有する神経幹細胞であることが証明される．また，形成されたスフィアを酵素

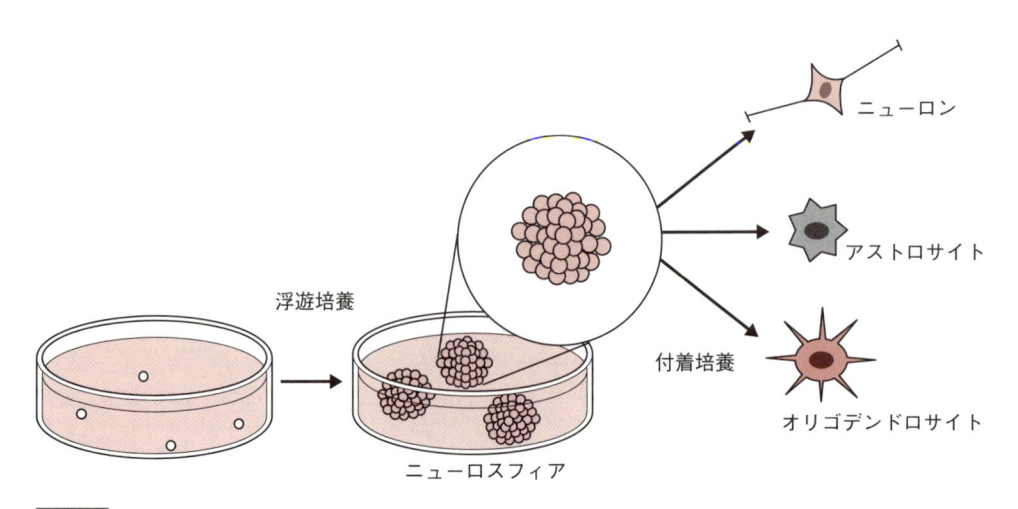

図4 スフィアアッセイのあらまし

処理にて単一細胞までバラバラにして，再度，同じ培養を行うと単一の神経幹細胞から次のスフィアが形成され，神経幹細胞の数を増やし続けることができるため，この培養法は神経幹細胞の維持培養法としても使用されている．

4）ラベル保持細胞法

生体内の組織幹細胞がもつ，一般的に分裂が非常に遅い点に着目した幹細胞の同定方法を**ラベル保持細胞法**（label retaining cell assay：LRC法）という（図5）．BrdU[※1]（bromodeoxyuridine：臭素化デオキシウリジン）で組織をラベルし，経時的にBrdU陽性細胞の評価を行うと最終的に幹細胞のみにBrdUがラベルされる．この細胞のことを，LRC（label-retaining cell：ラベル保持細胞）あるいは分裂が遅いことからslow cycling cellとよぶ．

5）細胞系譜追跡法

特定の遺伝子を発現する細胞のみを半永久的にマーキングし，その細胞のその後の運命を追跡する遺伝子工学的手法を**細胞系譜追跡法**（lineage tracing）という（図6）．多くは**Cre-loxPシステム**とよばれる方法を用いる．組織のなかで単一細胞の運命を追跡することも可能であり，その単一細胞が数種類の子孫細胞を生み出した場合，幹細胞または前駆細胞であったことが証明できる．

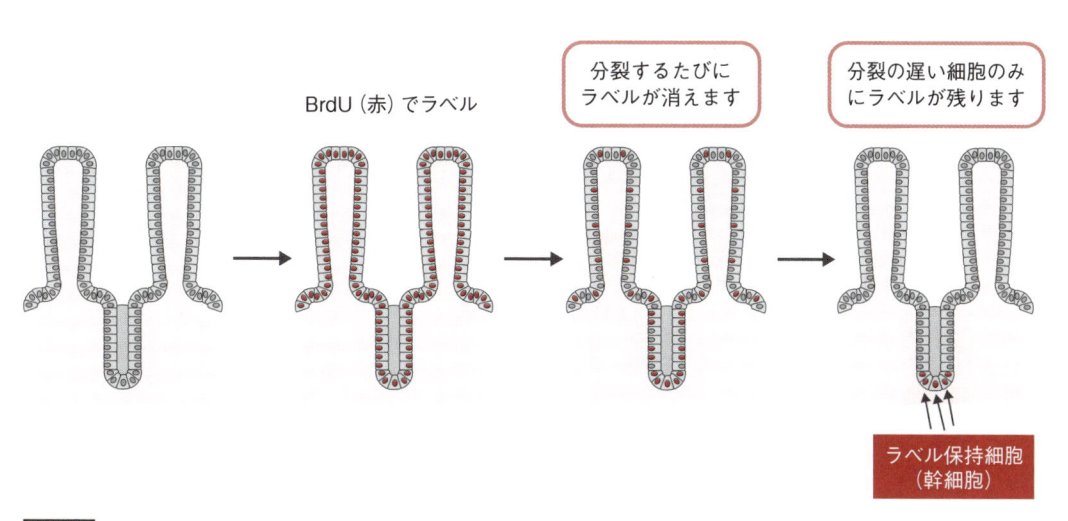

BrdU（赤）でラベル

分裂するたびに
ラベルが消えます

分裂の遅い細胞のみ
にラベルが残ります

ラベル保持細胞
（幹細胞）

図5　ラベル保持細胞法のあらまし

※1　**BrdU**：細胞周期のS期にDNAにとり込まれ細胞をラベルするが，分裂がさかんな細胞では細胞分裂に伴いシグナルが低下する色素．

● 細胞系譜追跡法で後ろ向きに証明する

図6に一例を示すが，組換え酵素であるCreは，loxPとよばれる34塩基からなる遺伝子配列を認識する．2個のloxPを染色体DNAのなかに挿入しておいた細胞にCre酵素を発現させると，loxPに挟まれたDNA領域が不可逆的に除去される．特定の組織にしか発現しない特異的な遺伝子のプロモーター制御下でCre酵素を発現するマウス〔indicator（インジケーター）マウスとよばれる〕と，2個のloxPに挟まれた終止コドンと後ろのloxPに続いて緑色蛍光タンパク質（GFP）やLacZ（基質と反応して青色の発色をするβガラクトシダーゼ酵素をコードする遺伝子）などのレポーター遺伝子が続く遺伝子配列を全身の細胞が有するマウス〔reporter（レポーター）マウスとよばれる〕を掛け合わせることがよく行われる．

図6では，腸幹細胞に特異的に発現するLgr5遺伝子の制御下でCre酵素を発現するインジケーターマウスと，GFPのレポーターマウスを掛け合わせると，腸幹細胞でのみCre酵素が発現し，loxPで挟まれた終止コドンが除去されGFPが発現するようになる．この細胞は分裂を続けてLgr5を発現しなくなってもその子孫細胞

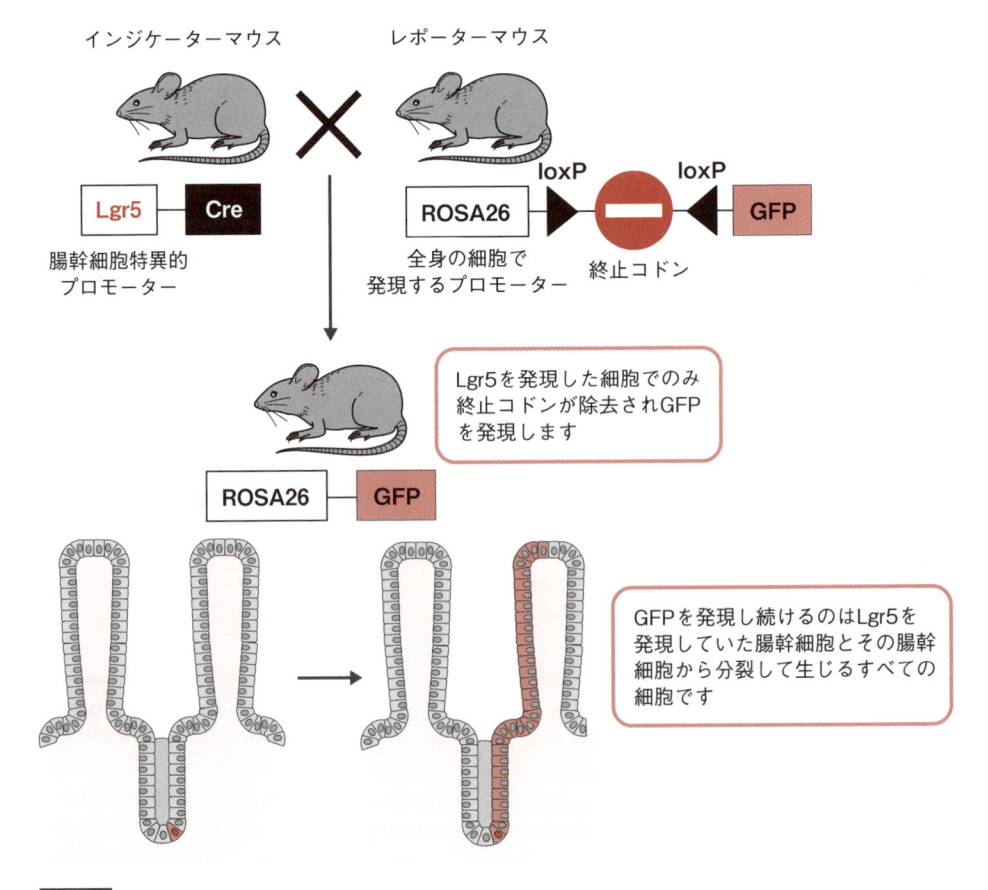

図6 細胞系譜追跡法のあらまし

でGFPを発現し続けるため，吸収上皮細胞，杯細胞，パネート細胞など腸組織を構成する多種類の細胞種がGFPを発現していれば，もともと1つのLgr5を発現していた細胞が腸幹細胞であったと後ろ向きに証明できる．

前述のCreにER（estrogen receptor：エストロゲン受容体）を融合させたタンパク質である**Cre-ER**をインジケーターマウスに用いると，マウスにエストロゲンや合成エストロゲンであるタモキシフェンを投与した時にのみCre酵素が発現する．よって，それらの薬剤を投与したある特定の時点である特定の遺伝子を発現していた細胞の運命のみを追跡できる．

さらに，マウス体内の内在性エストロゲンの影響を排除するためエストロゲン受容体の遺伝子配列に変異を導入し，生体内に存在しない**タモキシフェン**のみに反応する**Cre-ERT2マウス**もインジケーターマウスとして頻用されている．

次項より個別の組織幹細胞を紹介する．まずは代表的な造血幹細胞，間葉系幹細胞をとり上げる．これらは骨髄が重要な鍵となっている．

3 造血幹細胞

1）骨髄の造血幹細胞

造血幹細胞（hematopoietic stem cell：HSC）は，成体では主に骨髄に存在する，血液細胞，免疫細胞を生み出す組織幹細胞である（図7）．白血球（好中球，好酸球，好塩基球，T細胞，B細胞，単球，マクロファージ），赤血球，血小板，肥満細胞，樹状細胞を生み出す．ヒトの造血組織は骨髄内に存在するが，すべての骨の骨髄ではなく，胸骨，肋骨，脊椎，骨盤など体幹の扁平骨や短骨に主に存在する．手足を構成する細長い骨全般を指す長管骨の骨髄では，出生後しばらくは造血機能をもつが，加齢とともに脂肪組織に置き換わり造血機能を失う．また，ヒトでは骨髄造血は胎生4カ月後からはじまるが，胎生初期は卵黄嚢※2で造血が行われ，胎生中期には肝臓と脾臓で造血される．そして骨髄造血の開始後も肝臓と脾臓は造血機能を完全に失うわけではなく，血液疾患時には造血が認められることもある．

造血幹細胞は，**2**で解説した**コロニーアッセイ法**や**長期骨髄再構築法**によって評価される場合が多い．それらの解析結果によると，造血幹細胞はマウスでは骨髄細胞の25,000個に1個くらいの頻度で存在し，マウスの体全体で数千個とされている．そして，数千個のうち造血に実際に寄与しているのは数十個程度である．

大量化学療法による骨髄抑制から回復する過程やG-CSF（granulocyte-colony stimulating factor：顆粒球コロニー刺激因子）の投与時には，一時的に造血幹細胞が骨髄

※2 **卵黄嚢**：胎生期に形成される膜状の袋構造．臍小胞ともよばれる．卵黄嚢壁に血島とよばれる血管や血球の原基ができ，ヒトでは胎生10日から2カ月の間の造血が行われる．

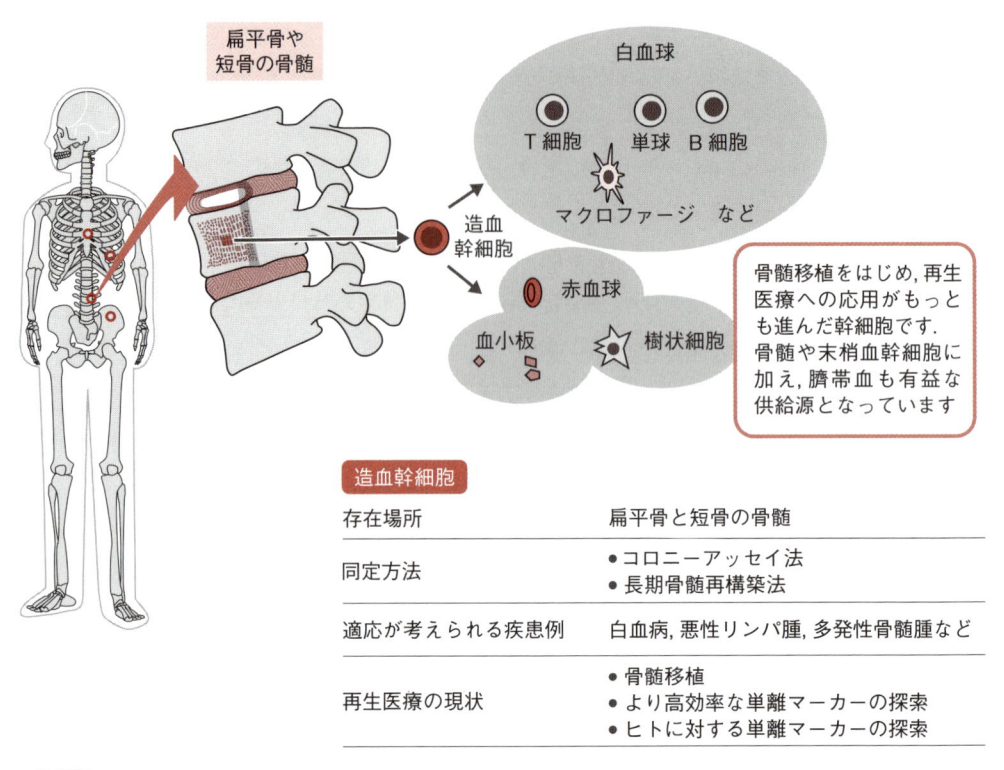

扁平骨や
短骨の骨髄

白血球

T 細胞　単球　B 細胞

マクロファージ　など

造血
幹細胞

赤血球

血小板　　樹状細胞

骨髄移植をはじめ, 再生医療への応用がもっとも進んだ幹細胞です. 骨髄や末梢血幹細胞に加え, 臍帯血も有益な供給源となっています

造血幹細胞	
存在場所	扁平骨と短骨の骨髄
同定方法	●コロニーアッセイ法 ●長期骨髄再構築法
適応が考えられる疾患例	白血病, 悪性リンパ腫, 多発性骨髄腫など
再生医療の現状	●骨髄移植 ●より高効率な単離マーカーの探索 ●ヒトに対する単離マーカーの探索

図7　造血幹細胞

から末梢血中に流出する. これを**末梢血幹細胞**とよび, 血液成分分離装置を用いて採取され, 移植 (**末梢血幹細胞移植**, peripheral blood stem cell transplantation : PBSCT) に用いられる.

　骨髄移植をはじめ造血幹細胞移植は, **白血病, 悪性リンパ腫, 多発性骨髄腫**などの血液腫瘍の治療に用いられている.

🖐もっと詳しく

●造血幹細胞の単離をめざす競争は日進月歩

　造血幹細胞の単離・純化については, 激しい研究競争がくり広げられてきた. 骨髄中の分化抗原陰性細胞分画[※3]のなかで, さらにc-kitとSca-1を発現する細胞分画にしぼると, 造血幹細胞が1,000倍程度に濃縮される. これをc-kit$^+$Sca-1$^+$Lin$^-$を略してKSL細胞などとよぶことが多い.

　このなかからさらに造血幹細胞を濃縮するマーカーとして, 東京大学 (発表当時) の中内啓光らは, CD34$^-$というマーカーを見出し, Lin$^-$c-kit$^+$Sca-1$^+$CD34$^-$の細胞分画は, その3つに1つが造血幹細胞であることを明らかにした[2]. 最近, さ

[※3] **分化抗原陰性細胞分画**:成熟した赤血球, 白血球, 血小板などのマーカー遺伝子を発現していない細胞分画のこと, lineage marker negative : Lin$^-$などとあらわす.

らにそのなかでCD150の発現強度の違いによって亜分画に分類され，CD150を強く発現する分画（CD150 high）は，骨髄系に分化しやすい造血幹細胞を含み，一方，CD150を弱く発現する分画（CD150 med）と発現しない分画（CD150 neg）は，リンパ系に分化しやすい造血幹細胞を含むことが示された[3]．しかし，Lin，c-kit，Sca-1，CD34，CD150などのマーカーの知見はマウスの造血幹細胞に限られたものであり，ヒトの造血幹細胞には当てはまらない．

ヒト造血幹細胞では，Lin$^-$CD34$^+$CD38$^-$CD90$^+$CD49f$^+$で得られた細胞集団に，1細胞からでもヒトの造血系をマウス体内に構築できる造血幹細胞が存在することが2011年に報告され[4]，その後，ESAMやEPCR，CD133およびGPI-80も造血幹細胞マーカーとして報告された[5]~[7]．特にLin$^-$CD34$^+$CD38$^-$CD133$^+$GPI-80$^+$集団は5つに1つがヒト造血幹細胞というレベルまで純化が可能とされている．

このように，ヒト造血幹細胞においても複数のマーカーが発見されたことに加え，single-cellトランスクリプトーム[※4]技術の発展により，現在では，造血幹細胞の特性を決定する分子メカニズムを特定するための網羅的解析が幅広く行われている．

2）臍帯血の造血幹細胞

臍帯血（さいたいけつ）[※5]（umbilical cord blood：UCB）には，造血幹細胞と未熟で多分化能を有する造血前駆細胞が含まれており，1988年に最初の血液腫瘍に対する臍帯血由来の幹細胞移植が行われた．臍帯血幹細胞の特徴としては，①成体の骨髄よりも多くの造血幹細胞や前駆細胞を含んでいること，②成体の幹細胞よりもより高い増殖能力を有していること，③20年以上の長期にわたって凍結保存しても性質が保たれること，④間葉系幹細胞などの広い分化能を有する幹細胞を含んでいること，などがあげられる．

つまり，臍帯血移植は骨髄移植や末梢血移植と異なり採取時にドナーに負担がかからず，移植に必要な分を短期間で入手できるメリットがあるため，その件数は年々増え続けている．

4 間葉系幹細胞

間葉系幹細胞（mesenchymal stem cell：MSC）は，骨髄中に存在し，古典的には培養皿に付着して増殖し多分化能を有する細胞集団のことを指す（図8）[8]．血液系の造血幹細胞は培養皿には付着しないので，そこで区別される．間葉系幹細胞は，一般

※4 single-cellトランスクリプトーム：細胞集団における単一細胞レベルの網羅的遺伝子発現解析のこと．細胞集団における遺伝子変化を平均化することなく，各単一細胞を独立に解析することでより深く生体反応を理解可能となる．

※5 臍帯血：胎児と母体をつなぐ胎児側の組織であるへその緒（臍帯）のなかに含まれる胎児血のこと．造血幹細胞の有力な供給源と考えられている．

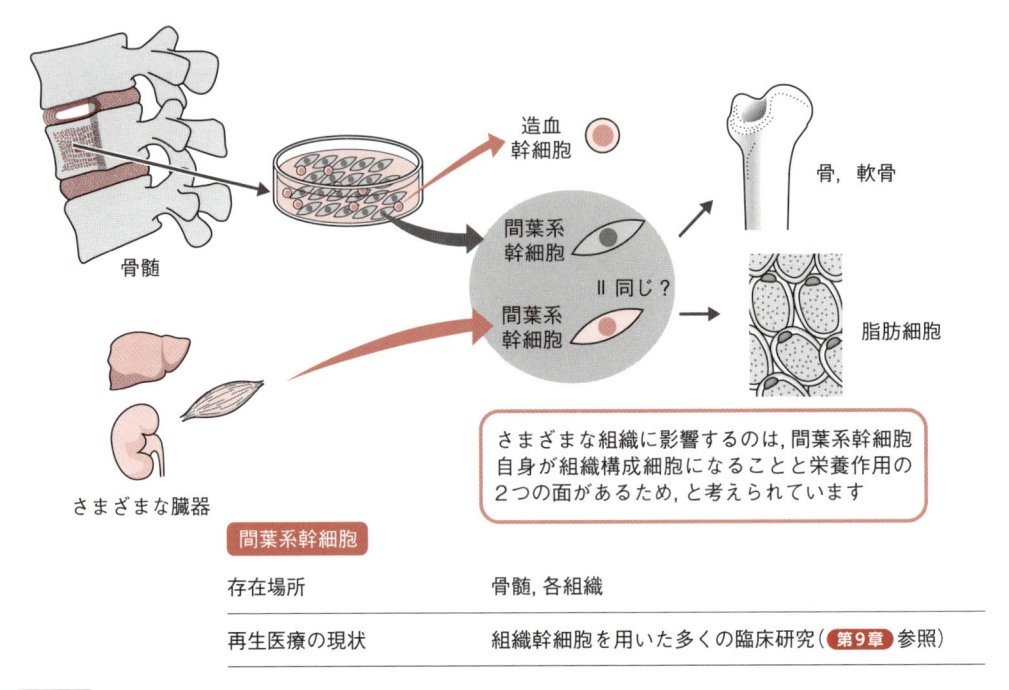

さまざまな組織に影響するのは, 間葉系幹細胞自身が組織構成細胞になることと栄養作用の2つの面があるため, と考えられています

間葉系幹細胞

存在場所	骨髄, 各組織
再生医療の現状	組織幹細胞を用いた多くの臨床研究（**第9章** 参照）

図8 　間葉系幹細胞

に骨, 軟骨, 脂肪を含む結合組織（connective tissue）の再生と修復に働くことが考えられており, 培養皿上で維持された間葉系幹細胞も**骨芽細胞, 軟骨芽細胞, 脂肪細胞**への多分化能を有する. 当初, 骨髄の間質にその存在が同定され, 骨髄から単離されたが, 近年, CD105, CD73, CD90など間葉系幹細胞を規定するさまざまなマーカー遺伝子が同定され, それらのマーカーを用いて胎生期および成体のほぼすべての臓器に存在することも明らかとなった. また, 血管周囲に存在する**周皮細胞（pericyte）**の一部は間葉系幹細胞と同じものである可能性が示唆されている. しかし, それらが骨髄由来であるのか各組織自体の由来であるのかは不明のままである.

　また, 生体内のさまざまな臓器における間葉系幹細胞は, 各組織の再生と修復に加え, 血液, 血管, 免疫, 内分泌, 神経系などを調節するさまざまな機能を果たしており, 培養皿上で維持する間葉系幹細胞と性質が異なることが考えられている.

　間葉系幹細胞の移植によって, 骨, 骨格筋, 心筋をはじめとするさまざまな組織の再生を促すことが知られているが, これは間葉系幹細胞が組織に組込まれて組織の構成細胞になることと, 増殖因子やサイトカインを分泌することで再生を制御する**栄養作用（trophic effect）**の両者の働きが考えられている. また, 骨髄中の間葉系幹細胞は, 造血幹細胞の維持に必須な因子を分泌し, ニッチの構成細胞として働くことも予想されている（**第1章** − **4**参照）.

● 間葉系幹細胞とくくってもさまざまな性質のものがある

現時点では，骨髄と脂肪組織が再生医療への応用や生物学的研究に使用する間葉系幹細胞の最も有望な供給源であり，**第10章**で解説するが，国内においてもすでに骨髄および脂肪組織由来の間葉系幹細胞を用いた多くの臨床研究が実施されている．それら以外にも，皮膚，胸腺，脾臓，子宮内膜，臍帯，歯髄，骨格筋などからも間葉系幹細胞が単離されているが，さまざまな組織由来の間葉系幹細胞は性質が均一ではなく，異なる点も多い．また，同一組織由来の間葉系幹細胞もさまざまな細胞分画を含み，ヘテロな細胞集団であると考えられている．最近では間葉系幹細胞が真に幹細胞としての特徴を有するかに疑問がもたれており，間葉系間質細胞（mesenchymal stromal cell：同じMSCと略される）とよばれたり，あるいは間葉系幹／間質細胞（mesenchymal stem/stromal cell：MSC）と表記されることも多い．

5　神経幹細胞

年をとるにつれてニューロン（神経細胞）は減る一方，という俗説がある．たしかにニューロンは分裂能をもたないが，神経でも再生することが明らかになってきた．

神経幹細胞（neural stem cell：NSC）は，自己複製にて増殖できると同時に，**ニューロン**（**神経細胞**），**アストロサイト**（**星状膠細胞**），**オリゴデンドロサイト**（**希突起膠細胞**）という中枢神経系を構成する3系統の細胞への多分化能を有する幹細胞である（**図9**）．神経幹細胞は，**2**で解説したスフィアアッセイとよばれる特殊な培養法で増殖させることができる（増えてくる細胞塊を**ニューロスフィア**とよぶ）[1]．この神経幹細胞のマーカー遺伝子としてNestinや慶應義塾大学の岡野栄之らが同定したRNA結合タンパク質であるMusashi-1などが知られている．

哺乳類の脳発生過程においてニューロン産生は主に胎児期に集中しており，さらに，ニューロン自身に分裂能がないため，従来は損傷を受けた成体の中枢神経系の機能再生は不可能であると考えられていた．しかし，研究の進展により，マウスなどの齧歯類では成体でも嗅球と海馬歯状回においてニューロンが新生され続けることが判明した．また，ヒト成体の中枢神経系でも海馬歯状回においてニューロン新生が明らかとなった．これらのことより，成体の中枢神経系においても神経幹細胞や神経前駆細胞が存在し続けていることが示唆され，実際に，側脳室周囲の上衣細胞層，脳室下領域や海馬歯状回に幹細胞が存在し，再生を行っていることが判明した．

もっとも，従来から知られていたように成人脳に存在する神経幹細胞は，損傷時あるいは神経変性疾患において自己修復的な神経再生を起こさない．これは，神経幹細胞の数の不足と神経の新生に対する抑制的な脳内の微小環境によるものと考えられている．よって，幹細胞から分化誘導したニューロスフィアを脊髄損傷などの神経疾患に移植する治療法の開発研究が進められている（**第10章**参照）．

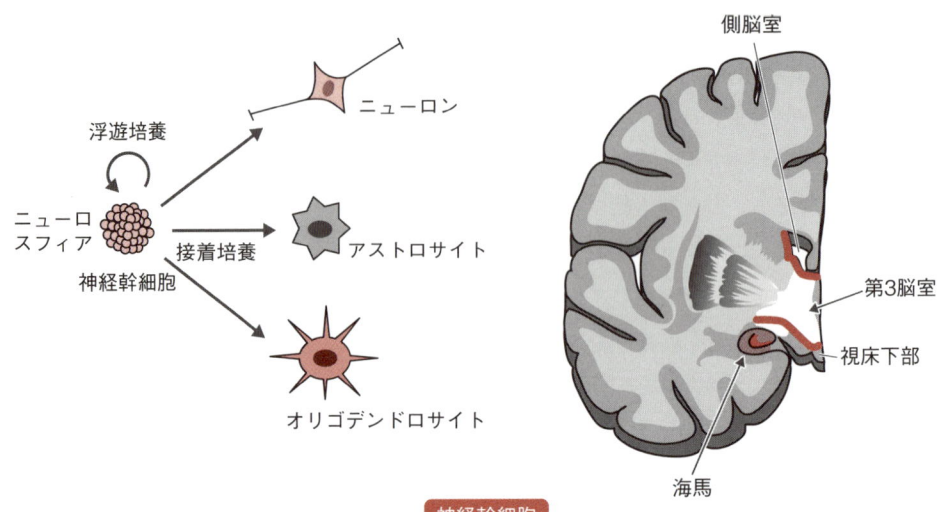

神経幹細胞	
存在場所	上衣細胞層, 海馬歯状回
同定方法	ニューロスフィア法
適応が考えられる疾患例	脊髄損傷など
再生医療の現状	iPS細胞が先行

ヒト成体でも神経幹細胞の存在が確認され, 治療への応用が期待されています

図9 神経幹細胞

もっと詳しく

● 神経堤幹細胞とは

　神経堤（neural crest）は, 外, 中, 内胚葉に続く第4の胚葉ともよばれる発生期の組織である（**図10**）. 神経堤は, 神経管の背側に位置し, そこから神経堤細胞が体中に移動し, 自律神経系のニューロンやグリア細胞, 角膜の一部, 骨格の一部, 腱や平滑筋, 軟骨細胞, 骨芽細胞, 色素細胞（メラノサイト）, クロム親和性細胞, 一部のホルモン産生細胞などさまざまな組織や細胞に寄与すると考えられている. 神経堤幹細胞は, 神経成長因子（nerve growth factor：NGF）受容体の一種として知られるp75などがそのマーカー遺伝子であり, 培養皿上でニューロン, グリア細胞, 平滑筋細胞への分化能を有することが示されている[9].

　慶應義塾大学の岡野らによって, 発生期に移動してきた神経堤幹細胞が, 成体になっても骨髄や皮膚に存在し続けることが示され, 成体から採取した神経堤幹細胞を神経疾患などに対する細胞療法へ応用することが考えられている.

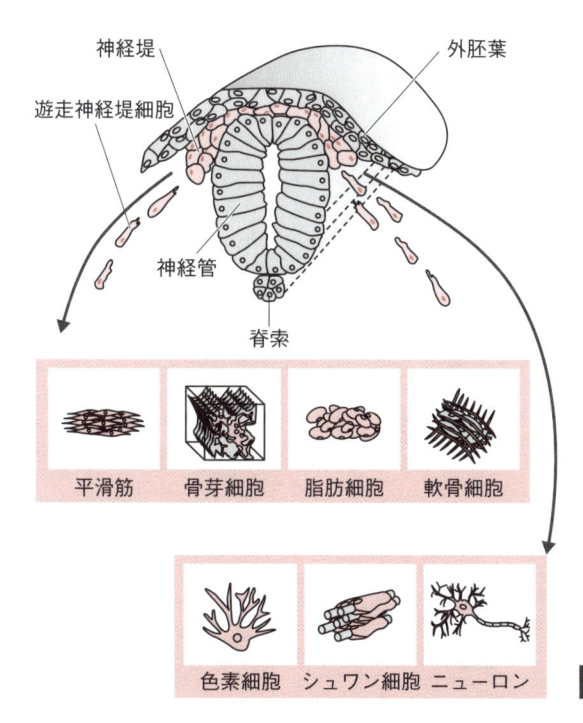

神経堤　　　　　　　　　外胚葉

遊走神経堤細胞

神経管

脊索

平滑筋　　骨芽細胞　　脂肪細胞　　軟骨細胞

色素細胞　シュワン細胞　ニューロン

図10　神経堤幹細胞

6 皮膚，毛嚢の幹細胞

1）皮膚の幹細胞

　体を洗うと垢が出る．日々更新されていることを実感する組織は皮膚かもしれない．この皮膚の幹細胞は，ゆっくり分裂する組織幹細胞を検出するラベル保持細胞法（LRC法）（**2**−**4)**）により，**表皮基底層**と毛嚢外毛根鞘の立毛筋付着部である**バルジ領域**（膨大部ともよぶ）に同定された．さらに，**脂腺**にも幹細胞が存在することが報告された．

　表皮角化細胞（ケラチノサイト）の供給は表皮基底層幹細胞の分裂によるが，特殊な病態では毛嚢バルジ幹細胞もその一端を担っている．表皮基底層幹細胞は，通常状態では表皮角化細胞のみを供給し，毛嚢バルジ幹細胞は，毛髪や髭を生やす毛嚢のみに細胞を供給するが，創傷により表皮，脂腺の幹細胞が失われると一時的に毛嚢バルジ幹細胞から脂腺，表皮にも細胞が供給される．逆に表皮欠損時の毛嚢新生時には表皮基底層幹細胞からバルジに幹細胞を供給することも報告され，皮膚の幹細胞間は，可塑性に富むことが示唆されている[10) 11)]．一方，Blimp1を発現する固有の幹細胞が脂腺基部に存在し，脂腺細胞のすべてを供給している．

　しかし，近年，LRC法で検出される毛嚢バルジ幹細胞とは異なる，毛嚢幹細胞の存在も報告されている．これはなんと腸幹細胞マーカーと同じLgr5を発現する．今後も検討が必要な状況である．

2）毛嚢バルジ幹細胞と色素幹細胞（メラノサイト幹細胞）

　薄毛が気になる，から毎朝髭剃りが必要，まで"毛"にまつわる悩みは尽きない．この"毛"も再生をイメージしやすい組織である．毛髪や髭を抜いても毛が再生される．また，毛は永遠に伸び続けるわけではなく，伸長と休止のステップを周期的にくり返す．その**毛周期**（hair cycle）は，**休止期**（telogen），**成長期**（anagen），**退行期**（catagen）からなる（**図11**）．退行期には，短期間に成長期毛嚢の下部約2/3の毛嚢上皮細胞がアポトーシスを起こして急激に死滅し，立毛筋付着部（バルジ領域）近くまで退縮し，休止期となる．この所見より，毛周期によっても変化しない部位に幹細胞があることが予測され，バルジ領域での幹細胞（毛嚢バルジ幹細胞）の発見につながった．次に休止期にバルジ領域に接近した毛乳頭が，成長期になるとバルジ領域の毛嚢バルジ幹細胞に増殖刺激を与え，幹細胞から TA 細胞（**第1章**–**2**–**2**）参照）よりなる**毛母細胞**が供給される．その毛母細胞が毛嚢を形成しながら下方に伸長すると

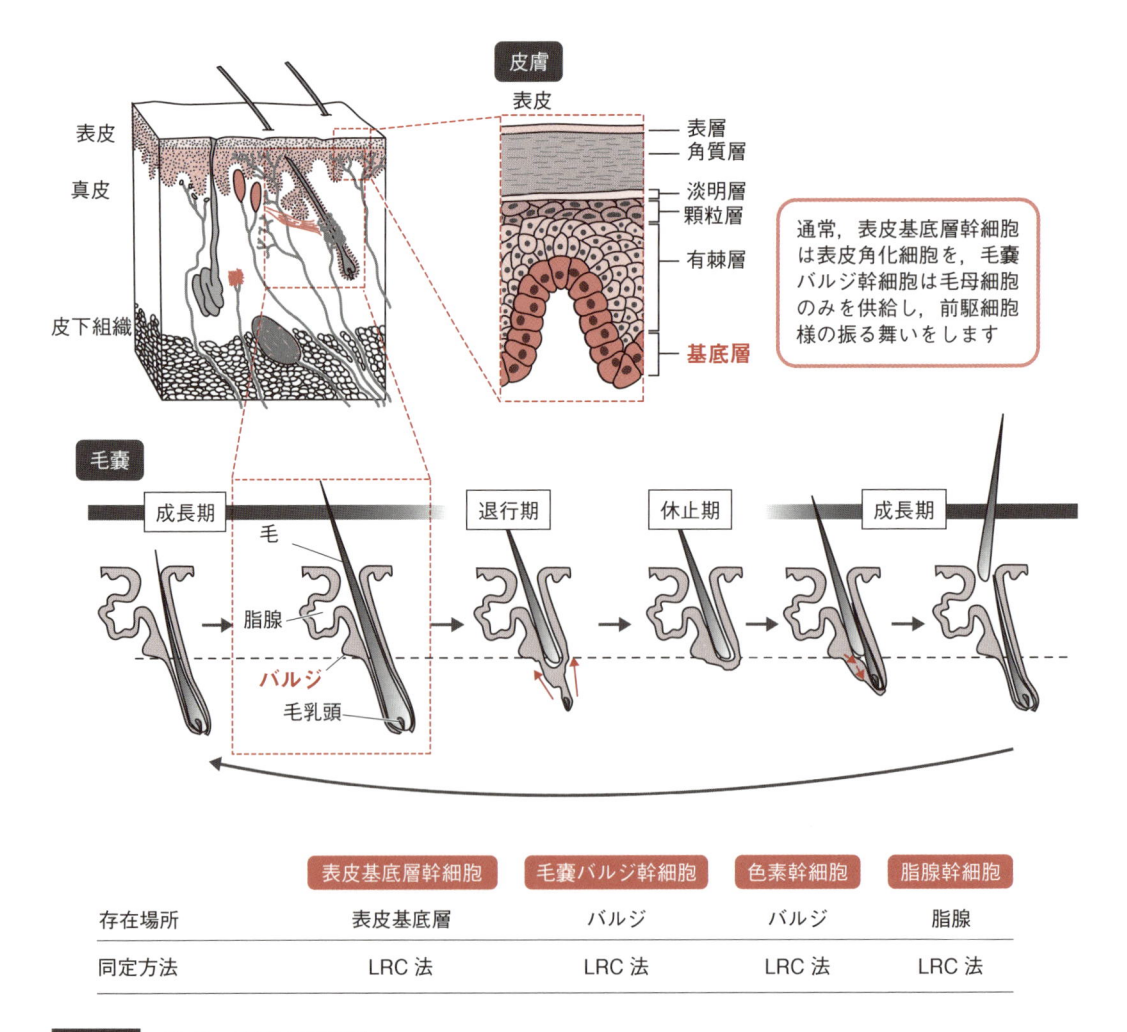

	表皮基底層幹細胞	毛嚢バルジ幹細胞	色素幹細胞	脂腺幹細胞
存在場所	表皮基底層	バルジ	バルジ	脂腺
同定方法	LRC 法	LRC 法	LRC 法	LRC 法

図11　皮膚，毛嚢の幹細胞

いうサイクルをくり返す.

　ヒトの毛髪は，皮膚の毛乳頭から養分を得た毛母細胞が細胞分裂をくり返しながら生み出され，皮膚表面に毛を生やす．毛髪に色がつくのは毛根の**色素細胞（メラノサイト）**がつくり出すメラニン色素をとり込むためである．この時点で色が付かない場合，白髪になる．生えてきた毛髪は，3〜5年で寿命を終え脱毛する．そして，数カ月の準備期間（休止期）を経て，また同じ場所から次の毛髪の成長がはじまる．このサイクルのなか，毛髪が生え替わり成長しはじめる時期に色素細胞が活性化することで，毛髪に色が付く．東京医科歯科大学（発表当時）の西村栄美らは，色素細胞を生み出す**色素幹細胞**をはじめて同定した[12]．毛髪の根元部分には成熟した色素細胞があり，毛髪に色素を付けるが，そのもととなる色素幹細胞は，毛嚢の根元ではなくバルジ領域に存在する．前述の毛嚢バルジ幹細胞とは異なる細胞であり，さらに，毛嚢バルジ幹細胞が色素幹細胞のニッチとして働くことも示されている．

Column

❹ 浅島先生との出会い

　私は，4年間の腎臓内科医としての研修の終わり頃である1999年秋，次の春に大学院に入って腎臓再生の研究をはじめることを考えていたのであるが，どこの研究室に行けばそのような研究ができるのか全く情報をもっていなかった．

　困っていた頃，たまたま黒川清先生（当時 東京大学教授・日本腎臓学会理事長）が兵庫県の透析療法の研究会に講演に来られたので，その懇親会にて研究の相談をした．黒川先生に「試験管内で新しい腎臓をつくる研究がしたい」と相談したところ，「東京大学の浅島君のところに行けばよいのではないか」とアドバイスをいただいた．しかし，当時はインターネットの発達していない時代で，東京大学の浅島先生を調べても，医学部には浅島先生という先生はおらず（医学部の先生だと思っていたのだ），所属も，どう連絡をとればよいかもわからずじまいだった．

　そうしていたところ，ある日，当時勤務していた兵庫県の病院の廊下に京都での講演会の広告をたまたま見つけた．それには，「未分化細胞を用いた試験管内での器官形成，東京大学総合文化研究科 浅島誠」と書いてあり，この先生ではないかと思った．そして，その講演会のある日に病院の仕事を早めに終わらせ，京都まで拝聴にいったところ，その内容は両生類ではあるが万能細胞から試験管内で腎臓の尿細管ができるというものだった．私は本当に感銘を受けて，「自分が探していた研究はこれだ！」と思った．そして，どうしても浅島先生の研究がしたいという思いで自分を抑えることができず，講演が終わった後に演者控室の前の廊下で浅島先生を待ち伏せして，面識ももちろんなかったが，先生が出てこられたとき勇気をもって「先生，僕は先生と一緒に研究をして腎臓病の患者さんを助けてあげたい．先生の大学院に入れてもらえませんか？」と直訴した．浅島先生も少しびっくりされた様子だったが，すぐに「ああ，いいですよ」と言ってくださり，発生・再生の研究の道に入ることになった．

　壁に貼ってある浅島先生の御講演の広告に気づかなければ，今，再生研究をやっている自分はいなかったと思うと，あのときが1つの人生の転機であったと感じる．

7 腸幹細胞

　大腸や小腸の幹細胞は**腸陰窩**（crypt）に存在し，腸構成細胞に分化する多分化能を有する（**図12**）．腸構成細胞とは，腸細胞（吸収上皮細胞），腸内分泌細胞，杯細胞（ゴブレット細胞，goblet細胞），パネート細胞（paneth細胞）などである．腸陰窩の幹細胞から継続的に腸構成細胞が供給され，パネート細胞を除いて，腸陰窩から絨毛の頂上部に向けて細胞が移動し，ターンオーバーされる機構が古くから考えられている．

　腸陰窩における幹細胞の存在部位に関して，"＋4 position" モデルと "stem cell zone" モデルの2つの説が提唱されてきた．"＋4 position" モデルは，1950年代後半より提唱されており，腸陰窩の底部から数えて4番目の位置に幹細胞が存在し，1〜3番目はパネート細胞であるとする説である．一方，"stem cell zone" モデルは，1980年頃より提唱されている，腸陰窩底部のパネート細胞の間に幹細胞が隠されるように存在するとの説である．特異的な腸幹細胞マーカーがないなどの理由によりどちらが正しいのか結論が得られていなかったが，近年 "stem cell zone" モデルが有力視されている．

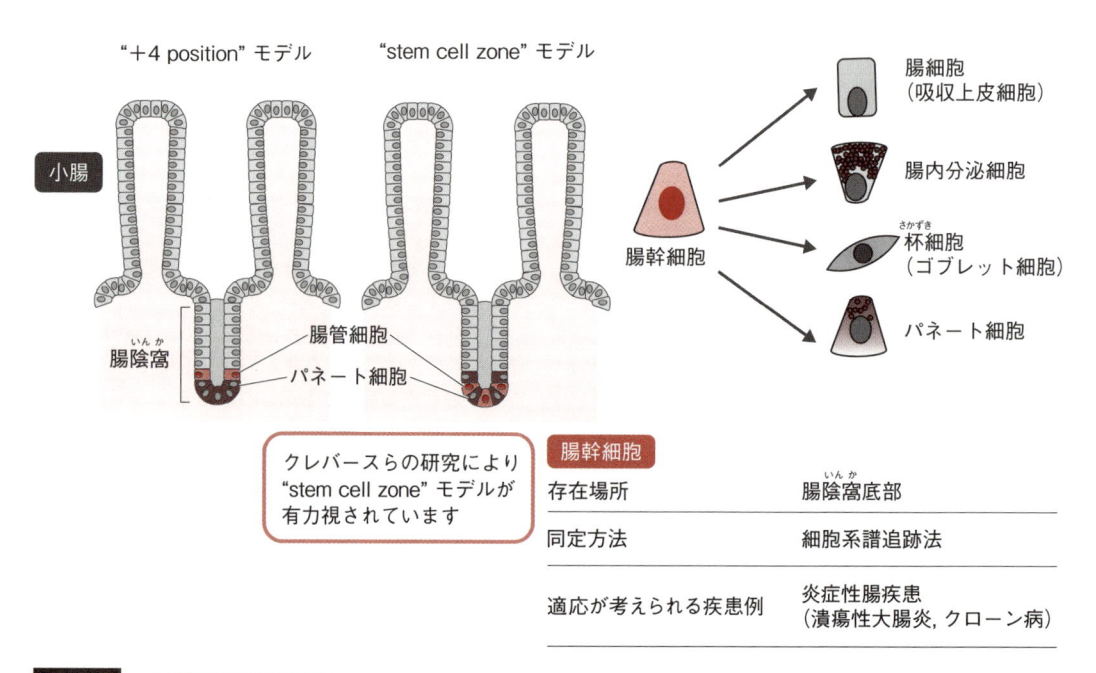

図12　小腸での腸幹細胞

🔍 もっと詳しく

● 腸の幹細胞部位に関して

　オランダHubrecht研究所のクレバース（Hans Clevers）らは，腸幹細胞がWntシグナルにて制御されていることに着目し，腸細胞におけるWntシグナルのターゲット分子の探索を行い，そのなかの1つであるGタンパク質共役型膜受容体Lgr5が，細胞系譜追跡法の結果，腸幹細胞のマーカーであることを明らかにした．そして，Lgr5の発現パターンは2つの説のうち，"stem cell zone"モデルに合致するものであった．さらに，同グループは，Lgr5陽性の単一の腸幹細胞から，in vitroにおいて腸陰窩や絨毛を有する腸様の構造を形成させる**オルガノイド培養法**を確立した[13]（**第7章**参照）．また，このLgr5陽性の幹細胞が，マウスの胃やヒトの腸に存在することも示された．

　さらに，クレバースと東京医科歯科大学（発表当時）の渡辺守らによって，この腸のオルガノイド培養で増やした腸様構造を急性腸炎モデルマウスに移植したところ，病変部位に生着し，腸粘膜のみならず長期間にわたり腸陰窩構造を維持することが報告され，臨床応用への発展が期待されている．

文献

1）Reynolds BA & Weiss S：Science, 255：1707-1710, 1992
2）Osawa M, et al：Science, 273：242-245, 1996
3）Morita Y, et al：J Exp Med, 207：1173-1182, 2010
4）Notta F, et al：Science, 333：218-221, 2011
5）Ishibashi T, et al：Exp Hematol, 44：269-81.e1, 2016
6）Fares I, et al：Blood, 129：3344-3351, 2017
7）Sumide K, et al：Nat Commun, 9：2202, 2018
8）Friedenstein AJ, et al：J Embryol Exp Morphol, 16：381-390, 1966
9）Morrison SJ, et al：Cell, 96：737-749, 1999
10）Taylor G, et al：Cell, 102：451-461, 2000
11）Oshima H, et al：Cell, 104：233-245, 2001
12）Nishimura EK, et al：Nature, 416：854-860, 2002
13）Sato T, et al：Nature, 459：262-265, 2009

第3章

組織幹細胞②
—その他の臓器でも
研究は進む

組織幹細胞②
——その他の臓器でも研究は進む

本章では 第2章 で扱った以外の臓器における10種の幹細胞を発生期の胚葉別（外胚葉，中胚葉，内胚葉）と生殖系の4つのくくりでみていく（図1）．最後に特殊な性質をもった細胞群であるSP細胞についても紹介したい．

KEYWORD ◆組織幹細胞 ◆外胚葉系 ◆中胚葉系 ◆内胚葉系 ◆生殖系
◆ side population ◆細胞療法

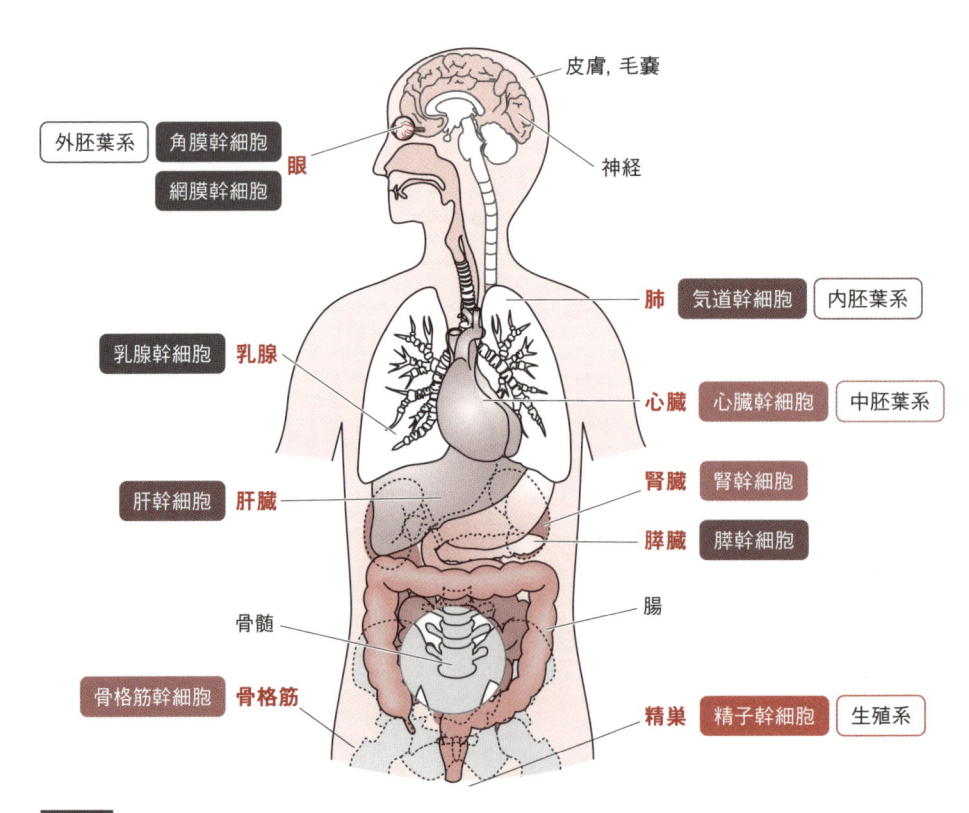

図1 本章で扱う組織幹細胞

第1章 –図3も参照.

1 外胚葉系──眼，乳腺

1）眼

　　イモリの眼の再生[※1]は教科書に登場することもあるが，ヒトの眼の再生もよく調べられている．

◆ 角膜幹細胞

　　角膜は眼球の最表層の透明な組織で，目の黒目の部分に位置する．角膜は角膜上皮，実質，内皮の3層の組織からなっており，それぞれが異なる機能を担っている（**図2A**）．角膜上皮は外胚葉（厳密には体表外胚葉），実質と内皮は神経堤由来である（**第2章** **-5** 参照）．角膜上皮は，角膜の最表層に存在しており，眼球を摩耗や感染症から防いでいる．**角膜上皮幹細胞**は，p63がそのマーカー遺伝子として知られており，角膜（cornea）と結膜（conjunctiva）の間にある角膜輪部（cornea limbus）とよばれる白目と黒目の間の部分に存在し，角膜の中央部に移動することで角膜上皮の再生を行っている．

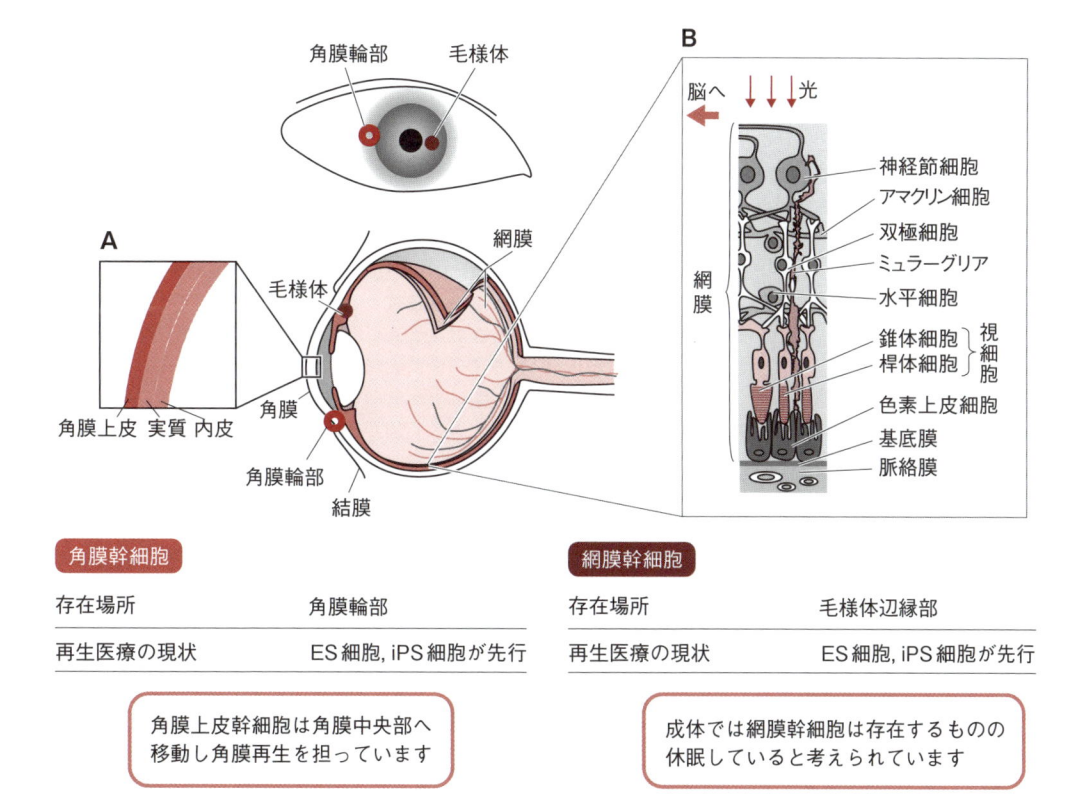

角膜幹細胞	
存在場所	角膜輪部
再生医療の現状	ES細胞, iPS細胞が先行

> 角膜上皮幹細胞は角膜中央部へ移動し角膜再生を担っています

網膜幹細胞	
存在場所	毛様体辺縁部
再生医療の現状	ES細胞, iPS細胞が先行

> 成体では網膜幹細胞は存在するものの休眠していると考えられています

図2 **眼**

※1　**イモリの眼の再生**：イモリの眼からレンズ（水晶体）を除去すると，別の組織である虹彩色素上皮からレンズが再生される．虹彩色素上皮細胞はメラニン色素を含む黒い組織であるが，脱分化して透明なレンズの細胞を再生する．

◆ 網膜幹細胞

網膜は，発生学的には間脳由来(かんのう)の中枢神経系（つまり，外胚葉由来）の組織であり，**神経網膜**と**網膜色素上皮**に大別される（図2B）．角膜や水晶体を透過した光が結像する神経網膜には，視細胞，双極細胞，水平細胞，アマクリン細胞，神経節細胞などのニューロンと，ミュラーグリアを主体とするグリア細胞が局在する．神経網膜において，視細胞に存在する視物質オプシンにより光刺激は神経伝達シグナルに変換され，二次ニューロンである双極細胞，三次ニューロンである神経節細胞を介して脳視覚野に伝えられる．一方，網膜の外層に接して存在する網膜色素上皮細胞は，視細胞の機能維持に必要不可欠な働きを行う．

複数種の網膜細胞を生み出す**網膜幹細胞**は，虹彩の周りの毛様体(もうようたい)との境界領域である薄く黒いリング状の毛様体辺縁部（ciliary marginal zone：CMZ）とよばれる部分に存在する．しかし，胎児期に網膜形成が完了すると網膜幹細胞は休眠状態になると考えられている．そのため，成体では網膜幹細胞は，視細胞のような分化した網膜細胞を再生させることはない．

Column

❺ 浅島誠先生〜私の大学院時代の指導教官で恩師

浅島先生は中胚葉誘導因子であるアクチビンを世界中で複数の研究室がほぼ同時に発見したなかで，タッチの差で最初に発見した偉大な先生である．また私がこれまでに出会った人のなかで，最もよく働く人の1人．平日は毎日，大学の始業時間から午後11時過ぎの終電の時間まで働かれていた．私は大学院生となって最初の頃，東京大学の駒場キャンパスに通っていたが，毎晩，家に帰るときに浅島先生の教授室の電気がまだ点いているのを見て，本当によく働かれる先生だと感心したのを覚えている．また，土日も必ず午前10時頃には大学に出てこられ，夜まで仕事をされていた．研究室の宴会は，駒場から近い渋谷で行われるのが通常であったが，二次会が終わって15分でも終電までに時間があれば大学の部屋に戻られて仕事をされるほどであった．

しかし，どんなに忙しくても，書かないといけない書類がたまっていてふつうの人間ならいらいらするような状況でも，面談に行くとそのような様子は全くなく，いつも愛想よくお話を聞いてくださる先生だった．年1回の研究室内のソフトボール大会では，ピッチャーをされるほど元気もあり，また，どんなに偉い役職に就かれても，「僕は研究者だから」と仰られるのが口癖だった．

たいへんご高名な先生なのだが，たいへん気さくな面もあり，カラオケ（浅島研究室の宴会の二次会は決まってカラオケ）では，宴もたけなわになった頃に浅島先生が植木等の「スーダラ節」を振りつきで歌って踊ることが恒例であった．そのときに，研究室のメンバー全員が起立をして先生のスーダラ節を聞くのがならわしで，場は最高潮に盛り上がるのであった．

また，「僕は学生の顔を見れば，その学生が今どんな状況かすぐにわかるんだよ」と仰っておられたことがとても印象的で今でも覚えている．先生は，研究だけではなく，学生を見る目もシャープで，学生の心のなかを読みとって本当に適したアドバイスを送られていた．ときには学生の親と面談をしに家庭訪問もされたことがあるそうで，偉大な大学教授であり，研究者でもあり，「小，中学校，高校の担任の先生」みたいな一面ももっておられた．

私も比較的ハードに働く方であるが，それは，浅島先生の姿を見て研究者をはじめたからだと思う．先生のように偉大な研究業績を上げることに加えて，学生や研究室のメンバーの精神面や生活面などもサポートできるようになりたいと考えている．

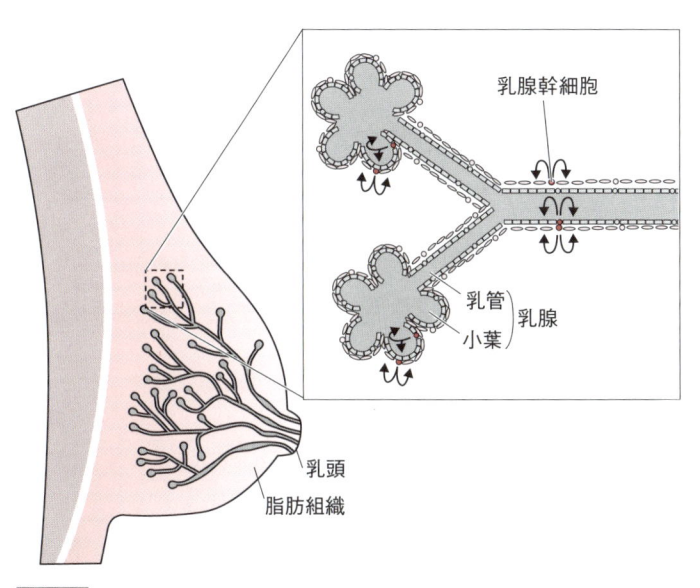

図3 乳腺幹細胞

乳頭
脂肪組織

乳腺幹細胞
乳管
小葉 〕乳腺

2）乳腺幹細胞

　乳腺は母乳をつくる乳腺小葉と，そこから母乳を乳頭へ運ぶ乳管から構成されており，その両者ともに**乳腺幹細胞**に由来する（**図3**）．思春期に乳腺幹細胞の分化が促進され，乳腺が脂肪組織のなかに入り込んで乳房が形成される．

　1950年代頃より，成体マウスの乳腺組織の一部を別のマウスに移植することをくり返しても完全な乳腺が再生されることから，乳腺幹細胞の存在が予想されていた．さらに，単一細胞の移植によっても乳腺組織が形成され乳腺幹細胞の存在が示された．また，神経幹細胞のニューロスフィアと同様にマウス乳腺上皮細胞を浮遊培養することによってマンモスフィアを形成させ，幹細胞を維持する培養システムが開発されている．そして，スフィアに含まれる乳腺幹細胞を適切な条件で培養すると乳腺上皮細胞や筋上皮細胞に分化する．EGF受容体ファミリー分子の1つであるErbB2の発現量が高い場合，または，がん抑制遺伝子として知られるp53の発現量が低い場合に，乳腺幹細胞がより頻繁に自己複製を行うことが見出された．つまり，乳腺幹細胞の自己複製能力と**乳がん**の発生頻度の相関が考えられている．

2 中胚葉系——骨格筋，心筋，腎臓

1）骨格筋

　筋力トレーニングは筋肉の破壊と再生を通して増強をめざす．これは再生を担う細胞が筋組織中に存在するとも言い換えられる．骨格筋系譜の最終分化細胞は，巨大な多核細胞である筋線維である．その筋線維の細胞膜上にPax7をマーカーとする**サテラ**

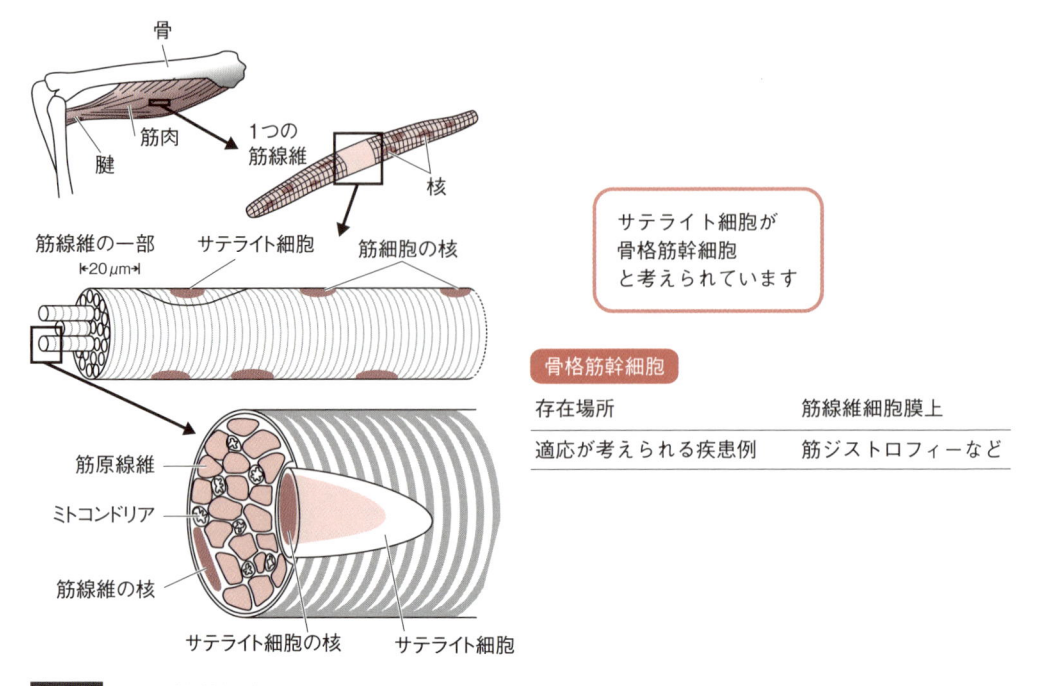

サテライト細胞が
骨格筋幹細胞
と考えられています

骨格筋幹細胞

存在場所	筋線維細胞膜上
適応が考えられる疾患例	筋ジストロフィーなど

図4 骨格筋幹細胞

イト（衛星）細胞とよばれる単核細胞が存在し，筋線維とともに基底膜で包まれている．生体筋組織中のサテライト細胞は，通常ほとんど細胞分裂を行わないが，骨格筋が損傷を受けると活性化され増殖を開始する．そして，サテライト細胞は，筋芽細胞とよばれる前駆細胞に分化し，分裂・増殖をくり返しながら損傷部位へと遊走し，残存する筋線維と細胞融合して，さらに機能的成熟を遂げ，横紋構造をもつ成熟筋線維となる．こうしたことから，サテライト細胞は骨格筋幹細胞の1つではないかと考えられている（**図4**）．

骨格筋は，発生学的には中胚葉由来の体節のうちの筋節に由来するが，サテライト細胞の由来については不明のままである．**筋ジストロフィー**などのヒト筋疾患に対する治療法として，サテライト細胞などの筋幹細胞の移植や内在性の筋幹細胞の増殖・分化機構を制御する因子の同定が期待されている．

2）心筋

心停止は個体の死に直結するが，骨格筋と異なり，心筋は再生しないと考えられている．しかし，心臓にも幹細胞が存在することが報告されている．心臓の幹細胞に関して複数の説が唱えられており，完全な結論はいまだ出ていない（**図5**）．Sca-1は一般に造血幹細胞のマーカーとして知られているが，成体心臓からもSca-1陽性細胞が単離可能であり，その細胞は特殊な分化条件では拍動する心筋細胞に分化する．そして心筋梗塞後の心臓に移植すると梗塞部に集積し，心筋マーカーである転写因子Nkx2.5

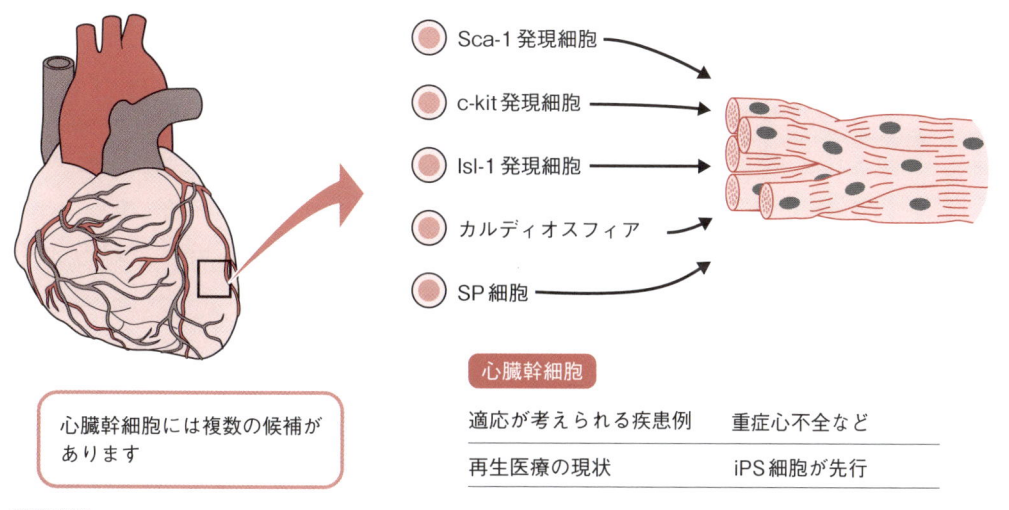

心臓幹細胞には複数の候補があります

心臓幹細胞

適応が考えられる疾患例	重症心不全など
再生医療の現状	iPS 細胞が先行

図5 心臓幹細胞

やGATA4を発現する心筋に分化することも報告されている.

　同じく造血幹細胞マーカーの1つであるc-kitを発現する細胞が心臓から単離され，培養皿上で心筋細胞，血管内皮細胞，平滑筋細胞に分化することや，移植後に心筋の再生に寄与することが示されている．しかし，心臓から単離されるc-kit陽性細胞が心臓に由来するものか，骨髄に由来するものかは不明のままである．

　さらに，心臓を含むさまざまな器官の発生に重要な働きをする転写因子であるIsl-1（Islet-1）を発現する心臓幹細胞が存在し，それらが主要な心臓構成細胞のすべてを生み出すこと，単離されたIsl-1陽性細胞が移植後に心筋，血管内皮，平滑筋の系譜に分化することが報告された．

　また，**5**で後述する心臓のside population（SP細胞）や神経幹細胞のニューロスフィアと同様の浮遊培養条件にて，カルディオスフィアを形成し，心筋，血管内皮，平滑筋への多分化能を有する幹細胞も報告された．

　このように心臓の幹細胞には複数の説があるが，それらの関連性やどの細胞が主に生体内で機能しているのか，どの細胞が治療に使用するのに適したものであるか，などの詳細は不明のままである．

3）腎臓

　慢性腎不全に陥ると回復は難しい．その結果，血液透析療法を受ける患者は国内で30万人を超えている．腎臓の組織幹細胞研究はどのようになっているだろうか．

◆ 胎児腎臓

　熊本大学の西中村隆一とわれわれは，コロニーアッセイを用いた胎仔肝幹細胞の培養法（**3**-**1**）参照）を参考とし，発生期の腎臓の上皮化因子であるWnt4を強制発現

するフィーダー細胞（下敷き細胞）との共培養法を開発した[1]．その結果，マウス胎仔腎臓に腎臓の構成単位であるネフロンを形成する糸球体や近位尿細管，ヘンレのループ，遠位尿細管など多種類の上皮細胞への多分化能を有する前駆細胞の存在をはじめて示した（**図6**）．この腎前駆細胞は，発生期の腎臓の最外層に存在しており，マウスの腎臓発生が完了する生後2週間頃に消失し，成体マウス腎には存在しないことも明らかとなった．さらに，この前駆細胞は，腎臓発生に必須の転写因子であるSall1を強く発現する細胞分画にのみ含まれていることも判明した．

また後年，米ハーバード大学（発売当時）のマクマホン（Andrew McMahon），小林明雄らによって腎臓発生に必須の転写因子であるSix2の発現細胞を追跡する細胞系譜追跡が行われ，生体内においても糸球体から遠位尿細管までのネフロンを構成する上皮細胞に分化する前駆細胞の存在が確かめられた．

◆ 成体腎臓

以前より急性腎障害時の尿細管壊死の後に近位尿細管細胞が増殖し，尿細管構造を再生させ腎障害から回復することが知られていた．その知見と一致する近位尿細管における幹細胞の存在を示唆するいくつかの報告がなされている．まだ結論は得られて

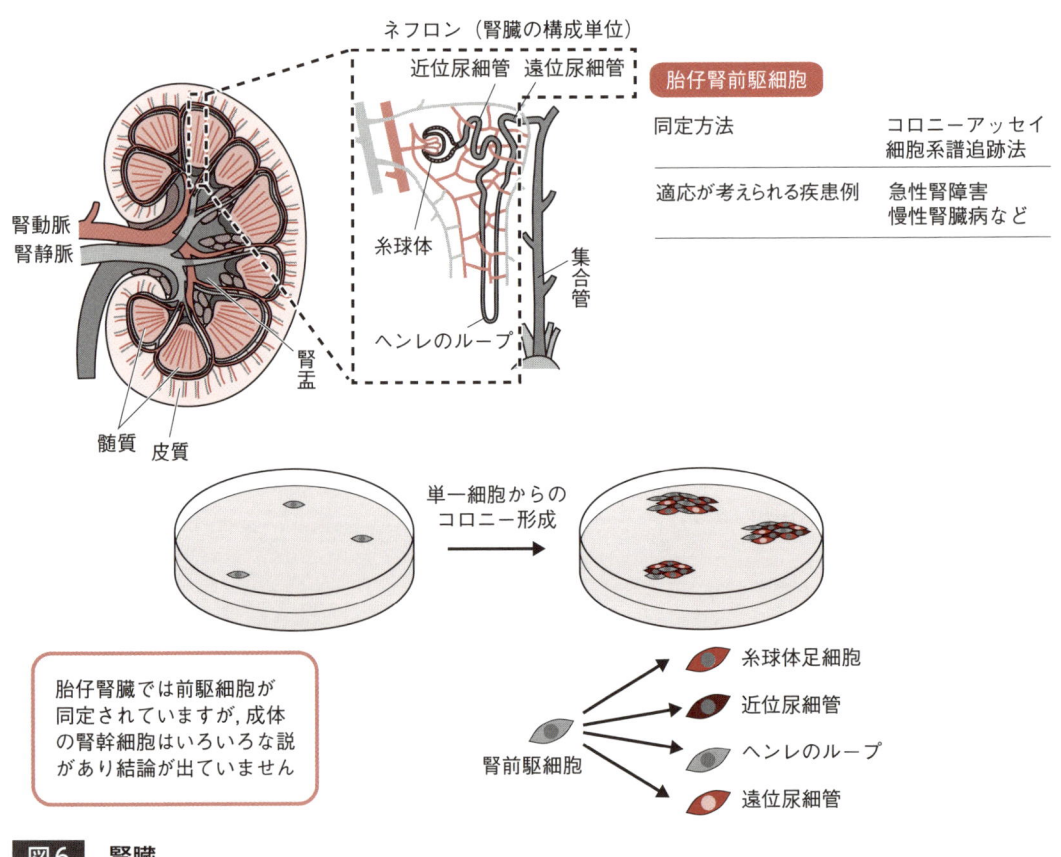

図6 腎臓

いないが，成体腎臓に幹細胞は存在せず，尿細管細胞自体が分裂増殖して尿細管構造を再生させる説が有力である．

3 内胚葉系──肝臓，膵臓，肺

1）肝臓

肝臓は再生しやすい臓器というイメージがあるかもしれない．しかし，この再生は肝細胞の細胞分裂であり幹細胞によるものではない．

◆ 胎児肝臓

東京大学（発表当時）の中内啓光，谷口秀樹らは，胎仔肝細胞のコロニーアッセイを行い，コロニーを形成した単一細胞は，肝細胞と胆管上皮細胞の2系譜に分化可能な幹細胞であることを証明した（ もっと詳しく 肝幹細胞のコロニーアッセイを用いた培養法とは）．つまり生体内における胎仔肝臓の**肝芽細胞**（hepatoblast）に相当するものであることが考えられた（**図7**）．

また，東京大学の宮島篤らは，マウス胎仔の肝臓原基である肝芽に発現している細胞表面抗原であるDlk1（delta-like protein 1）やEpCAM（epithelial cell adhesion molecule）を用いて肝幹細胞を単離できることを示した．さらに，後年，ヒトの胎児肝臓にもDlk1やEpCAMを発現する幹細胞が存在することも報告された．

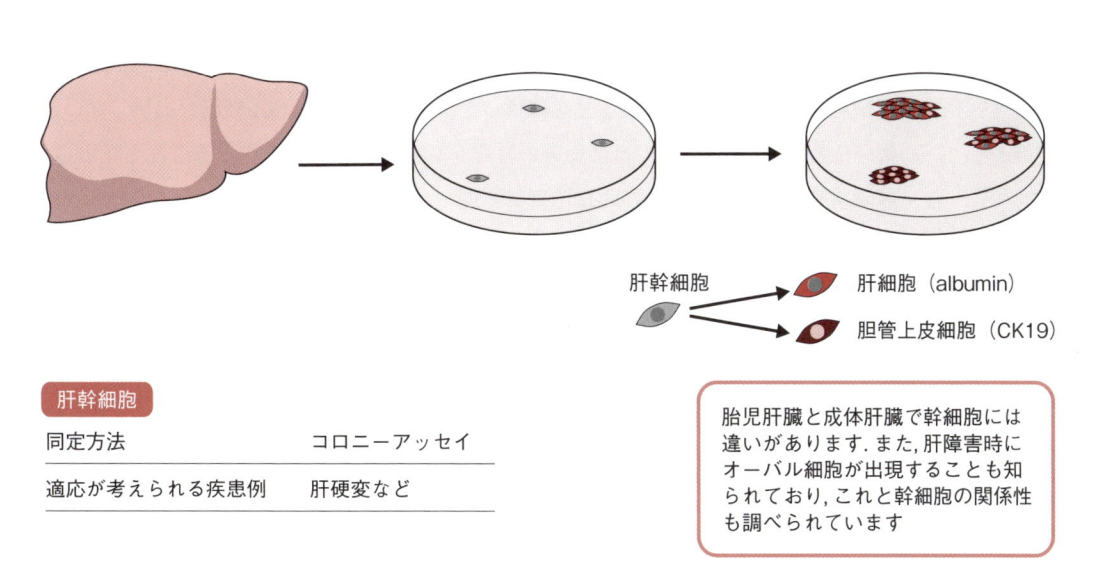

肝幹細胞 → 肝細胞（albumin）
肝幹細胞 → 胆管上皮細胞（CK19）

肝幹細胞	
同定方法	コロニーアッセイ
適応が考えられる疾患例	肝硬変など

胎児肝臓と成体肝臓で幹細胞には違いがあります．また，肝障害時にオーバル細胞が出現することも知られており，これと幹細胞の関係性も調べられています

図7 肝臓

●肝幹細胞のコロニーアッセイを用いた培養法とは

中内，谷口らは，造血幹細胞の評価法として頻用されるコロニーアッセイと造血幹細胞の純化法である細胞表面抗原に対する抗体を用いたフローサイトメトリーによる単離を，肝臓に適用した．そして，発生期のマウス胎仔肝臓から肝細胞増殖因子（hepatocyte growth factor：HGF）の受容体であるc-Metなどを発現する単一細胞を単離し，培養皿上で増殖させ，コロニーを形成させる培養法を開発した．このコロニーを構成する細胞は，albumin陽性の肝細胞とCK（cytokeratin）19陽性の胆管上皮細胞の両者を含んでいた．

◆ 成体肝臓

成体肝臓の部分切除後には肝細胞が増殖して再生するため，**オーバル細胞**（oval cell）という特殊な細胞の報告はあるものの，幹細胞の存在に関して結論はでていない．

●オーバル細胞とその正体

マウスやヒトの，部分切除以外のさまざまな肝障害時においては，門脈周辺域で起こる細胆管反応[※2]（ductular reaction）により，卵円形の核をもつオーバル細胞が増殖することが知られている．オーバル細胞は，胎児肝臓の肝芽細胞と同様に，肝細胞と胆管上皮細胞への分化能を有する幹細胞であると一般に考えられているが，オーバル細胞の由来や，肝障害の種類が異なっていても出現する細胞が同一のものであるか否かは結論が出ていない．

東京大学の宮島らは，胎児の肝幹細胞だけでなく，オーバル細胞にも発現する前述のEpCAMに対する抗体を用いて障害肝に出現するオーバル細胞をフローサイトメトリーにて単離した．そして，*in vitro* で増殖させ，その細胞が肝細胞と胆管上皮細胞への分化能を有することを確認した．さらに，オーバル細胞が出現しない正常肝にもEpCAM陽性でほぼ同等の性質を有する幹細胞が存在することを見出し，肝障害時に出現するオーバル細胞は幹細胞ではなく，それより生み出されたTA細胞である可能性を示した．

2）膵臓

成体膵ランゲルハンス島内の β 細胞の維持・供給に関与する幹細胞の存在は**糖尿病**の治療戦略においてきわめて重要であるが，その幹細胞が存在するという説としないという説があり，いまだ結論は出ていない（図8）．

[※2] **細胆管反応**：さまざまな肝障害において，小葉間胆管と肝細胞を結ぶ細胆管に類似した胆管構造が異常に増加する現象のこと．一部の細胆管反応の機序として，オーバル細胞増殖が考えられている．

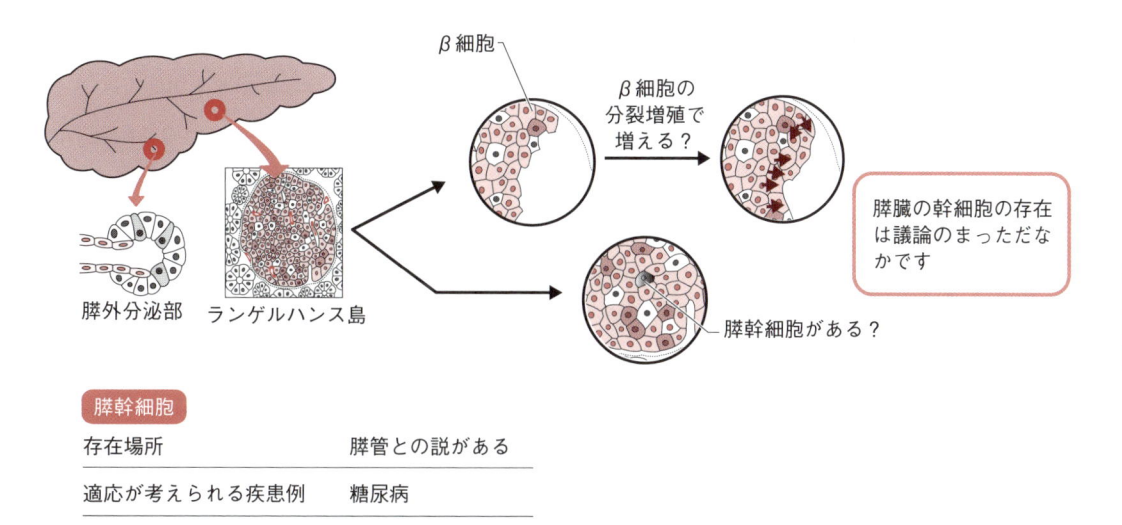

膵幹細胞

存在場所	膵管との説がある
適応が考えられる疾患例	糖尿病

図8 膵臓

米ハーバード大学（発表当時）のメルトン（Douglas Melton）らは，細胞系譜追跡の実験結果よりβ細胞はβ細胞自身の増殖で供給されていることを報告した．また，同じ実験を部分膵切除後の再生時に行ったところ，切除後の再生時にもβ細胞が分裂増殖し新しいβ細胞を供給していることが示された[2]．また成体の腸，肝，膵外分泌系譜の幹細胞は，それぞれ，腸陰窩，胆管，膵管に存在するが，膵内分泌系譜（β細胞を含む）の幹細胞の存在は確認できなかったという補強データもある[3]．

一方，部分的な膵管結紮（けっさつ）による障害を与えたマウス成体膵臓内において，発生期にのみ発現する特異的な膵内分泌系譜のマーカー遺伝子であるneurogenin 3（Ngn3）が再発現する．その発現細胞が膵管上皮内に存在する幹細胞であり，その幹細胞がβ細胞を含むすべての膵内分泌細胞を生み出すという，一見相反する報告もなされた[4]．その細胞が，一般的な膵幹細胞であるのか，特殊な病態でのみ出現する幹細胞（これをfacultative stem cellとよぶ），すなわち一般的な膵幹細胞は存在しないのかは不明のままである．

もっと詳しく

● 膵幹細胞は存在しないという説

メルトンらはβ細胞の特異的マーカー遺伝子であるインスリンのプロモーター下にCre-ERを発現するマウスを用いた細胞系譜追跡を行った．タモキシフェンを投与した時点でインスリンを発現していたβ細胞とその子孫のみがHPAP（human placental alkaline phosphatase）を発現するため，β細胞の系譜を追跡できるシステムを用いて，β細胞の再生を解析した．その結果，マウスの寿命の約半分である12カ月後まで追跡したにもかかわらず，すべてのβ細胞数におけるHPAP陽

性のβ細胞数の割合はほとんど変わらなかった（タモキシフェン投与による遺伝子組換えは，必ずすべてのβ細胞で起こるわけではなく，確率的に生じるため，その割合を追跡する必要がある）．β細胞がインスリンを発現していない他の幹細胞や前駆細胞から新規に供給されるのであれば，HPAP陽性のβ細胞の割合が時間経過とともに低下することが予測されるが，そうではなかった．

また，京都大学（発表当時）の川口義弥，秋山治彦らが行った，多くの組織の発生過程において細胞分化の調節を行っている転写因子Sox9の細胞系譜追跡では，成体の腸管，肝，膵外分泌細胞は，それぞれ腸陰窩，胆管，膵管に存在するSox9陽性の前駆細胞から持続的に供給を受けたが，β細胞を含むランゲルハンス島を構成する膵内分泌細胞は，新たな細胞供給は受けなかった[3]．

3）肺

肺は，ガス交換を行う遠位の肺胞と，ガスの輸送や病原体，微粒子の排除を行う近位の気管や気管支などの構造に大別される．遠位の肺胞は，Ⅰ型およびⅡ型肺胞上皮細胞から構成され，一方，近位の気管，気管支には，クララ細胞や杯細胞などの分泌細胞，線毛上皮細胞，神経内分泌細胞，基底細胞など多種類の細胞が存在する（**図9**）．マウスやヒトの気管および気管支の**基底細胞**が，顕著な増殖能力と基底細胞，分泌細胞，線毛上皮細胞への多分化能を有する幹細胞であることが示された．また，その基底細胞のマーカーとしてp63，CK5（cytokeratin 5）等が知られている．

近年の研究では，マウスとヒトの肺の構造の違いもクローズアップされるようになり，ヒトの気道遠位に存在する呼吸細気管支とよばれる構造はマウスにはなく，この部分に基底細胞だけでなくSCGB3A2陽性の組織幹細胞が存在し，Ⅱ型肺胞上皮細胞に分化しうることや，肺障害時にその逆の現象が起こりうることが報告された．

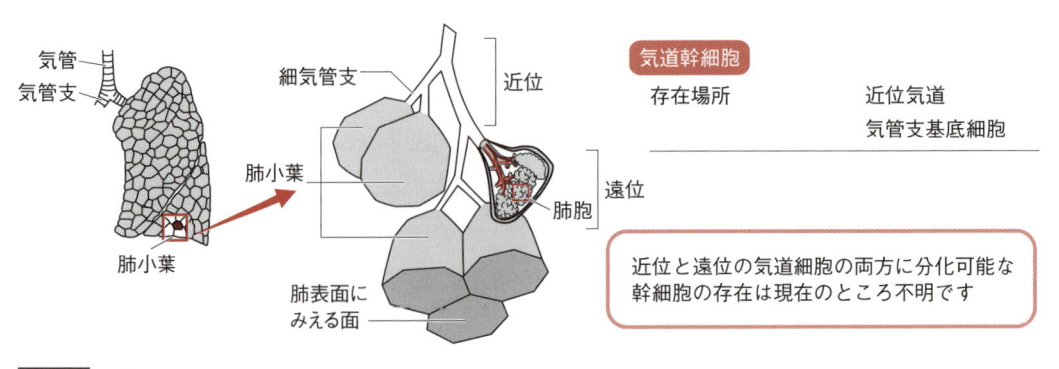

図9 肺

4 生殖系——精子

　　精子幹細胞（または精原幹細胞）は，雄の動物の精細管にて自己複製をくり返し精子形成に寄与するが，マウスの精巣内で生殖細胞の0.02～0.03％を占めるごく少数の細胞群である（**図10**）．過去には，精子幹細胞を *in vitro* で1週間以上維持培養することは困難であったが，京都大学の篠原隆司らが長期培養法の開発に成功した．この方法では，生体の精巣内でセルトリ細胞が精子幹細胞の維持のために産生することが知られている，グリア細胞株由来神経栄養因子（glial cell line-derived neurotrophic factor：GDNF）を用いることで新規に精子幹細胞の長期培養を可能とした．彼らはその幹細胞を **GS細胞**（germline stem cell）と名付けた．GS細胞は，少なくとも数年にわたり増殖し続けることが可能であり，かつ，不妊マウスの精細管に移植すると妊孕^{のう}能を回復させた[5]．

　　GS細胞は凍結保存可能であり，悪性腫瘍に対する抗がん薬や放射線療法の副作用としての**男性不妊**の解決策として，治療前にGS細胞を樹立・保存し，治療後に移植することが考えられている．また，GS細胞は，*in vitro* での遺伝子操作が可能であり，遺伝子組換えしたGS細胞から子孫をつくることによって，ノックアウトマウスなどの遺伝子改変動物が作製可能であることが示された．現在までのところ，ES細胞を用いた遺伝子改変動物の作製はマウスとラットに限られるが，GS細胞はハムスターやウシなどでも樹立可能であることが示されており，それらの遺伝子改変動物を作製することへの応用が期待されている．

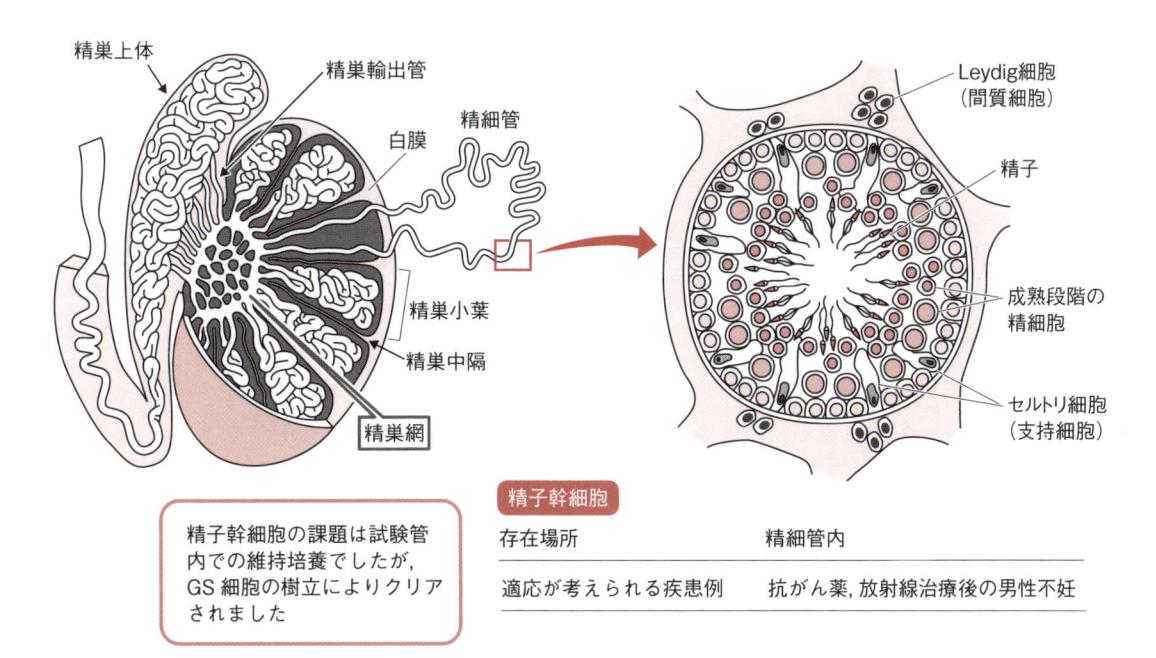

精巣上体
精巣輸出管
精細管
白膜
精巣小葉
精巣中隔
精巣網

Leydig細胞
（間質細胞）
精子
成熟段階の
精細胞
セルトリ細胞
（支持細胞）

精子幹細胞の課題は試験管内での維持培養でしたが，GS細胞の樹立によりクリアされました

精子幹細胞	
存在場所	精細管内
適応が考えられる疾患例	抗がん薬, 放射線治療後の男性不妊

図10　精子幹細胞

また，たいへん興味深いことに，GS細胞の樹立過程において，34個の精巣に1個の頻度でES細胞とほぼ同じ多能性をもつ幹細胞が樹立されることが見出され，篠原らはこの幹細胞をmGS細胞（multipotent germline stem cell）と名付けた．

5 SP細胞——高い色素排出能をもつ細胞集団

骨髄，骨格筋，脂肪組織，心臓などをはじめとする多くの臓器に，Hoechst33342というDNA結合色素を細胞外に排出する能力を有するside populationとよばれる細胞分画（SP細胞）が存在する（図11）．SP細胞は，MDR遺伝子（multidrug resistant gene）によって色素が排出される機構をもつ．そして，骨髄のSP細胞は，造血幹細胞と一部重複することが報告された．このことから各組織のSP細胞が組織幹細胞に相当するのではないかと考えられた．

骨格筋由来のSP細胞も培養下で筋管細胞に分化することが示された．また，心臓由来のSP細胞は，移植後に障害後の心臓の機能回復に寄与することが報告されている．しかし，その他の臓器由来のSP細胞は所属組織の幹細胞としての機能を示さない例も多く，SP細胞が一般的な各組織の組織幹細胞であるのか否かは不明のままである．

Column

❻ 浅島研のイモリ採り

浅島研究室には，研究だけではなくいろいろな楽しいイベントがあった．一番大きなイベントは，毎年，春と秋に新潟県の村上市へ1泊2日で実験動物のイモリ採り旅行に行くことであった．そもそも，浅島先生が新潟県の佐渡島出身なのでなじみの深い地なのである．

レンタカーを借りて皆で分乗して東京から新潟市まで移動し，お昼はわっぱ飯という郷土料理を食べる．さらに車で村上市まで移動して，段々畑の溝にいるイモリを網で捕獲する．浅島先生は長年の経験から熟練のイモリハンターで，イモリを採るのが非常に上手だった．そして，その夜は日本海に沈む夕陽を眺めながら露天風呂を楽しめる瀬波温泉に泊まって，夜遅くまで皆で飲みながら語る．そして，次の日に清酒の〆張鶴の酒蔵見学に行ってから東京に戻る，そのような行程であった．

私は，残念ながら大学院入学直後の1回しか参加していない．今振り返ると本当に楽しい思い出で，もっと参加しておけばよかったと後悔している．大学院に入学する直前の3月末頃，兵庫県の病院に勤めていたときに，浅島研の大学院生から電話がかかってきて，「4月初旬に新潟にイモリ採りに行きますが，参加されますか？」とお誘いを受けた．病院の周りの先生たちに，「やっぱり超一流の研究室は実験に使う動物を業者から買うのではなく自分たちで採りにいくんだなあ」と話したら，先輩から，「そんなのイモリ採りと銘打った飲み会に決まってるじゃないか」とからかわれた．そのときは「飲み会じゃないですよ」と反論したが，実際は先輩の言ったとおりであった．

私の研究室も浅島先生を見習って，毎年11月末の勤労感謝の日の前夜は，京都から遠くない温泉に1泊2日で研究室旅行に行くことにしている．京都からだと遠すぎて旅費がかさむが，いつか私のなかのある意味聖地である瀬波温泉に行きたいと思っている．

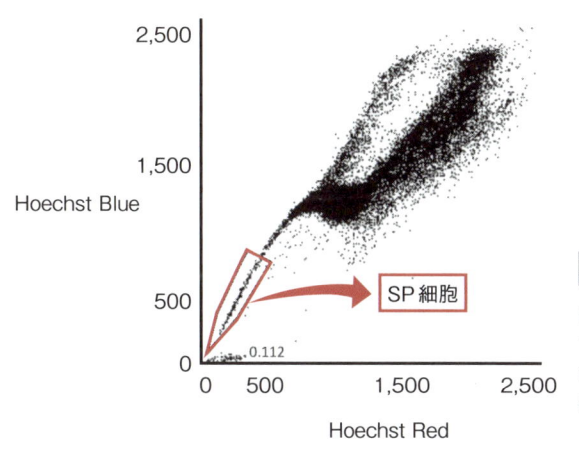

Hoechst Blue

SP 細胞

Hoechst Red

図11 side population

Hoechst33342 で染色し，フローサイトメトリーにて個々の細胞の色素蛍光強度を検出した結果．多くの細胞は色素を排出する能力をもたないが，一部の細胞は色素を排出する能力をもち，side population として観察できる．

6 今後の課題

　今後もさまざまな臓器・組織の幹細胞の同定，および特異的マーカー遺伝子の探索を含む性状解析が行われるであろう．その知見に基づく組織幹細胞の制御技術の進展が期待される．

　一方で課題のひとつとしては，多くの組織幹細胞において，未分化状態のまま in vitro で維持培養を行うことは技術的に困難だということである．例えば，骨髄中の造血幹細胞を in vitro で無限に増殖させることができれば，血液腫瘍患者に対する造血幹細胞移植のドナー細胞の確保がより容易となる．この目標に向けて長年の間，血液学者および幹細胞学者によって造血幹細胞を in vitro で維持する培養法の開発研究が行われてきたが，いまだに十分な確立には至っていない．生体内で幹細胞を維持する微小環境であるニッチの解明が十分ではなく，それを再現した培養条件が未確立であることが大きな原因である．培養方法確立のためにも，今後，各臓器・組織の幹細胞ニッチにおける維持，分化メカニズムの解明が特に重要であると考える．

　また，再生医療への応用にも課題がある．骨髄や臍帯血の造血幹細胞の移植はすでに細胞療法として確立されている．また，第10章で解説するが間葉系幹細胞を用いた多くの細胞療法の臨床研究が実施されている．しかし，その他の組織幹細胞に関しては，再生医療への応用方法は確立されていない．

文献

1 ） Osafune K, et al：Development, 133：151-161, 2006
2 ） Dor Y, et al：Nature, 429：41-46, 2004
3 ） Furuyama K, et al：Nat Genet, 43：34-41, 2011
4 ） Xu X, et al：Cell, 132：197-207, 2008
5 ） Kanatsu-Shinohara M, et al：Cell, 119：1001-1012, 2004

Stem Cells

第4章

ES細胞
——実用化の鍵を握る
フロントランナー

ES細胞
——実用化の鍵を握るフロントランナー

　無限の増殖能と全身の細胞種への多分化能の2つの特徴を有する多能性幹細胞である ES 細胞や iPS 細胞から分化誘導した特定細胞種を移植することによって，臓器機能の回復を図る「細胞療法」（狭義の再生医療）の開発研究がさかんに行われている．今から 40 年以上前の 1981 年にマウス ES 細胞がはじめて樹立されて以降，数多くの疾患モデルマウスが作製され，医学の進歩に多大なる貢献をしてきた．また，再生医療をめざした特定細胞種への分化誘導研究も，iPS 細胞の登場までは主に ES 細胞を用いて行われ，現在，その知見の多くが iPS 細胞にも適用されている．疾患モデルマウスの作製や，幹細胞を用いた再生医療の実用化をめざした研究は，それぞれ 第9章 ， 第10章 で解説するが，本章では ES 細胞の詳細について解説をしたい．

KEYWORD ◆ ES 細胞 ◆ 多分化能 ◆ 分化誘導 ◆ 未分化状態 ◆ 胚様体 ◆ アニマルキャップ

1　ES 細胞とは

1）ES 細胞の定義と基本的な作製方法

　ES 細胞（embryonic stem cell：**胚性幹細胞**）は，着床前の受精卵**胚盤胞**の一部である**内部細胞塊**に由来する幹細胞のことである（**図1A**）．1981 年にエヴァンス（Martin Evans）ならびにマーティン（Gail Martin）が，ほぼ同時にマウスの ES 細胞樹立に成功した[1)2)]（**図2A**）．また，1998 年にはトムソン（James Thomson）らによってヒト ES 細胞の樹立も報告された[3)]（**図2B**）．ヒト ES 細胞は，不妊治療目的にて作製された体外受精卵のうちの**余剰胚**（**着床前胚**）から内部細胞塊をとり出して樹立される．ES 細胞は，当初，一部の細胞株を除き，足場となる**フィーダー細胞**（支持細胞）層の上で培養された．フィーダー細胞には主に線維芽細胞が用いられ，抗がん薬であるマイトマイシン C の投与か放射線照射によって増殖しないように処理が施される．しかし，近年，培養技術が進捗し，ほとんどの ES 細胞株は細胞外マトリクスでコートした培養皿上でフィーダー細胞を使用しない条件（無フィーダー培養あるいはフィーダーフリー培養）で培養可能となった（**図1B**，**図2C**，**D**）．

　ES 細胞はフィーダー細胞の下敷きの上，あるいは無フィーダー培養で，三胚葉性

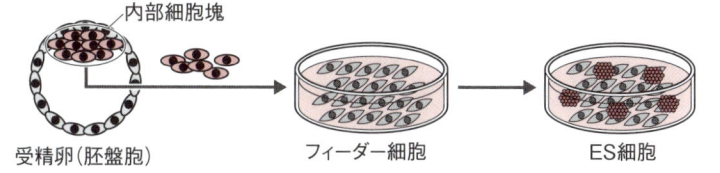

A 受精卵の内部細胞塊から樹立される ES 細胞

内部細胞塊

受精卵（胚盤胞）　　フィーダー細胞　　ES細胞

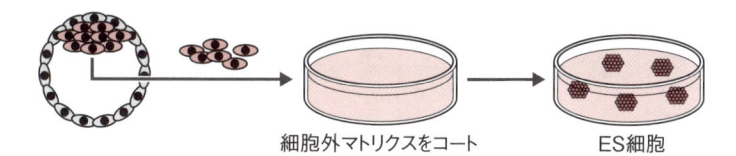

B フィーダー細胞なしで樹立される ES 細胞（無フィーダー培養）

細胞外マトリクスをコート　　ES細胞

> 異種細胞の混入を防げることや，フィーダー細胞の品質に依存しないことによる高い再現性がメリットです．一方で，高コストであることや，フィーダー細胞の複雑な環境を完全に再現するのは難しい，などの課題もあります

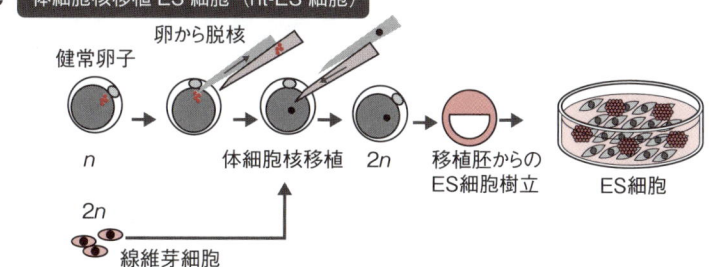

C 体細胞核移植 ES 細胞（nt-ES 細胞）

卵から脱核

健常卵子

n　　体細胞核移植　$2n$　　移植胚からの　　ES細胞
　　　　　　　　　　　　　　ES細胞樹立

$2n$

線維芽細胞

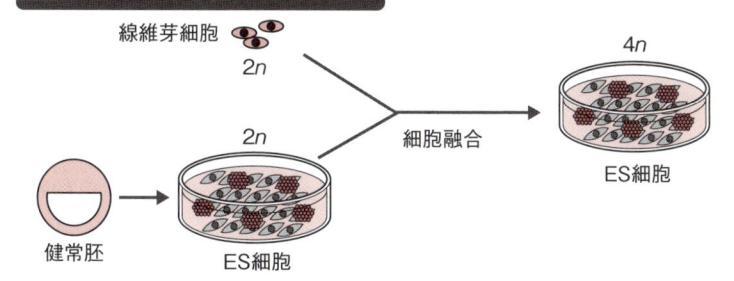

D 細胞融合によって作製される ES 細胞

線維芽細胞
$2n$

$4n$

$2n$　　　　細胞融合

ES細胞

健常胚　　ES細胞

図1　ES細胞の種類

（外，中，内胚葉）の細胞種への多分化能を保持した未分化状態を維持することが可能であり，コロニーとよばれる島状の細胞塊を形成し，無限に増殖することができる（**図2**）．

　また，受精卵の内部細胞塊から樹立される典型的な ES 細胞（**図1A**）に加えて，その他に，脱核した卵に体細胞の核を移植することによって作製された胚から樹立される ES 細胞（**体細胞核移植 ES 細胞**，nuclear transfer ES：nt-ES，**図1C**）や，ES 細

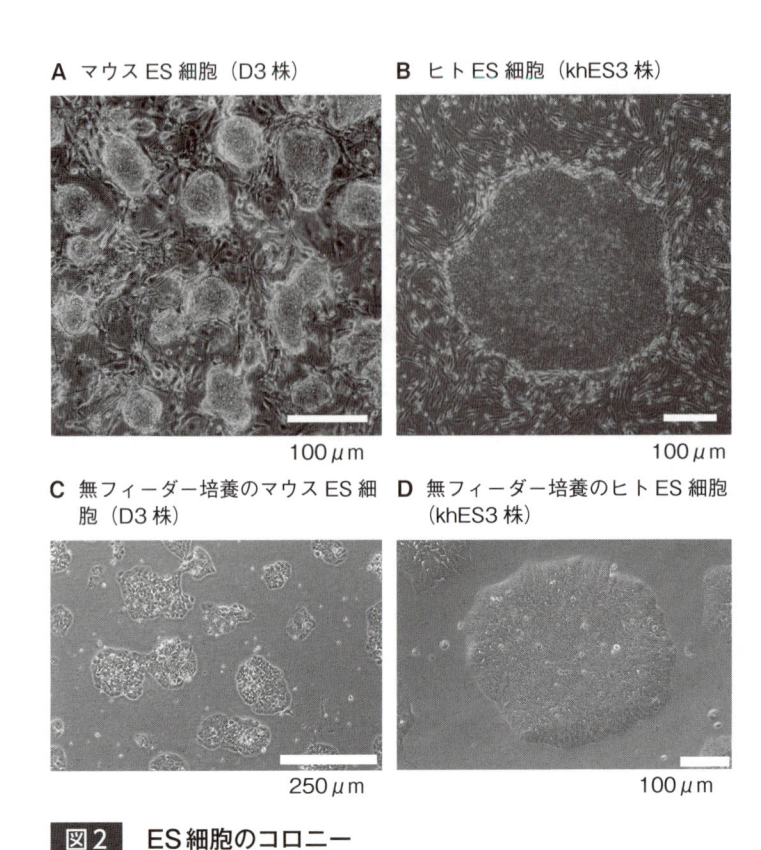

A　マウス ES 細胞（D3 株）　　　B　ヒト ES 細胞（khES3 株）

100 μm　　　100 μm

C　無フィーダー培養のマウス ES 細　D　無フィーダー培養のヒト ES 細胞
　　胞（D3 株）　　　　　　　　　　　（khES3 株）

250 μm　　　100 μm

図2　ES 細胞のコロニー

胞と体細胞を化学物質や電気刺激により**細胞融合**を起こさせることにより作製される
ES 細胞が存在する（**図1D**）.

2）ES 細胞の特徴

　　未分化状態のES 細胞は，核 / 細胞質比の高い特徴的な形態を示す．マウス ES 細胞
は，形態上，多層構造で小さなコロニーを形成するが，ヒト ES 細胞は単層構造の比
較的大きなコロニーを形成するという違いがある（**図2**）．ES 細胞は，未分化状態で
はOCT3/4，NANOG などの転写因子，アルカリホスファターゼ活性，動物種によっ
て若干違いがあるがSSEA1，SSEA3，SSEA4，TRA-1-60，TRA-1-81 などの表面糖
鎖抗原を特異的なマーカーとして発現する（**図3A**）．また，**胚様体**（embryoid body：
EB，**2**-1）で詳述）や**奇形腫**（teratoma：テラトーマ）を形成させることによって，
三胚葉成分への多分化能を示す性質を共有する（**図3B**）.

　　また，ES 細胞はがん細胞と違って正常な遺伝子型を保持したまま，培養皿の上で無
限に増殖できる特徴を有する．そして，個体のすべての細胞種を派生させる受精卵の
内部細胞塊に由来することからも想像に難くないが，理論上，全身のすべての細胞種
に分化可能である．よって，目的とする細胞種への分化誘導法が確立できれば，無限

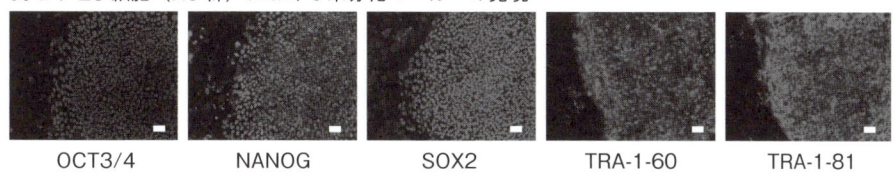

A ヒト ES 細胞（H9 株）における未分化マーカーの発現

| OCT3/4 | NANOG | SOX2 | TRA-1-60 | TRA-1-81 |

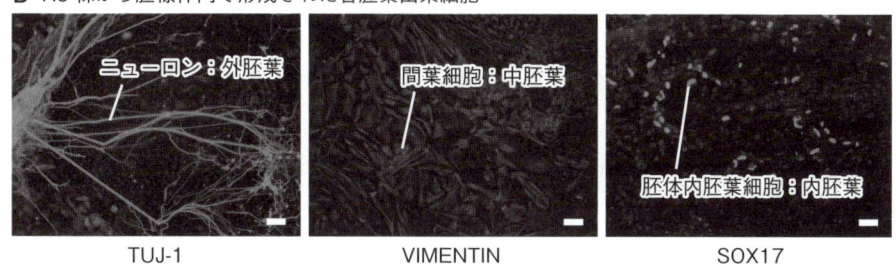

B H9 株から胚様体内で形成された各胚葉由来細胞

ニューロン：外胚葉 ／ 間葉細胞：中胚葉 ／ 胚体内胚葉細胞：内胚葉

| TUJ-1 | VIMENTIN | SOX17 |

図3 ES 細胞の未分化マーカー発現と三胚葉成分への多分化能

スケールバーは 100 μm

に増える細胞であるため，無限にその細胞種が作製可能である．この点で，再生医療に適した細胞の供給源であると考えられている．医学的な意義として，ヒト ES 細胞の誕生によって実際に移植治療に使用するヒトの細胞種が作製可能となったため，再生医療がより現実のものと捉えられるようになったことがあげられる．また，再生医療開発に加えて，無限に供給可能な ES 細胞由来の特定細胞種を用いた**疾患モデルと薬剤毒性評価系の開発および治療薬探索**などの研究の発展が期待されている．しかし，その反面，ヒト ES 細胞は，その樹立にヒト胚（受精卵）の破壊を必要とするため**倫理的問題**が生じ，その賛否（どこからがヒトか）の論争は依然として完全な解決には至っていない．レギュレーション面の動向については **第10章** で詳しく解説する．

　また，ES 細胞は，増殖力が旺盛であり，培養中に**相同組換え**（homologous recombination）をはじめとする遺伝子改変が比較的容易に行えるという特徴も有す． **第9章** で具体的な作製法を解説するが，遺伝子改変が容易という特徴を活用して，疾患モデルマウスを作製することができる．

3）ES 細胞の未分化状態維持機構

　マウス ES 細胞は，当初 STO 細胞[※1]とよばれるフィーダー細胞との共培養にて樹立され，未分化状態が保たれていたが，より入手しやすい**マウス胎仔性線維芽細胞**（mouse embryonic fibroblasts：MEF）[※2]をフィーダー細胞として用いる共培養系の確

立により，1984年に**キメラマウス**[※3]において**生殖細胞系列寄与**（germline transmission）[※4]を維持したES細胞の培養が可能となった．

1987年には，前述のキメラマウス内で分化したマウスES細胞に由来する生殖細胞を個体発生させることによって，遺伝子操作を加えたES細胞を用いた遺伝子改変マウスの作製が報告された．また，バッファローラット肝細胞（Buffalo rat liver 細胞）の培養上清がES細胞を無フィーダー条件で未分化状態に保つことが知られていたが，1988年にスミス（Austin Smith）らによって，その活性の正体がインターロイキン（interleukin：IL）6ファミリーに属するサイトカインである**白血病阻止因子**（**leukemia inhibitory factor：LIF**）であることが同定された[4]．そして，組換え型LIFの大量投与により，MEF非存在下であっても，マウスES細胞を血清の存在するゼラチンコート上で，長期間にわたって生殖細胞系列寄与能を維持したまま培養可能であることが示された．さらに後年には，**LIF**と**BMP**（bone morphogenetic protein：骨形成因子）の

Column

❼ 本当につらかったけど，ためになった3年間

大学院に入学し，約半年，アフリカツメガエルの研究を行ってから，哺乳類の研究もはじめるため，浅島研に在籍しながら東京大学医科学研究所の西中村隆一先生（現熊本大学教授）の研究室に出向させていただいた．

そこでは，マウスの胎仔腎臓から幹細胞を単離するというテーマで研究を行った．しかし，過去に知見のない，ゼロからの出発だった．当時，培養皿上では1週間以上生存させることのできなかったマウスの胎仔腎臓から幹細胞を同定するため他の臓器の幹細胞の単離法をすべて試したり，考えつくすべての培養法，増殖因子と化合物の添加，他の細胞種との共培養などを試したりしてみたが成功せず，3年間全くデータがでなかった．

この間，もちろん精神的には非常にストレスで，毎晩寝る前におつまみと2 Lのビールを飲んでストレスを発散していた（真似をしないように）．当然のことであるが，大学院に入ってから14 kgも体重が増えた．

うまくいかない頃に病院勤務時代の恩師にお会いする機会があった．少し弱音を吐いたら，「先生が頑張らないと腎臓（内科医）の後輩たちが将来路頭に迷ってしまうぞ」と励まされた．その言葉をかみしめて頑張り続けた．本当につらい日々だったが，自分の興味のある研究をしていたので何とか頑張り通せたのだと思う．

そして，3年経った頃，特殊な線維芽細胞と共培養することでマウス胎仔腎臓の細胞が1週間以上生存する培養条件がやっと見つかった．これも紙一重で，無血清条件で培養したから達成され，血清を入れて培養すれば生存しなかった．無血清条件を試したことが鍵だった．何とか論文をまとめることができて留学にも行けた．

この経験から私のような才能のない人間でも，3年間1つのことを集中して行えば，何か1つくらいの新しいことは見つけられることがわかり，そして我慢することを知った．周りの同世代の人たちがいいデータや論文を出して，正直羨ましいという思いをしたことも何度もあったが，うまく行かないときでも人を妬まず，歯を食いしばって目の前の作業を頑張ることが大事であることがわかった．データも出ないなか，3年間研究を続けさせていただいた西中村先生にたいへん感謝をしている．

※2　**MEF**：STO細胞との違いは，STO細胞は株化された細胞であるのに対し，MEFは直接マウス胚から取り出した一次細胞であること．MEFはより生理的に自然な細胞．

※3　**キメラマウス**：マウスES細胞を別のマウス受精卵に移植して生まれてくるマウス．

※4　**生殖細胞系列寄与**：移植された細胞が，卵子や精子などの生殖細胞系列に分化する性質．この性質を持つことが，マウスES細胞の多分化能維持の基準となる．

添加によってフィーダー細胞も血清も用いなくとも未分化状態に維持できることが示された.

また，第8章で詳しく解説するが，ES細胞が内在性に発現し，分化誘導の活性を有する分子であるERK1（extracellular-signal-regulated kinase 1）と同じ経路で上流に位置するFGFR（FGF receptor），MEK（mitogen-activated protein kinase kinase），そしてGSK3（glycogensynthase kinase-3）の3つの分子に対する阻害剤（inhibitor）の組合わせ（これを3i培養とよぶ），あるいは，MEKとGSK3の2つの分子に対する阻害剤の組合わせ（これを2i培養とよぶ）が，マウスES細胞の未分化状態を長期間にわたって維持できる基礎的な状態（基底状態：ground state）であることが示されている（また，これらの培養法により，異なるマウスの系統に由来するマウスES細胞株の増殖速度や分化傾向といった性質が均一になることも示されている）.

4）さまざまな動物種のES細胞と他の多能性幹細胞との比較

マウスES細胞樹立の成功を受けて，世界中の研究者がマウス以外の動物種でのES細胞樹立にとり組んだが，ほとんどの動物種において困難であった．しかし，1995年にトムソンらが，アカゲザルから霊長類初のES細胞株の樹立に成功し，その研究が1998年のヒトES細胞の樹立につながった．そして，培養法の完全な確立には至っていない可能性もあるが，現在までに，マウス，サル，ヒト以外に，ラット，ウサギ，ブタ，ニワトリ，イヌなどの動物種からのES細胞樹立が報告されている.

一方，ヒトES細胞樹立の後に，マウスES細胞との形態学的特徴やマーカー遺伝子の発現パターンの違い，さらに，X染色体不活化といったエピゲノム状態の違いなどの相違点が次々に明らかにされた．また，前述のようにマウスES細胞の未分化状態の維持はLIFに依存するが，ヒトES細胞はbFGF（塩基性線維芽細胞増殖因子，またFGF2ともいう）とactivinに依存することもわかった.

当初，これらの違いは動物種の違いによるものと解釈されていたが，マウス初期胚の他の発生段階（後期胚盤胞，円筒胚など）に由来する幹細胞の樹立とその解析から，ヒトとマウスのES細胞の違いは，発生段階の差を反映していることが判明した（図4，もっと詳しく マウスES細胞とヒトES細胞の発生段階の差とは）[5].

また，ES細胞は，LIF依存性を示すマウスとラットを除いて，キメラ動物内での生殖細胞系列寄与能を有するものを樹立することが困難である．マウスやラットのES細胞はナイーブ型とよばれ，それに対して，キメラ形成能が低く生殖細胞系列に寄与しないヒトやサルなどのES細胞はプライム型とよばれている.

しかし近年，研究が進捗し，ヒトのプライム型ES細胞からナイーブ型ES細胞に変化させることが可能となった．京都大学iPS細胞研究所の髙島康弘らは，ヒトES細胞をマウスES細胞とよく似たヒト基底状態にリセットすることに成功した[6]．つまり，現行のヒトES細胞はマウスに比べ分化が進んだ状態であり，ヒト基底状態ES細胞が

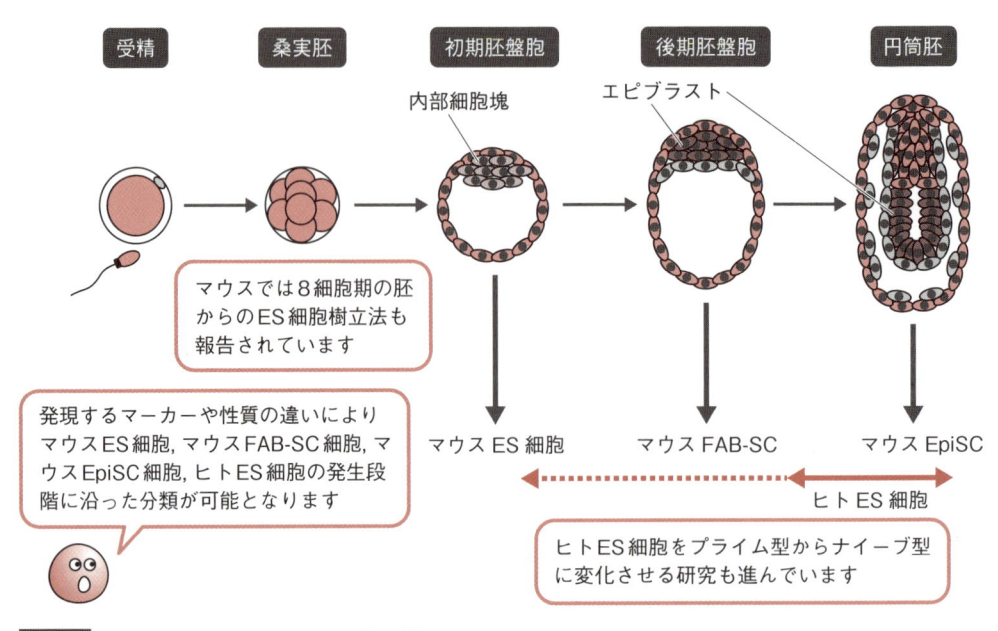

図4 を含む上部の図

- 受精
- 桑実胚
- 初期胚盤胞
  - 内部細胞塊
- 後期胚盤胞
  - エピブラスト
- 円筒胚

マウスでは8細胞期の胚からのES細胞樹立法も報告されています

発現するマーカーや性質の違いによりマウスES細胞, マウスFAB-SC細胞, マウスEpiSC細胞, ヒトES細胞の発生段階に沿った分類が可能となります

マウス ES 細胞

マウス FAB-SC

マウス EpiSC

ヒト ES 細胞

ヒトES細胞をプライム型からナイーブ型に変化させる研究も進んでいます

図4　多能性幹細胞の発生段階の差

別に存在することが示唆されたのである．しかし，ヒト基底状態ES細胞はまだ十分には解明が進んでおらず，今後の研究の進展が期待される．

もっと詳しく

● マウス ES 細胞とヒト ES 細胞の発生段階の差とは（図4）

　マウスES細胞は，胎生3.5日（E3.5）～E4.5の着床前の胚盤胞の内部細胞塊に由来する．E5.5～E6.5の着床後のマウス胚の**エピブラスト**からの多能性幹細胞株の樹立も報告され，**EpiSC**（epiblast-derived stem cell）と名付けられた．EpiSCはプライム型のヒトES細胞と同様にbFGF, activinに依存して増殖し，LIFに依存しなかった．さらに，マウス胚盤胞からES細胞とEpiSCの中間的性質を示し，bFGF, activinに依存性を示すFAB-SC〔bFGF, activin, BIO（GSK3阻害剤の一種）で維持されるので頭文字をとってFAB〕が樹立された．そして，発現するマーカー遺伝子の解析や未分化状態を保つ因子の違い，さらにX染色体不活性化などのエピジェネティック状態から，プライム型のヒトES細胞は，マウスES細胞よりもむしろEpiSCに性質が近く，マウスES細胞より発生段階の進んだエピブラストに相当する幹細胞であることが判明した．

　EpiSCおよびFAB-SCにはキメラ形成能はないが，FAB-SCはLIF＋BMP4で処理するとキメラ形成能を示すようになることから，FAB-SCはマウスES細胞からEpiSCへの移行の中間的存在と考えられている．

　また，FAB-SCやEpiSCの他に，マウスとヒトの両者で遺伝性疾患の診断に用

いられる着床前診断と同じ操作である．胚盤胞期よりも早期の8細胞期の胚から単一細胞を採取する方法で，マウスES細胞を樹立する方法も報告された．

5）ヒトES細胞の不均一性

マウスES細胞は，由来の異なる細胞株間であっても，性質が比較的均一であることが知られている．また，ヒトES細胞も，未分化状態では共通のマーカー遺伝子を発現し，三胚葉成分への多分化能などが共通で細胞株間の差はないことが報告されていたが，分化能の違いについては不明であった．

◆ ヒトES細胞の分化は不均一に進む

われわれは，17の異なる個体由来のヒトES細胞株（HUES1～17）の分化能の詳細な比較解析を行った．まず，HUES1～17に対して無血清かつ誘導因子を添加しない条件下で，胚様体形成法（詳しくは本章**2**-**1**)）により自発的な分化を促し，さまざまな組織や臓器に特異的なマーカー遺伝子の発現を経時的に比較評価した．その結果，意外なことに，分化開始後では多くの臓器系譜特異的なマーカー遺伝子の発現に

Column

❽ 先のことを考えない

2003年に大学院が終わり，浅島先生にポスドク研究員として雇っていただき，そろそろ留学を考えていたときのことである．浅島先生から国際共同研究として米ハーバード大学のメルトン先生のところに行きませんかと勧められた．その当時，メルトン研究室はヒトES細胞で有名になったところであった．

私は，将来，ヒトES細胞から腎臓をつくる研究をしたいと考えていたが，日本ではヒトES細胞を使う研究は，制度上，きわめて難しかったので，ありがたいお話だと思った．が，1つだけ引っかかることがあったのである．それは，私は腎臓内科医で，腎臓再生の研究しか考えたことがなかった一方，メルトン研究室は，ヒトES細胞を扱っているがつくろうとしているのは糖尿病を治すための膵臓である．私は，それまでも，きっと腎臓の研究をしているところに留学に行くんだろうなあとずっと思っていた．膵臓の研究室に行って，将来，腎臓の研究に戻ってこれるのかとても不安になり，正直にいえば本当に迷った．

しかし，そのとき，神戸理化学研究所の副センター長（当時）の西川伸一先生にメールで，「メルトン研に留学に行けるというありがたいお話があるのですが，将来，腎臓の研究に戻ってこれるのかとても心配です．先生はどう思われますか？」

と相談した．朝の5時頃であったが西川先生からすぐ返事が返ってきて，「メルトン研は膵臓といってもかねてよりさまざまな技術開発を行っており，決して狭いところで仕事をしていません．おもしろそうだと思ったらぜひ行ったらいいと思います．私は，先のことは考えたことがありません．将来の相談をするのには，私は適していないかもしれません．」との内容で，今でも一字一句完全に覚えている．

このメールを読んだとき，私は目から鱗が落ちるような思いとともに，自分はなんて小さくて恥ずかしい人間なんだろうと思った．それまでの自分は，数年先のことを心配して行動するような小さな人間だった．でも，このときから意識が変わった．数年先に世のなかがどう変わっているのか誰もわからないし，今心配しても意味がない．将来どうなるんだろう？ と心配していないで，どうにかなるだろうくらいにしか考えなくなった．むしろ将来どうにかなるように目の前のことを頑張ることにした．

結局，私は腎臓ではないが膵臓の研究室でもよいと腹をくくって留学に行く決心をした．しかし，この腎臓の研究室に留学することに固執しないことが結果的に当たった．

おいて，株間で顕著な差を示した．典型的なものとして，血管内皮細胞のマーカー遺伝子であるPECAM1（CD31）の発現量は，17細胞株間で最大のものと最小のもので，400倍以上の違いが認められた．さらに内胚葉および胎生期肝臓のマーカーであるAFP（α-feto protein）にいたっては，17細胞株間で実に3,000倍以上の発現量の差が認められた．よって，ヒトES細胞の分化能には株間で顕著な違い・不均一性があることが明らかになった．このような株間での分化能の多様性は，ある特定の細胞種を作製するための特異的分化誘導プロトコールを用いたときでさえ存在することが判明した[7]．また，ヒトiPS細胞においても同様に細胞株間で分化能に顕著な差があることが報告されている．

　この結果は，ヒトES細胞やヒトiPS細胞から目的細胞種を効率よく作製するためには，高効率の特異的分化誘導プロトコールを開発することに加え，目的細胞種へ効率よく分化する細胞株を選択して使用することの重要性を示唆する．そのためには，各研究者が目的とする細胞種への分化に適した細胞株を選択する評価方法の確立と，細胞株間で性質が均一となるような樹立・維持培養方法の開発の両者が重要であると考える．後者に関しては近年，前述のプライム型のヒトES細胞からマウスES細胞に近い，ナイーブ型ヒトES細胞に変化させる研究が進んだことで，ヒトES細胞株間でも性質が均一になることが期待されている．

👉 もっと詳しく

● 同一ES細胞株内の不均一性とは

　理化学研究所（発表当時）の丹羽仁史らは，内部細胞塊で発現し原始外胚葉で発現が抑制されるマーカー遺伝子であるRex1と，両者で発現するOct3/4を用いた解析によって，同じマウスES細胞株内にRex1$^+$Oct3/4$^+$とRex1$^-$Oct3/4$^+$の2つの細胞集団がおよそ9：1の割合で混在していることを示し，それらはキメラ形成能や分化能が異なっていた．さらに興味深いことに，Rex1$^-$Oct3/4$^+$細胞集団からRex1$^+$Oct3/4$^+$細胞が出現し，これらの細胞集団の不均一性は自律的に生み出されるものであることが示唆された[8]．

2　ES細胞の基本的な分化誘導法

1）胚様体形成法と単層培養法

　マウスES細胞の樹立以降，再生医療の開発をめざして，さまざまな臓器の細胞種を作製する分化誘導法の開発研究が行われてきた．ES細胞の古典的な分化誘導法として，**胚様体（EB）形成法**が頻用されている[9]．胚様体形成法とは，ES細胞を非付着性の培養皿で培養（浮遊培養）することにより，細胞が自然凝集し，三次元の細胞塊（胚様体）を形成する方法である（**図5A**）．形成させた胚様体において，前後，左右，背

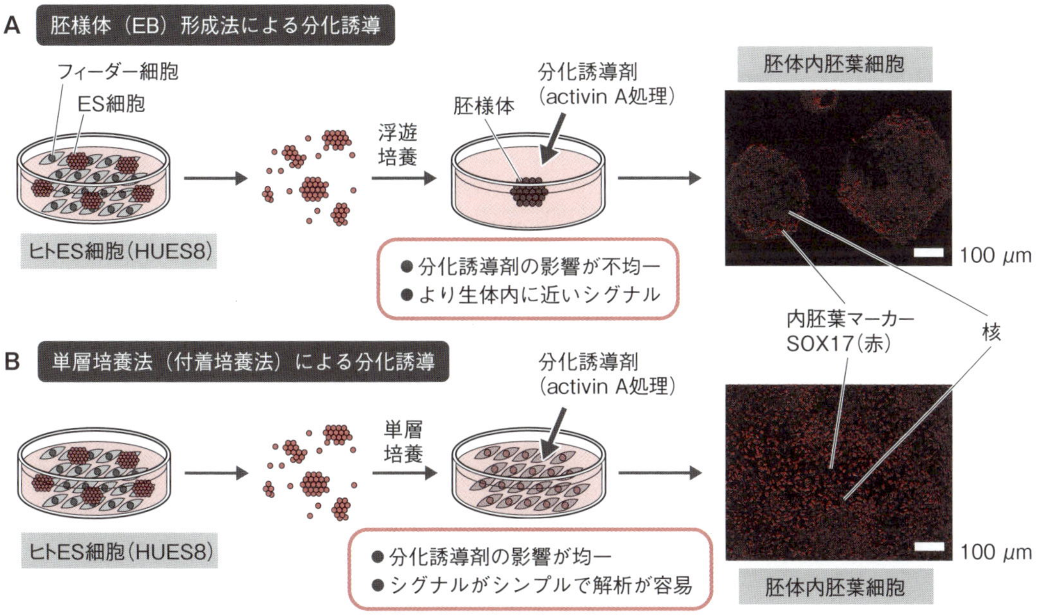

A 胚様体（EB）形成法による分化誘導

フィーダー細胞
ES細胞

ヒトES細胞（HUES8）

浮遊培養

分化誘導剤
（activin A処理）

胚様体

胚体内胚葉細胞

100 μm

● 分化誘導剤の影響が不均一
● より生体内に近いシグナル

内胚葉マーカー
SOX17（赤）

核

B 単層培養法（付着培養法）による分化誘導

ヒトES細胞（HUES8）

単層培養

分化誘導剤
（activin A処理）

100 μm

● 分化誘導剤の影響が均一
● シグナルがシンプルで解析が容易

胚体内胚葉細胞

図5 ES 細胞の基本的な分化誘導方法

腹の個体の3つの軸はランダムであるが胚発生を模倣しており，三胚葉成分を内部に発生させる．さらに，胚様体の培養に増殖因子や化合物などの分化誘導剤を添加することにより，目的細胞種の誘導効率を増加させることができる．

一方，西川伸一らは，培養皿にES細胞を単層で付着させ分化誘導剤を添加する，胚様体形成法と対照的な，二次元の**単層培養法（付着培養法）**を考案し，血管内皮細胞を高効率に分化誘導することに成功した（**図5B**）[10]．三次元の胚様体では，分化誘導剤を添加しても内部の細胞にまで均一な影響を及ぼすことができないが，単層培養ではすべての細胞に均一に効果が及ぶため，単一細胞種の高効率な作製が可能である．また，胚様体内部のシグナルは複雑であるのに対して，単層培養でのシグナルはよりシンプルであるため，単層培養は分化に関与するシグナル解析にも適している．これらのメリットから，特定細胞種への分化誘導には単層培養を用いることが主流となった．ただし，三次元培養の方が生体内により近似したシグナルが働くため，膵島組織などのいくつかの細胞や組織の分化誘導に関しては，三次元培養が主に用いられている．

2）分化誘導剤

これまでのES細胞から特定細胞種への分化誘導研究では，分化誘導剤として**増殖因子（成長因子）**，特定のシグナル経路の促進剤・抑制剤である**化合物**，**細胞外マトリクス**などによる処理，不死化細胞株あるいは初代培養細胞との**共培養**，cDNA, shRNA,

表1 ES細胞から特定細胞種への分化誘導剤の種類

増殖因子（成長因子）（growth factor）	activin A，FGF，EGF など
化合物（chemical compound）	既知のシグナル経路の促進剤，抑制剤など
細胞外マトリクス（extracellular matrix）	コラーゲン，ラミニン，フィブロネクチンなど
細胞との共培養（co-culture）	不死化細胞株，初代培養細胞など
遺伝子操作（genetic manipulation）	cDNA，shRNA，siRNA の強制発現など

siRNAの強制発現による**遺伝子操作**などの方法が用いられてきた（**表1**）.

　一方，われわれは**ケミカルバイオロジー**の手法を用いて，ヒトES細胞を効率よく膵臓系譜に分化誘導する化合物 -indolactam V を同定した[11]．そして，化合物の網羅的探索を用いるストラテジーによって特定細胞種への分化誘導法開発が可能であることを示した（ **第8章** で詳述）．現在，従来の分化誘導剤を用いた手法に加え，ケミカルバイオロジーを用いた分化誘導法開発も有力なストラテジーとなっている．

3　ES細胞から特定細胞種への分化誘導法開発

　これまでに，ES細胞から全身の臓器を構成する多数の細胞種への分化誘導が報告されている（**表2**）[12]．そのなかでも，ES細胞の分化誘導研究に大きなインパクトを与えたいくつかの報告を紹介したい．

表2 ES細胞から分化誘導可能な細胞種

系譜	細胞種
外胚葉	神経前駆細胞，神経細胞，小脳細胞，アストロサイト，オリゴデンドロサイト，神経堤細胞，網膜，角膜，眼杯組織，内耳有毛細胞，下垂体，視床下部，大脳層構造，ケラチノサイト（皮膚角化細胞），メラノサイト（色素細胞）
中胚葉	血液・免疫細胞（造血前駆細胞，赤血球，血小板，好中球，好酸球，マクロファージ，NK細胞，樹状細胞，T細胞，B細胞），血管内皮，血管平滑筋，心筋，骨格筋，脂肪細胞，骨，軟骨，腎組織
内胚葉	膵 β 細胞，肝細胞様細胞，腸組織，肺前駆細胞，甲状腺前駆細胞，胸腺上皮細胞
生殖細胞	精子，卵子

1）運動ニューロン

　2002年にジェッセル（Thomas Jessell）らは，生体内の神経発生機構を模倣する細胞外シグナル因子の投与によって，はじめて，マウスES細胞から脊髄の運動ニューロンへの高効率な分化誘導に成功したことを報告した[13]．具体的には，マウスES細胞から作製した胚様体において，後方の脊髄神経の発生過程を再現するために，まず後方化シグナルであるレチノイン酸，次に，脊髄の腹側側に存在する運動ニューロンに

誘導するために腹側化シグナルであるsonic hedgehog（SHH）の処理を行った．その結果，正常発生と同じNkx6.1やOlig2などの転写因子が発現し，胚様体内にHB9陽性の運動ニューロンが高効率に形成された．また，発生中のニワトリ胎仔の脊髄に移植したところ，運動ニューロンの局在する腹外側部位（ふくがいそく）に生着し，筋細胞とシナプスを形成することも確認された．

この脊髄運動ニューロンの分化誘導法の開発は，<u>発生過程を模倣することにより特定細胞種を選択的に高効率に分化誘導する</u>，<u>targeted differentiationあるいはdirected differentiation</u>の最初の成功例となった．この報告に影響をうけて，現在まで，多くの細胞種において，発生過程を模倣した分化誘導法の開発が試みられるようになった．

2）膵β細胞

膵β細胞[※5]は**糖尿病**に対する再生医療開発のために非常に注目を集めている細胞種であるが，ES細胞からの選択的な分化誘導は困難であった．ところが，米ベンチャー企業Novocell社（ViaCyte社を経て，現Vertex社）は，前述の単層培養法に，主に増殖因子の組合わせ処理を行うことによって，膵発生過程を模倣し，ヒトES細胞から胚体内胚葉，原始腸管，後方前腸，膵内胚葉，内分泌前駆細胞，ホルモン産生内分泌細胞の順に多段階に分化誘導する方法を開発し，10％以上の効率でβ細胞様のインスリン産生細胞を作製することに成功した[14]．これより後に発表された，膵臓のみならず肝臓など，他の内胚葉性臓器への分化誘導を報告した論文の多くが，この多段階の単層培養法を改良した分化誘導を用いている．

しかし，本方法でES/iPS細胞から*in vitro*で分化誘導された膵内分泌細胞は，糖尿病の治療目的において β細胞の最も重要な機能の1つである，グルコース濃度の上昇に反応してインスリン分泌量を増やすことがほとんどできなかった．このため，「β細胞」ではなく「インスリン産生細胞」または「インスリン分泌細胞」とよばれ，*in vitro*でのβ細胞の分化誘導は実現していなかった．ところが，2014年にメルトン（Douglas Melton）とキーファー（Timothy Kieffer）の2グループがほぼ同時に，単層培養法で作製した膵臓内胚葉に三次元培養と独自の増殖因子の組合わせ処理を施すことで，<u>グルコース応答性インスリン分泌能を有するβ細胞を含む膵島様組織を分化誘導すること</u>に成功した．これらの研究は，膵再生研究の進展に大いに貢献しただけでなく，1型糖尿病に対する細胞療法の臨床試験開始につながった[15][16]．

3）生殖細胞

これまで，ES/iPS細胞から，子孫マウスに寄与する精子や卵などの生殖細胞やそれらを派生させる**始原生殖細胞**（primordial germ cell：PGC）を*in vitro*で分化誘導す

※5　**膵β細胞**：膵臓のランゲルハンス島（膵島）に存在する特殊な細胞．血糖値の調節に重要なホルモンであるインスリンを分泌する．糖尿病の発症や進行に密接に関係する．

ることは困難であった．しかし，京都大学の斎藤通紀らは，LIF と，基底状態を保つ前述の化合物の組合わせによるマウス ES 細胞や iPS 細胞の維持培養（3i 培養や 2i 培養，**1**−3) 参照）に，activin A，bFGF を添加することでエピブラスト様細胞を誘導し，次に BMP4，LIF の組合わせ処理により PGC 様の細胞を誘導することに成功した[17]．

　さらに，がん原遺伝子 *c-kit* の突然変異をもつ W/W^v マウスは，生殖細胞がほとんど形成されずに不妊を呈するが，このマウスの精細管に，本分化誘導法にてマウス ES/iPS 細胞から作製された PGC 様細胞を移植したところ，精子形成が起こり，正常卵子と受精させることで子孫マウスを誕生させることに成功した．また，斎藤らは前述のマウス ES/iPS 細胞から作製した PGC 様細胞を胎仔卵巣細胞と共培養してから，卵巣に移植することによって卵子を形成させることに成功した．この卵子も正常精子と受精させることで子孫マウスを誕生させた．さらに近年，ヒト ES/iPS 細胞由来の PGC 様細胞の作製のほか，マウスでは生体への移植を用いずに *in vitro* において精子や卵子を形成することに成功している．

4 両生類受精卵のアニマルキャップ

　アフリカツメガエルやイモリなどの両生類受精卵の動物極側の予定外胚葉領域（**アニマルキャップ**）は，正常では表皮や神経組織へと分化するが，activin A などの誘導因子を加えると，その誘導因子の作用によって筋肉，血球，脊索などの中胚葉組織や，肝臓，膵臓，腸などの内胚葉組織など三胚葉性の組織に分化しうる[18]．よって，両生類のアニマルキャップは，多能性を有するという点で，哺乳類の ES 細胞に類似した未分化細胞塊である．アニマルキャップに，誘導因子を添加することにより，拍動する心臓，血管内皮，両生類の初期の腎臓のネフロン（**図6**）[19]，膵臓，神経組織が形成可能であることが示されている．

　この両生類の未分化細胞塊を用いた *in vitro* での器官再生は，もちろん，臨床応用に直結するものではないが，器官形成に要する時間が短く，解析に適した系である．そして，両生類と哺乳類で共通する，器官形成に関与する遺伝子や発生機構の解析に有用かつシンプルなモデルシステムとして活用されてきた．実際に，アニマルキャップの器官形成で得られた知見が哺乳類の ES 細胞の分化誘導研究にも活用されている．

5 今後の課題

　ES 細胞の基礎研究・臨床応用展開については，大きく 3 つの課題がある（**図7**）．

　まず 1 つ目に，ES 細胞それ自体をより深く知る必要がある．例えば，マウスとラット以外の動物種において，キメラ形成能および生殖細胞系列に寄与するナイーブ型の ES 細胞を樹立するにはどうしたらよいのか．ヒトでもプライム型 ES 細胞からナイー

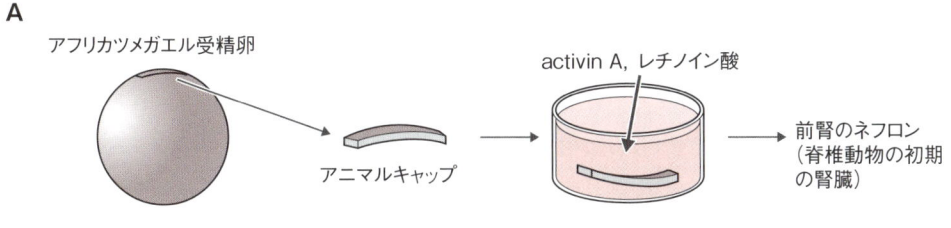

A

アフリカツメガエル受精卵

activin A, レチノイン酸

アニマルキャップ

前腎のネフロン
（脊椎動物の初期
の腎臓）

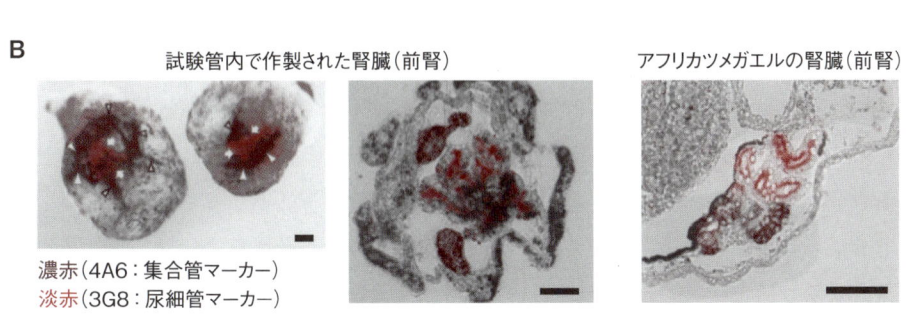

B

試験管内で作製された腎臓（前腎）　　　　アフリカツメガエルの腎臓（前腎）

濃赤（4A6：集合管マーカー）
淡赤（3G8：尿細管マーカー）

試験管内でアニマルキャップから形成された前腎ネフロンとアフリカツメガエル胎仔（オタマジャクシ）の前腎ネフロンを示します．左図は whole mount 染色像，中図と右図は切片染色像です

図6 **アニマルキャップを用いた *in vitro* 内での器官形成**

Bの画像は文献19より転載．

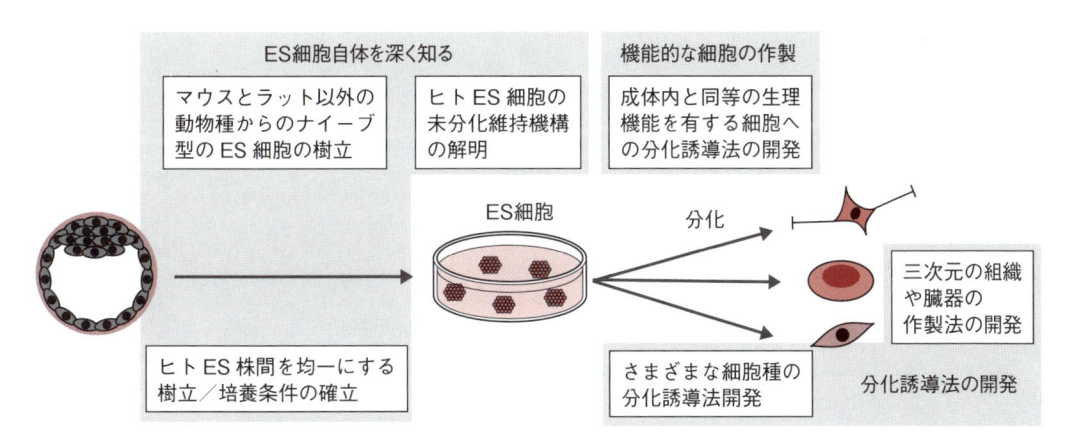

ES細胞自体を深く知る

マウスとラット以外の
動物種からのナイーブ
型の ES 細胞の樹立

ヒト ES 細胞の
未分化維持機構
の解明

機能的な細胞の作製

成体内と同等の生理
機能を有する細胞へ
の分化誘導法の開発

ES細胞

分化

三次元の組織
や臓器の
作製法の開発

ヒト ES 株間を均一にする
樹立／培養条件の確立

さまざまな細胞種の
分化誘導法開発

分化誘導法の開発

図7 **ES 細胞研究の今後の課題**

ブ型ES細胞に変化させることが一部可能になったが，十分には方法が確立されていない．また，ヒトES細胞に関しては，未分化維持機構はどのようになっているのか．さらに，それらの知見に基づいて，マウスES細胞の「基底状態」を維持する培養法のように，ヒトES細胞を細胞株間で均一にするにはどうしたらよいのか．

　2つ目は，より機能的な細胞への分化誘導方法の開発があげられる．ES/iPS細胞か

らさまざまな細胞種への分化誘導法の開発が進捗し，以前は困難であった肺や腎臓の構成細胞，造血幹細胞やT細胞などの免疫細胞，さらに精子や卵などの生殖細胞の分化誘導が一部可能となっている．しかし，ES/iPS細胞から分化誘導される細胞は概して胎生期や新生児期のものに相当し，成体内のものと同等の生理機能を有する成熟した細胞の作製はいまだ困難である．例えば，ES/iPS細胞から分化誘導された肝細胞は，成体内の肝臓が有する非常に多岐にわたる生理機能の一部しか有していないため，一般に「肝細胞様細胞」とよばれている．ES/iPS細胞から成体内のものと同等の機能を有し，移植医療に使用可能な細胞種を分化誘導する方法の開発が望まれる．

3つ目は，三次元の組織や臓器の作製方法の開発である．ES/iPS細胞を用いた精力的な分化誘導研究により，全身の多数の細胞種が作製可能となっている．しかし，臓器機能の再生を図る場合，例えば，組織間の相互作用が必要な場合や，血管網の再構築が必要な場合など，細胞移植ではなく組織や臓器の移植が必要となる場合が存在する．現在の再生医学研究が直面している高い技術的な壁の1つとして，幹細胞から**組織や臓器の作製（三次元化）**が困難であることがあげられるが，これに関しては 第7章 で詳述する．

前述の課題の解決が，再生医療の実現化や適応疾患の拡大に向けて研究を大いに進展させる．iPS細胞の影に隠れがちな印象があるかもしれないが，これまでの知見の蓄積などを考えると，実現化の鍵はまさにES細胞が担っているのである．

文献

1) Evans MJ & Kaufman MH：Nature, 292：154-156, 1981
2) Martin GR：Proc Natl Acad Sci U S A, 78：7634-7638, 1981
3) Thomson JA, et al：Science, 282：1145-1147, 1998
4) Smith AG, et al：Nature, 336：688-690, 1988
5) Niwa H：Development, 134：635-646, 2007
6) Takashima Y, et al：Cell, 158：1254-1269, 2014
7) Osafune K, et al：Nat Biotechnol, 26：313-315, 2008
8) Toyooka Y, et al：Development, 135：909-918, 2008
9) Doetschman TC, et al：J Embryol Exp Morphol, 87：27-45, 1985
10) Nishikawa SI, et al：Development, 125：1747-1757, 1998
11) Chen S, et al：Nat Chem Biol, 5：258-265, 2009
12) Murry CE & Keller G：Cell, 132：661-680, 2008
13) Wichterle H, et al：Cell, 110：385-397, 2002
14) D'Amour KA, et al：Nat Biotechnol, 24：1392-1401, 2006
15) Pagliuca FW, et al：Cell, 159：428-439, 2014
16) Rezania A, et al：Nat Biotechnol, 32：1121-1133, 2014
17) Hayashi K, et al：Cell, 146：519-532, 2011
18) Asashima M, et al：Dev Dyn, 238：1309-1320, 2009
19) Osafune K, et al：Dev Growth Differ, 44：161-167, 2002

Stem Cells

第5章

iPS細胞
——ノーベル賞のその後

iPS 細胞
——ノーベル賞のその後

　2006年，簡便な遺伝子操作にて ES 細胞とほぼ同等の，全身のすべての細胞種への分化能を有する「iPS 細胞」が作製可能となった．iPS 細胞は，「拒絶反応」と「ヒト胚の使用」という，ヒト ES 細胞に関連する 2 つの問題点を克服可能としたため，再生医療を実現化に向けて大いに近づけた．また，体細胞から多能性幹細胞へのリプログラミング（初期化）という生物学的にきわめて興味深い謎を解明するための実験系を供給した．iPS 細胞は，言うまでもなく幹細胞・再生医療の研究分野での最大のブレークスルーの 1 つである．

KEYWORD ◆ iPS 細胞 ◆ リプログラミング ◆ 初期化 ◆ 拒絶反応 ◆ 疾患特異的 iPS 細胞 ◆ 疾患モデル ◆ 細胞療法 ◆ 毒性評価

1 iPS 細胞とは

　Oct3/4，Sox2，Klf4，c-Myc の 4 つの遺伝子を線維芽細胞に導入するだけで作製できる多能性幹細胞である iPS 細胞が，2006 年秋のマウス[1] に続いて，2007 年秋にはヒトにおいても開発された（図1）[2][3]．この発表の当時，私は米ハーバード大学にてヒト ES 細胞の分化誘導研究にとり組んでいたが，この報告はすぐには信じられず，「本当なのだろうか？」と目を疑うほどの驚きを受けたものである．それ以降，2012 年に

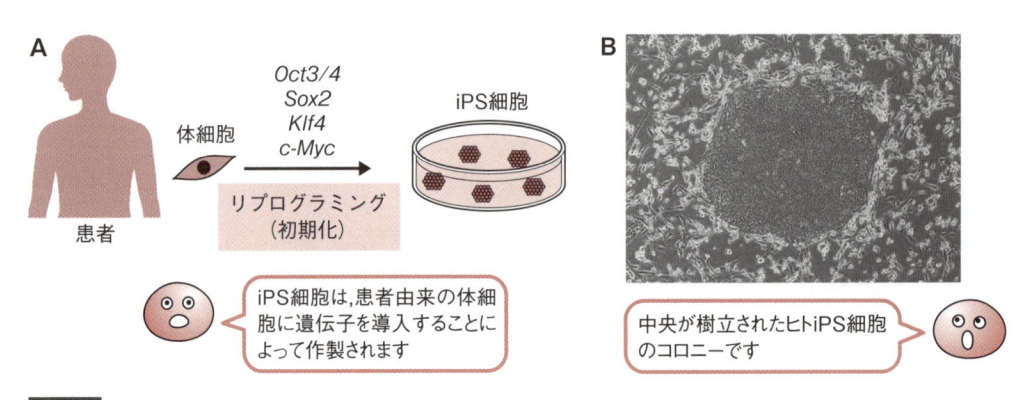

図1　iPS 細胞の概略

は山中らがノーベル生理学・医学賞を受賞し，世界中でiPS細胞に関する激しい研究競争が繰り広げられている．

　そのなかにおいて，最も進展した研究分野は大きく分けて3つあると考える．ひとつはゲノムへの導入遺伝子（transgene）の組込みを必要としない，あるいは，それを残さない新しいiPS細胞樹立方法の開発，もうひとつは難治性疾患の患者体細胞から作製した疾患特異的iPS細胞を用いた疾患モデル作製研究，そして最後に，近年は細胞療法の開発である．疾患モデル作製研究および細胞療法の詳細については **第9章** と **第10章** に譲るとして，本章においては，iPS細胞の誕生から新しい樹立法まで，iPS細胞を用いた研究のこれまでの知見を要約し，さらにそれらに基づく今後のiPS細胞研究の課題と展望についても述べてみたい．

1）リプログラミングという現象

　われわれ生物の個体は受精卵の1つの細胞からはじまり，それが分裂をくり返しながら，さまざまな細胞系譜へと分化することによって形成されていく．そして，全身の臓器を構成する機能的に最終分化した細胞は，もはや多種類の細胞に分化しうる**多分化能（多能性）**を発揮することはない．全身の細胞への多能性を有する受精卵に由来するにもかかわらず，である．これは，どのようなメカニズムによるのだろうか？多能性を本質的に失ったためなのか，生体に内在性に備わる何かのメカニズムによって抑制されているのかは大きな疑問であった．

　ここで簡単に歴史を紐解いてみよう．1958年にイギリスのガードン（John Gurdon）らがクローンガエルを誕生させることに成功した[4]．これは紫外線照射で除核したアフリカツメガエルの未受精卵に，オタマジャクシの腸由来の体細胞核を移植すること（**体細胞核移植**，somatic cell nuclear transfer：SCNT）によって受精卵を作製したものである．これは，最終分化した体細胞の核が未分化状態に戻り，多能性が再獲得されたことを意味する．この現象は**リプログラミング**（再プログラム化）あるいは**初期化**とよばれている（図2）．しかしその他の動物種での報告は続かず，この現象は両生類のみでみられる現象ではないかと思われていた時期もあった．しかし，その約40年後に，ヒツジやマウスでも体細胞由来の核移植によって作製された受精卵からクローン動物が誕生し，哺乳類でもリプログラミングが起こりうることが明らかにされた[5][6]．また，体細胞とES細胞を**細胞融合**（cell fusion）することでも，体細胞核のリプログラミングが生じることがわかった（図2）[7][8]．

　前述の疑問についての答えはおわかりだろうか？これらの結果から，体細胞では多能性を喪失したのではなく，潜在的にその能力を保持しているが何らかのメカニズムで抑制されている，ということが正解であることがわかった．さらにこれらの実験はもう1つ重要な示唆を与えてくれることにも気づいただろう．そう，その多能性を誘導できるリプログラミング誘導因子が，受精卵あるいはES細胞の細胞質に存在する

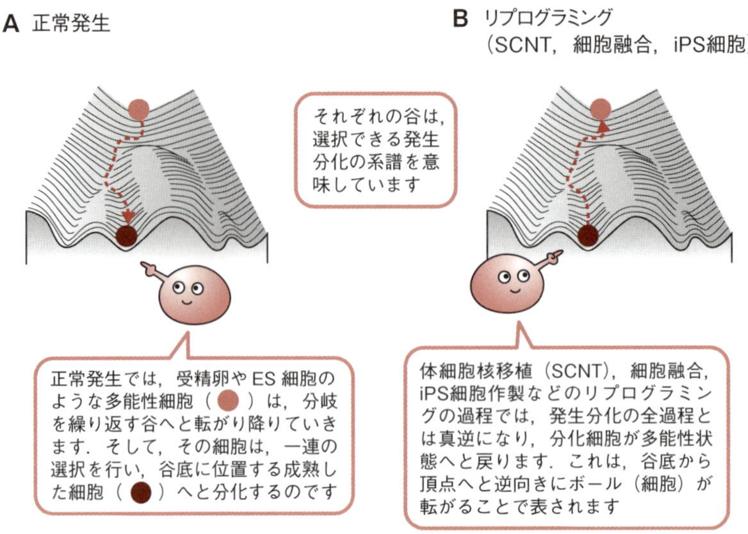

A 正常発生

B リプログラミング
（SCNT，細胞融合，iPS細胞）

それぞれの谷は，選択できる発生分化の系譜を意味しています

正常発生では，受精卵やES細胞のような多能性細胞（●）は，分岐を繰り返す谷へと転がり降りていきます．そして，その細胞は，一連の選択を行い，谷底に位置する成熟した細胞（●）へと分化するのです

体細胞核移植（SCNT），細胞融合，iPS細胞作製などのリプログラミングの過程では，発生分化の全過程とは真逆になり，分化細胞が多能性状態へと戻ります．これは，谷底から頂点へと逆向きにボール（細胞）が転がることで表されます

図2 エピゲノム[※1] 状態を表す地形における正常発生とリプログラミングの概念図

（文献24をもとに作成）

ことが示唆されたのである．

2）iPS細胞の誕生

京都大学の山中伸弥らは，前述の受精卵やES細胞に存在する核のリプログラミング誘導因子を探索し，それらを体細胞に導入することでES細胞のような多能性幹細胞を誘導することができるのではないかと考え，研究を開始した．当時，こうしたアプローチはほぼ不可能であると考えられていたが，山中らはまず，アッセイ系を構築した（**図3**）．マウス線維芽細胞にレトロウイルスベクターを用いたリプログラミング誘導因子の候補遺伝子を導入し，ES細胞の性質を獲得するかどうかを検出するアッセイ系である．山中らは以前よりFbx15の解析を進めてきた実績があった．Fbx15はES細胞で特異的に発現しているが，線維芽細胞では発現していない．この遺伝子座にアミノグリコシド系抗生物質に対する耐性遺伝子（ネオマイシン耐性遺伝子：Neo^R）を組込んだ，遺伝子改変マウス由来の線維芽細胞を使ったのである．候補遺伝子の導入によって線維芽細胞がES細胞の性質を獲得するとNeo^R遺伝子を発現する．その後，G418（アミノグリコシド系抗生物質の一種）による薬剤選択を行えばES細胞の性質を再獲得できた細胞のみが生き残り，導入された遺伝子がリプログラミング誘導因子であることがわかる．

データベース解析により24の候補遺伝子を選出し，1因子ずつ線維芽細胞に導入し

※1 **エピゲノム**：DNAの塩基配列を変えずに遺伝子発現を制御する仕組み．例えばDNAのメチル化やヒストン修飾などがあり，これらが遺伝子のスイッチをオン・オフする役割を果たす．

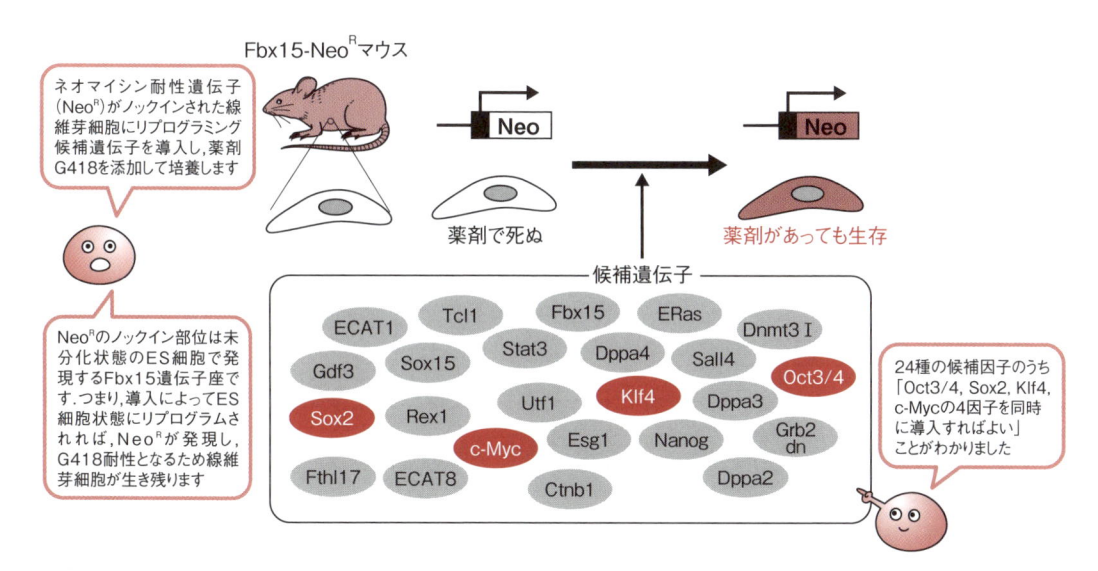

図3 iPS細胞開発に用いられたアッセイ系

たが，リプログラミングを起こすことはできなかった．ところが，<u>24遺伝子のすべて</u>を同時に導入するという大胆な発想の実験を行ったところ，形態的にES細胞に似たコロニーを得ることができた．さらに，リプログラミング誘導因子の絞り込み※2を行ったところ，Oct3/4，Sox2，Klf4，c-Mycの4因子の組合わせ（後に**山中4因子と**よばれる）で十分であることがわかった（**図3**）．この4因子導入によって得られた細胞は形態的にも，増殖特性においてもES細胞に酷似していた．こうして人工的に作製されたES細胞に似た性質をもつ細胞を，山中らは**iPS細胞**（induced pluripotent stem cell：**人工多能性幹細胞**）と名付けた[1]．

しかし，まだいくつかの課題も残っていた．1つはこのFbx15の発現を指標に作製されたiPS細胞（Fbx15-iPS細胞）は，遺伝子発現はES細胞に似ているものの，一部が異なっていたことである．また，マウスES細胞を別のマウスの受精卵に移植すると，移植されたES細胞が生まれてくるホストのマウスのなかのさまざまな臓器の一部となる**キメラマウス**を形成する．しかしこのFbx15-iPS細胞は，受精卵に移植を行ってもキメラマウスをつくることができなかった．これらが解決されない限り真にリプログラミングと言うことはできない．

そこで，ES細胞により近似したiPS細胞を作製するために，山中らは別のアッセイ系の開発に着手した．Fbx15と比較してES細胞でより特異的に発現しているNanogの遺伝子座に，緑色蛍光タンパク質（GFP）とピューロマイシン耐性遺伝子が導入さ

※2　24遺伝子から1つずつ遺伝子を引いた23遺伝子の導入によるiPS細胞樹立のスクリーニングをすることで，リプログラミングに重要な10遺伝子に絞り，その後，同様に10遺伝子から1つずつ遺伝子を引いた9遺伝子によるスクリーニングをすることで，最終的にリプログラミングに必須の4遺伝子を同定した．

れた遺伝子改変マウス由来の線維芽細胞を用いたのである．この系を用いて作製された iPS細胞（Nanog-iPS細胞）は，Fbx15-iPS細胞に比べて遺伝子発現と分化能の点でES細胞により近いことが示された．さらに，Nanog-iPS細胞はキメラマウスを形成することができた．これらに加え，ホストの体内で分化するのが最も難しい臓器である精子や卵などの生殖細胞への分化能〔**生殖細胞系列寄与（germline transmission）**〕も示し，ES細胞とほぼ同等の多分化能を有することが実証された[9]〜[11]．

3）ヒト iPS 細胞の樹立

マウス iPS細胞が樹立された後，細胞移植療法や，創薬，薬剤の毒性評価系開発等の臨床応用に向けて，ヒト iPS細胞の樹立研究が世界中で競争となった．とはいえ，これまでの研究からマウスとヒトのES細胞では，形態，培養条件，多能性の維持に必要な因子も異なるため，マウスと同様の Oct3/4，Sox2，Klf4，c-Myc の山中4因子でヒトでも iPS細胞が樹立できるかどうかは大きな疑問であった．しかし，マウス iPS細胞の樹立の約1年後に，山中らは，レトロウイルスベクターを用いた4因子の導入効率を改善する工夫[※3]を行い，ヒト線維芽細胞からヒト ES細胞と同じ形態，遺伝子発現，多能性を有するコロニーを得ることができた（**図1B**）[2]．

また，山中らと全く同時に，米国のトムソン（James Thomson）らが，異なる4因子の組合わせ（Oct3/4，Sox2，Nanog，Lin28）をヒト線維芽細胞に導入し，ヒト iPS細胞の作製に成功したことも発表された[3]．

2 ｜ ES 細胞や株間の比較

1）ES 細胞との差異

ES細胞と iPS細胞を比較してみよう．見るべきポイントとして，①形態，②遺伝子発現，③分化能がある．これまでの報告によると，ES細胞と iPS細胞は，①形態的に

Column

❾ iPS 細胞の i はなぜ小文字なのか？

iPS細胞の i はなぜ小文字なのか？ これには3つの説がある．

まず，大文字のアイだと小文字のエルと見分けがつきにくく，空港のインフォメーションもよく i となっているように，小文字の方が大文字よりも目立ちやすいという説．2つ目は，電子機器の iPad や iPhone などを参考にしたとの説．最後は，京都大学の篠原隆司らが，精子幹細胞のなかから多能性幹細胞である mGS細胞を樹立した報告（ 第3章 参照）が先にあり，語頭の m が小文字であるために，それを意識して小文字にしたなどの説がある．

※3　ヒトの細胞にはレトロウイルスが入りにくいため，レトロウイルスのレセプターであるマウス Slc7a1 遺伝子をレンチウイルスにてあらかじめ導入したヒト線維芽細胞にレトロウイルスを用いて山中4因子を導入した．

も②遺伝子発現においてもほぼ同等である．③分化能に関しては，マウスES細胞から完全なマウス個体を形成することは可能であったが，同じことがiPS細胞でできるか否かは，iPS細胞技術誕生後しばらくの間不明であった．しかし，ES細胞の分化能を評価する最も厳しい基準である**テトラプロイド凝集胚形成法**（ もっと詳しく ES細胞やiPS細胞の分化能の評価法）にて，マウスiPS細胞が完全な個体を形成する分化能を有することが示された[12]．この結果によって，少なくともマウスにおいては，ES細胞とiPS細胞は③分化能という点に関して，ほぼ同等であることが示された．

しかし，詳細なエピゲノム解析によってヒトES細胞とヒトiPS細胞は相違点が多いことも報告されている[13]．逆に違いがないとする報告もあり，ES細胞とiPS細胞の比較に関しては結論がでていない．

🖝 もっと詳しく

● ES細胞やiPS細胞の分化能の評価法

分化能の評価法には，厳しい順に，❶テトラプロイド凝集胚形成法による個体形成能の評価，❷キメラマウス内における生殖細胞への分化能（生殖細胞系列寄与能）の評価，❸奇形腫（teratoma：テラトーマ）や❹胚様体（EB）形成による三胚葉成分への多分化能の評価などがある．

❶テトラプロイド凝集胚形成法

野生型の2つの胚を電気的に融合させたテトラプロイド（4倍体）細胞とディプロイド（2倍体）であるES/iPS細胞を凝集させ，ES/iPS細胞からクローン（個体）を作製する方法．このキメラ胚では，テトラプロイド細胞は胚体自体には寄与できないが，胎盤などの胚体外組織には寄与できるという性質があり，100％ES/iPS細胞由来の個体が作製できる．ES/iPS細胞の分化能を判定する最も厳しい評価基準といわれている．

❷生殖細胞系列寄与能

マウス受精卵に移植された細胞が，卵子や精子などの生殖細胞系列に分化するかどうか．詳しくは 第4章 - **1**参照．

❸奇形腫

未分化状態のES/iPS細胞を免疫不全マウスの腎被膜下や精巣に移植することによって奇形腫とよばれる腫瘍が形成される．その内部に神経（外胚葉），軟骨（中胚葉），腸上皮（内胚葉）などの三胚葉性組織が確認されると多分化能が証明される．逆に奇形腫をつくることがES/iPS細胞の特徴でもある．

❹胚様体

胚発生の初期段階を模倣した三次元の細胞塊（胚様体）を形成するかどうか．詳しくは 第4章 - **2**参照．

なお，ヒトES/iPS細胞では❶と❷は行うことができないので，❸と❹で評価を行う．

2）iPS 細胞間の差異

　ヒト ES 細胞株間における分化能の定量的な差（ 第4章 - 1 -5）参照）は，iPS 細胞の株間においても，同様に存在するのだろうか．その可能性は高い．特に iPS 細胞に関しては，未分化状態の ES 細胞と同じマーカー遺伝子を発現し，三胚葉への分化能を示すことのみによって定義されており，iPS 細胞を分子的に定義する，より明確で客観的な基準がない．また，レトロウイルスベクターやレンチウイルスベクターを用いて樹立された iPS 細胞のゲノムには，ベクターが複数の染色体にランダムに組込まれており，同一個体由来の iPS 細胞株間でも遺伝的背景が異なる．さらに，iPS 細胞には，前述のようにさまざまな樹立方法や細胞種を用いて作製された細胞株があり，異なる方法により作製された iPS 細胞が，全く均一なものであるか否かは不明である．

　実際，前述のテトラプロイド凝集胚形成法にてマウス iPS 細胞が完全な個体を形成する分化能を有することが示されたが，その生存率や成功率は iPS 細胞株間で異なることが認められている[12]．また，異なる組織由来のマウス iPS 細胞から分化誘導された神経細胞を移植した際に腫瘍形成を合併する率が，由来組織によって異なり，株間で安全性が異なることも示された[14]．

　また，2010年の報告によると，血液細胞由来の iPS 細胞において，血液系譜への分化に関連した遺伝子は脱メチル化状態のまま残っており，血液以外の系譜への分化関連遺伝子は高メチル化状態，すなわち不活化状態にあることが示された．同報告ではさらに，血液由来 iPS 細胞は，他の組織由来の iPS 細胞に比較してより血液細胞に分化しやすいという**エピゲノム状態の記憶**（epigenetic memory）が iPS 細胞には残っており，由来臓器細胞種によって iPS 細胞の分化能が異なり，より由来細胞種に分化しやすいことも発表された[15]．

　実際に，複数のヒト iPS 細胞株間で分化能や安全性に顕著な差があることも報告されている[16]．分化能や安全性といった株間の差異は，細胞療法などの移植医療に使用する細胞を効率よく作製するために，また，移植後の重篤な合併症を防ぐために，たいへん重要な点であり，今後，均一なヒト iPS 細胞株を供給する樹立法あるいは培養法の開発が期待される．

3　iPS 細胞の利点

　iPS 細胞が誕生したことによって，医学的にも生物学的にも学問が進展し，新たな研究の局面を迎えることとなった．

　まず，医学面での iPS 細胞の利点は，拒絶反応のない移植療法の開発が可能となったことである．患者由来の体細胞から，ES 細胞とほぼ同等の性質を有する iPS 細胞が樹立可能となったことは，患者自身の幹細胞からつくった臓器や組織を用いた移植を可能にする．これまでの他人に由来するドナー臓器や組織の移植では，拒絶反応によ

り移植されたドナー臓器が破壊され再び機能不全に陥ることがあり，それを抑えるために感染症などの重篤な副作用を有する**免疫抑制剤**の投与が必要であった．iPS細胞由来の臓器や組織を用いた移植が実用化されれば，それらの拒絶反応にかかわる問題が解決され，移植療法の治療成績が大きく向上することが期待される．

　もう1つの医学的な利点は，難治性疾患の病態解析や治療薬開発が可能となった点である．つまり，難治性疾患の患者体細胞から，疾患を発症する遺伝情報を有するiPS細胞を簡単につくれるようになったことである．その**疾患特異的iPS細胞**（disease-specific iPS cell）を *in vitro* で病気に侵される罹患細胞種に分化誘導することによって，新規の *in vitro* 疾患モデルを作製できる．これについては，第9章 で詳しく述べたい．

　また，生物学的な面では，以下の利点によってリプログラミング研究が進展するこ

Column

❿ メルトン（Douglas A Melton）先生 〜私の米国留学時のボスで恩師

　メルトン先生は，発生，再生，幹細胞の世界では言わずと知れた超有名な先生で，山中先生と同時にノーベル賞を受賞した英国ガードン博士の弟子である．ハーバード大学の幹細胞研究のトップに立たれている．

　メルトン先生はもともと，両生類（アフリカツメガエル）を用いた初期発生の研究をして次々と業績を出す若手の天才科学者であったが，息子と娘がともに1型糖尿病を発症したことからマウスの膵臓発生と膵臓再生に研究を大きく切り替えた．また，私が留学を考えていた当時の米政権はヒトES細胞研究に反対で，国の研究費を使ってヒトES細胞の研究はできない時代であったが，その米政権に立ち向かい，個人的に集めてきた寄付金でヒトES細胞の研究をはじめて全世界に普及させた．

　頭がよいことでも有名で，ユダヤ人と思っている人が多いが，アメリカで生まれ育ったイタリア人と聞いた．日本人研究者の間では，日本になかなか来てくれないことも有名だが，これは偉そうにしてもったいぶっているのではなく，恐妻家（愛妻家）で奥様が家を長くあけることを嫌がるそうで，遠方への出張がなかなかできないためである．たいへん高名な先生でクールなイメージがあるのだが，愛妻家であるし，自宅での毎晩の皿洗いと週末のトイレ掃除は，メルトン先生の役目と，親しみやすい一面もある．

　また，ラボでは，お姿を拝見するのも1週間に1度あるかないかの超多忙な先生だが，ラボにいるときも15分単位で来客があった．ある日の夕方，何日も待ち続けて，やっと時間を割いてもらって研究の打ち合わせができると思ったら，教授室に奥様から電話がかかってきて慌てて帰宅され，ディスカッションができなかったこともあった．用事があるときは，廊下を歩いているところを捕まえて要領よく簡潔に要件を伝えるように，と先輩ポスドクからアドバイスされた．

　また，ジョークも好きな人であった．よくないことではあるが，私が研究室の自分の座席の足元に人からいただいたワインのボトルを数本並べていたことがあった．私が不在の間にメルトン先生がそれらのボトルを私の実験机の引き出しのなかにしまい，座席に帰ってきた私に，「今日からここがお前のワインセラーだ．私は気にしないが，見る人によっては実験室にワインのボトルがあることを問題視することもあるから，ここをワインセラーに使いなさい」と冗談交じりでおっしゃられた．

　また，研究室のメンバーの送別会では，発生生物学者であるからか，必ず「結婚して子どもをもつように」とアドバイスする．私のときもそう言われた．Column⓫ で紹介するが，メルトン先生は，優秀で人柄のよいメンバーを集めて世界をリードする業績を出し続けている．追いつくことは不可能であるが，メルトン先生の姿を見て学んだことが，今自分の研究室を主宰するうえでたいへん参考になっている．

とが期待されている．すなわち，これまでの体細胞核移植や細胞融合の研究結果をもとに，リプログラミング誘導因子は卵細胞やES細胞の細胞質にあることが推定されていたが，詳細は全く不明であった．また，体細胞核移植は，高度な技術が必要であり，その技術と設備の両者を有する一部の研究者にしか研究できなかった．しかし，iPS細胞技術の誕生によって，リプログラミング誘導因子が4つにまで絞れたことで，簡便な遺伝子導入によって再現できるようになった．この結果，<u>リプログラミングという生命現象が，多くの研究者によって解析できる身近な現象になった．</u>

また，もはや言うまでもないが，<u>ES細胞のはらむ「ヒト胚の使用」と言う倫理問題をクリアできるようにした点も，iPS細胞の利点である．</u>

4 効率的で安全な iPS 細胞樹立へのアプローチ

それではこの辺りでiPS細胞の樹立に関する課題と解決へのアプローチを整理しておこう．

1）原料となる細胞種および動物種 （図4）

iPS細胞誕生当初の多くの報告では，iPS細胞は，マウスやヒトの成体あるいは胎児の線維芽細胞から作製されている．iPS細胞の作製の可否に細胞種での違いはあるのだろうか？ iPS細胞はじつは，成体由来の神経幹細胞，皮膚の角化細胞，血液細胞をはじめとするさまざまな体細胞，そして，出生前診断時に採取される羊水中および絨毛の細胞や臍帯血からも樹立が報告されている．よって，リプログラミングは，生体内のほとんどの細胞種で可能であることが予想されている[12]．ただし，樹立効率が細胞種で異なる可能性がある．

また，iPS細胞の作製可否に動物種による違いはあるのだろうか？ 現在の医学研究で使用される疾患に対する動物モデルのほとんどはマウスである．マウスとヒトでは

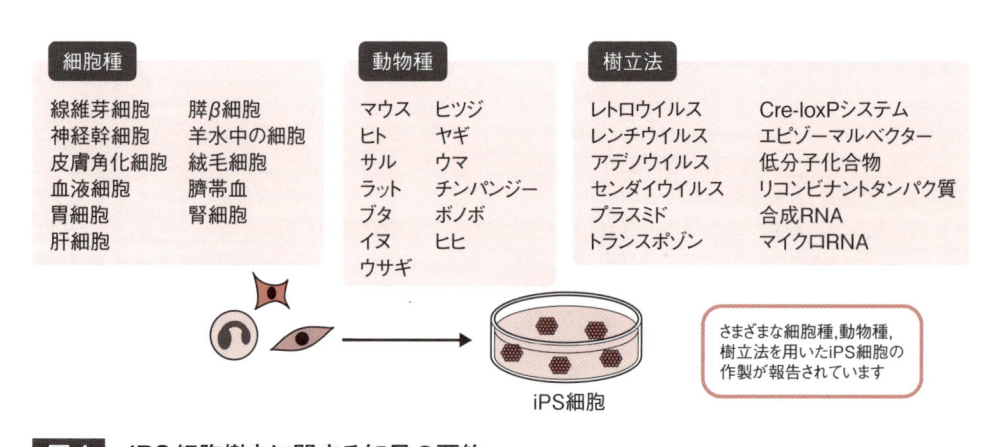

図4 iPS 細胞樹立に関する知見の要約

ゲノムの数，体の大きさ，寿命などが大いに異なるため，マウスの疾患モデルで見出された知見がヒトに応用できないこともある．この問題を克服するために，マウス以外の，より大型で寿命が長くヒトに近い動物種からのiPS細胞の樹立が研究されている．iPS細胞は，培養中に遺伝子改変ができるため，疾患を発症するように遺伝子改変したiPS細胞を，キメラ動物のなかで生殖細胞に分化させて子孫を交配させることにより，新しい疾患モデルを作製することができる．この目的のために，現在までのところ，マウスとヒトのiPS細胞と比べて培養条件の確立が十分ではない可能性もあるが，サル（アカゲサル，カニクイザル，マーモセットなど），ラット，ブタ，イヌ，ウサギ，ヒツジ，ヤギ，ウマ，チンパンジー，ボノボ，ヒヒなどからのiPS細胞樹立が報告されている[12]．

2）安全な iPS 細胞樹立方法の開発 （図4）

iPS細胞樹立の最初の報告では，レトロウイルスベクターを用いた山中4因子の遺伝子導入が行われた．レトロウイルスベクターを用いた遺伝子治療は，1999年のフランスにて，免疫不全症の患者に対して施行されたことがあり，11例中9例が成功したとみられた．ところが，ゲノムへのベクターの挿入によるがん原遺伝子の過剰発現に起因する白血病発症という深刻な合併症が生じ，2件の死亡例も報告された．同様に，iPS細胞から作製された臓器細胞を移植に用いた場合においても，ゲノムに組込まれたベクターの影響により，将来的にその細胞が悪性化する危険性が懸念される．

この問題の解決をめざして，ゲノムへの遺伝子の組込みを必要としない新しいiPS細胞樹立方法が次々と報告されている[12]．これには大きく分けて4つの方向性，すなわち，①危険性のより少ないベクターの利用，②遺伝子組換え法，③タンパク質やRNAの導入，④化合物による誘導などがある．

しかし多くの方法で共通していることは，オリジナルのレトロウイルスベクターと比べて樹立効率が低い点である．また，アデノウイルスベクターやプラスミドベクターを用いても，低い確率ながらもベクターDNAがゲノムに組込まれる可能性があることも課題としてあげられる．そんななか，2011年に京都大学iPS細胞研究所の沖田圭介らによって，染色体に組込まれないエピゾーマルベクターを用いたOCT3/4，SOX2，KLF4，L-MYC，LIN28，p53-shRNA（もっと詳しく ゲノムの守護神p53とiPS細胞）の6つの因子を導入するiPS細胞樹立法が開発された．この方法は，レトロウイルスベクターに匹敵する樹立効率を有する．また近年，センダイウイルスベクターを用いた樹立方法や，mRNA導入による樹立法も活用されている．

● 樹立方法はあらゆる可能性が検討された

レトロウイルスベクター[4]に比べてゲノムへのベクター組込みの危険性の少ない**アデノウイルスベクター**[5]，**プラスミドベクター**[6]，**エピゾーマルベクター**[7]，そして，**センダイウイルスベクター**[8]を用いた山中4因子の遺伝子導入によるiPS細胞の樹立が報告された．その他にも，**piggyBacトランスポゾン**[9]や**Cre-loxPシステム**（詳しくは 第2章 - 2 -5)）などの遺伝子組換え法にて，iPS細胞樹立のためにいったんゲノムに導入された遺伝子を再度切り出す方法も報告された．また，山中4因子の**リコンビナントタンパク質**や**合成RNA**を細胞内に導入することによって，ゲノムを傷つけないでiPS細胞が樹立できることも示された．

さらに，化合物の投与によって遺伝子導入を置き換える研究も行われている．**バルプロ酸**[10]や**BIX-01294**[11]/**BayK8644**[12]という化合物を添加することによって，それぞれ，Oct3/4とSox2，そして，Oct3/4とKlf4の2因子の導入にてiPS細胞を誘導することができる．また，さまざまな組織の発生や分化に関与するシグナルである**TGFβ経路の阻害剤**や**kenpaullone**[13]という化合物がそれぞれSox2とKlf4の代わりとなることが示されている．第8章 で解説するが，化合物の添加のみによる，遺伝子導入を必要としないiPS細胞樹立方法も発表された．以上のように，さまざまな樹立方法が検討・報告されている．

3) 簡便なiPS細胞樹立方法の開発

2011年，慶應義塾大学の福田恵一らによって，1カ月以内で迅速にiPS細胞を樹立できる方法が開発された[17]．これは，1 mLの**末梢血**から完全に最終分化したTリンパ球を分離し，*in vitro*で比較的短時間（1〜2週間）で増殖させた後に，感染効率が高

※4 **レトロウイルスベクター**：RNAウイルス．逆転写酵素を利用して自身の一本鎖RNAを二本鎖DNAに変換し，宿主ゲノムに組込む．

※5 **アデノウイルスベクター**：二本鎖DNAウイルス．宿主細胞核にDNAを運ぶが，宿主ゲノムには組込まれない．

※6 **プラスミドベクター**：細菌由来の環状DNA．宿主ゲノムに組込まれない．遺伝子発現が一過性．

※7 **エピゾーマルベクター**：宿主細胞核内で独立して存在し，自己複製するDNA．宿主ゲノムに組込まれない．長期間にわたって遺伝子を発現できる．

※8 **センダイウイルスベクター**：一本鎖RNAウイルス．RNAは細胞核に入らず細胞質で増加する．すなわち宿主ゲノムには組込まれない．

※9 **piggyBacトランスポゾン**：蛾由来のDNAトランスポゾン．トランスポザーゼによって効率的に目的遺伝子を導入でき，さらに痕跡を最小限にして目的遺伝子を除去することができる．

※10 **バルプロ酸**：ヒストン脱アセチル化酵素（histone deacetylase：HDAC）阻害剤．てんかんの治療薬として日常臨床でも用いられる．

※11 **BIX-01294**：ヒストンメチル化酵素（histone methyltransferase：HMT）阻害剤．特に，ヒストンH3K9のメチル化を担うG9aを阻害する．

※12 **BayK8644**：L型カルシウムチャネルのアゴニスト．カルシウムチャネルを開くことで細胞内カルシウム濃度を増加させる．

※13 **kenpaullone**：GSK-3（グリコーゲン合成酵素キナーゼ-3）およびCDK（サイクリン依存性キナーゼ）の阻害剤．

く迅速に遺伝子導入可能なセンダイウイルスベクターを用いた山中4因子の遺伝子導入を行う方法である．ヒトiPS細胞の誕生当初は，**皮膚生検**にて得られた皮膚組織のなかに含まれる線維芽細胞を数週間かけて増やした後に，レトロウイルスベクターやレンチウイルスベクターによる山中4因子の導入が施されることが多く，iPS細胞の樹立に2, 3カ月の時間を要していた．また，皮膚生検の後に皮膚を縫合し，1, 2週間後に抜糸処置を必要としていた．

ところが，本樹立技術開発により，病院や診療所での日常臨床で血液検査のため行われる採血から1 mLという少量を確保するのみでiPS細胞が作製可能となり，皮膚生検の処置が不要となった．これは，特に難治性疾患の患者からのiPS細胞樹立における患者の負担を軽減させることにつながる．また，樹立にかかる時間が短縮されたことは，将来的に，難治性疾患を発症した患者から患者自身のiPS細胞を樹立し，罹患臓器に分化誘導の後に移植することによって臓器機能を再生させる自家移植を開発する面においても，発症から治療開始までの時間が短縮できるため，より望ましい．

4）iPS細胞の樹立効率の改善 （図5）

体細胞をリプログラムしてiPS細胞を誘導する効率（iPS細胞樹立効率）は，報告によってばらつきがあるが，0.1％程度（1,000個の細胞にリプログラミング誘導因子を遺伝子導入して1クローンのiPS細胞が出現する）と依然として高くはない．これは，リプログラミング誘導因子発現のタイミング，バランス，発現量などが正確に調節されることが必要である可能性，あるいは，稀少なゲノム・エピゲノム状態の変化を起

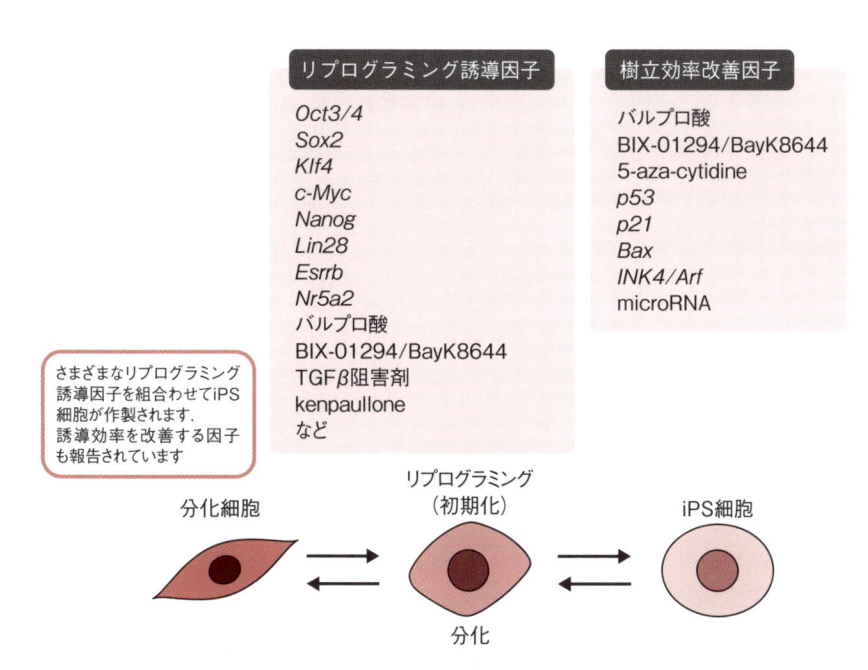

図5 リプログラミング機構に関する知見の要約

こした細胞集団のみが選択される可能性などが考えられるが，機序は不明のままである．前述のバルプロ酸などのHDAC阻害剤，BIX01294/BayK8644，そして，5-aza-cytidine[※14]などの化合物は，初期化を誘導するだけでなくiPS細胞樹立効率を高めることも報告されている[12]．

また，ES細胞の未分化状態に特異的なmicroRNAを用いるとiPS細胞樹立効率が向上することも報告された[18]．これらの知見が，最新のiPS細胞樹立方法に活用されている．

👉 もっと詳しく

● ゲノムの守護神p53とiPS細胞

iPS細胞樹立効率に関して，がん抑制遺伝子であるp53の役割についての報告が続いた[12]．まず，山中4因子にp53のsiRNA（small interfering RNA）を加えてp53を一時的にノックダウンすることでiPS細胞クローンの出現率が100倍に上昇した．しかしその多くは部分的にリプログラムされたものであり，iPS細胞の特徴の1つである *in vivo* での奇形腫形成を示さないことが報告された．

翌年，山中らを含む複数のグループより，iPS細胞樹立におけるp53の役割について，より解明の進んだ報告が同時になされた．山中らによると，p53遺伝子のノックアウトマウス由来の線維芽細胞では，驚くべきことにc-Myc以外の3因子（Oct3/4，Sox2，Klf4）を導入するだけで，10％もの細胞がiPS細胞にリプログラムされ，同マウス由来の最終分化したTリンパ球からiPS細胞を作製することさえ可能であった．

同様の知見が，p53のshRNA（small hairpin RNA）による長期的なノックダウンを用いた別のグループからも報告され，さらに，p53の下流にあるp21やBax遺伝子の発現を低下させることでもiPS細胞樹立効率が上がることが示された．また，別の2グループが，p53の発現を制御するInk4/Arf遺伝子の発現低下がiPS細胞樹立効率を高めることを報告し，さらに，別のグループによって，p53がテロメア長の短い細胞のiPS細胞への初期化を阻害することが示された．

以上より，p53をとり囲む分子ネットワークが初期化を阻害し，このネットワークの破綻がiPS細胞樹立効率を高めることが示唆される．

5 iPS細胞研究動向

ここでは，iPS細胞研究のなかでも特に進展のある，あるいは進展の望まれる研究トピックを紹介する．

※14 **5-aza-cytidine**：DNAメチル化阻害剤．DNAの脱メチル化を促進する．

1）特定細胞種への分化誘導法の開発 （図6）

3 でも述べたとおり，iPS 細胞は患者本人の細胞から樹立可能であるため，それから作製した臓器や組織を移植しても，拒絶反応が起こらない．その利点のため，**パーキンソン病や心不全，糖尿病**をはじめとする難治性疾患における**細胞療法**（cell therapy）が実現化に向けて，ますますさかんに研究されている．

1981年のマウス ES 細胞の樹立以降，ES 細胞からさまざまな特定細胞種への分化誘導の研究が積み重ねられた．それらの知見をもとに，iPS 細胞からも同様の細胞種への分化誘導研究が行われている．これまでのところ，ES 細胞で開発された分化誘導方法は，基本的に iPS 細胞にも適用可能であることがほとんどである．iPS 細胞から，ドパミン神経や運動ニューロン，グリア細胞，網膜細胞などの神経系および皮膚を加えた外胚葉性器官，心血管系細胞（血管内皮，血管平滑筋，心筋），血液細胞，免疫細胞，骨格筋，脂肪，骨・軟骨，腎組織などの中胚葉性器官，膵 β 細胞，肝細胞様細胞，腸組織，肺組織などの内胚葉性器官への分化誘導がすでに報告されている．ただし，これらの多くの細胞種において，移植療法に使用可能な，生体内と同等の生理機能を有する細胞を作製することは，現状では困難である．今後の研究の進展が期待される．

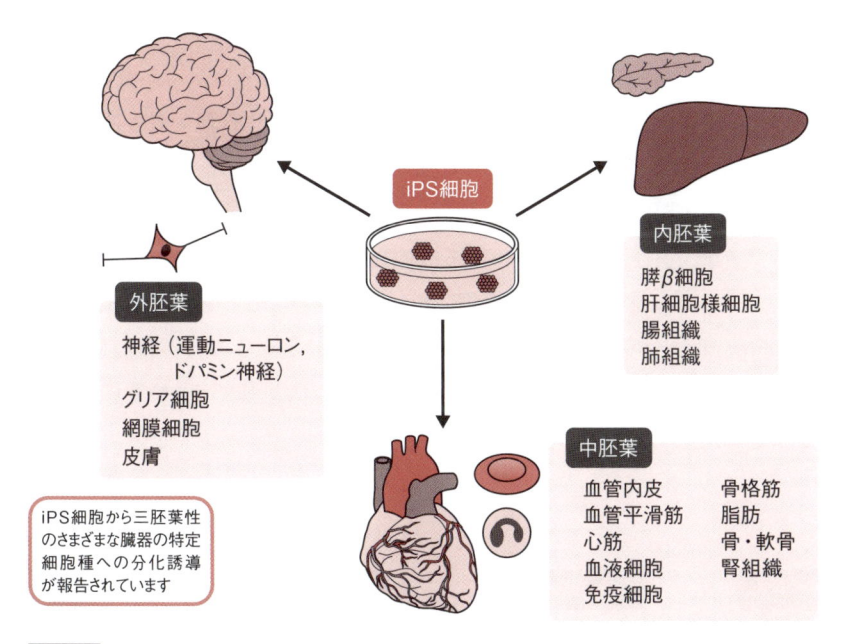

図6 iPS 細胞から分化誘導が可能な細胞種

2）疾患モデル作製，治療薬探索，薬剤毒性評価 （図7）

　　iPS細胞の臨床応用をめざした用途として，細胞療法に加えて，まずは**疾患モデル作製**（disease modeling）研究があげられる[19]．すなわち，疾患発症にかかわる遺伝情報を有する疾患特異的iPS細胞を *in vitro* で罹患臓器に分化させ，病態を模倣することにより，病態の詳しい解析や病態形成を阻害する**治療薬探索**（drug discovery）を行うのである．また，薬剤の毒性を人体に投与することなく，iPS細胞から作製された特定細胞種を用いて *in vitro* で評価する研究（**薬剤毒性評価**，toxicology）などの進展も期待されている[20]．疾患モデル作製，治療薬探索の詳細に関しては 第8章 第9章 ，薬剤毒性評価に関しては 第10章 をそれぞれ参照していただきたい．

3）リプログラミング機構の解明 （図5）

　　4 でも少し触れたが，分化細胞が未分化状態にリプログラムされるメカニズムは，iPS細胞研究における生物学的な面で最も興味深い謎の1つであり，その機構はほぼ未解明のままである．わかっている範囲で整理してみよう．

　　リプログラミング誘導因子に関しては，オリジナルである山中4因子の組合わせ（Oct3/4，Sox2，Klf4，c-Myc）が最も広範に使用されており，それより効率が落ちるが，c-Mycを除いた3因子でも樹立可能である．また，前述の米ウィスコンシン大学のトムソンらの組合わせ（Oct3/4，Sox2，Nanog，Lin28）を用いてもiPS細胞が樹立されている．一方，それらの因子を他の遺伝子や化合物で置き換えた報告も多く存在する[12]．例えば，核内オーファン受容体であるEsrrb遺伝子が，Oct3/4とSox2との組合わせでiPS細胞を樹立することが示されている．さらに，前述の化合物であるバルプロ酸やBIX-01294/BayK8644の2剤が，それぞれ，Oct3/4とSox2，そして，Oct3/4とKlf4の組合わせでiPS細胞を誘導できること，さらに，TGF β 経路の阻害剤やkenpaulloneがそれぞれSox2とKlf4の代わりとなることが報告されている．また，Sox2を内因性に高発現する神経幹細胞が，Oct3/4単独でiPS細胞に初期化されることが示された．

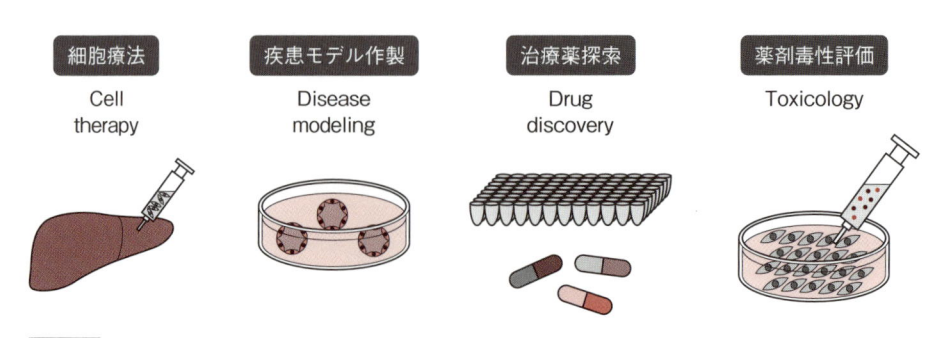

| 細胞療法 | 疾患モデル作製 | 治療薬探索 | 薬剤毒性評価 |
| Cell therapy | Disease modeling | Drug discovery | Toxicology |

図7　iPS細胞技術を用いて臨床応用をめざした研究領域

これらを総合してみると，ほとんどの報告においてリプログラミング誘導因子として Oct3/4 が用いられているため，山中4因子のなかでは Oct3/4 が中心的な分子であると考えられる．しかし，唯一の例外として，核内オーファン受容体である Nr5a2 を用いると Oct3/4 ですら置き換えることができるという報告もなされた．

近年，単一細胞レベルでの **RNA-seq**[※15]や **ATAC-seq**[※16]により，体細胞から iPS 細胞へと変化する過程の軌跡をたどる試みが行われている[21]．これにより，どのような条件がそろえば体細胞が iPS 細胞になることができるかが理解されることが期待され，応用技術への還元も期待される．今後，この研究領域のますますの進展が望まれる．

Column

⓫ メルトン研究室

　私が在籍していたときは，ラボのメンバーは総勢20人くらいで，10人ちょっとのポスドクと3,4人の大学院生，残りがラボマネージャーやテクニカルスタッフであった．世界の超一流ラボなので，みな優秀な人ばかりであった．私ともう1人くらいを除いて，ポスドクは皆大学院生時代に *Nature*，*Cell*，*Science* の3大誌に少なくとも1本は論文を発表している人ばかりであった（私の場合は，メルトン先生と浅島先生の付き合いが古く，その浅島先生からお願いしていただいたので，幸運にも研究室に入ることができた）．優秀なボスは人柄を見抜く能力もあるのか，メンバーは皆優秀であるのみならず人柄の悪い人は1人もいなかった．

　メルトン研究室の方針は，超多忙のメルトン先生から細かく指示されるのではなく，メンバー間で話して助け合って自主的に研究を行うことであった．留学前年（2004年）の11月にインタビュー（面接）に行った際も，メルトン先生と少しだけお話をしたあと，ラボのメンバー全員と30分ずつ，互いの自己紹介と，どのようなテーマを研究しているのか話し合うように言われた．そして，話し合ってみて，メンバーと上手くやっていけるかどうかを判断して，ラボに加入するかどうかの最終の返事をするようにと言われた．また，2005年4月にラボに加わった際にも，メルトン先生から研究テーマについては，「ES細胞から内胚葉をつくって欲しい．ただし他のメンバーのテーマと少しだけ重なるように，しかし，完全には重ならないように研究計画を立てるように」の一言だけで，後は1, 2カ月かけてラボのメンバー全員と昼食時などに話し合って，研究計画を立てた．メンバーは皆，自分のもっている技術やアイデア，そして，メルトン先生がこういうことを望まれているのではないかという考えを惜しみなく教えてくれた．

　私が入って以降も，新規に加入するメンバーは，インタビューのときも，ラボに入ってテーマを決めるときも，常にメンバー全員と話し合って決めるという方針は変わらなかった．優秀で，ディスカッションをすればたいへん役に立つ示唆を与えてくれるメンバーばかりで，たいへん勉強になったし，メルトン研究室で同期だったメンバーのほとんどが現在世界中で独立ラボをもっており，今でも交流がある．かけがえのない財産である．

※15 **RNA-seq**：次世代シークエンサー（NGS）を用いて細胞内の RNA を網羅的に解析する手法．転写された遺伝子の量や種類を高精度に定量・同定することができる．

※16 **ATAC-seq**：次世代シークエンサーを用いて，クロマチン構造とそのアクセス可能性を解析する手法．改変された Tn5 トランスポゼースを用いてオープンクロマチン領域の DNA を断片化し，断片化された DNA をシークエンスすることで，オープンクロマチン領域を特定することができる．

● Oct3/4について

Oct3/4はPOUファミリーに属する転写因子〔別名Pou5f1（POU domain, class5, transcription factor 1)〕である．ES細胞の未分化能維持や胚盤胞における内部細胞塊の多能性維持に必須の働きをしており，その発現量が通常の1.5倍以上，あるいは，0.5倍以下に変化するとES細胞が分化することが理化学研究所（発表当時）の丹羽仁史らによって示された[22]．

6 今後の課題

　iPS細胞研究の課題は何であろうか．もちろん多くの点でまだまだ研究の進展が望まれているが，特にiPS細胞ならではの課題は2つある（図8）．1つはリプログラミング機構の解明と，それによるiPS細胞の樹立効率の低さの克服であり，もう1つは分化誘導の際に目的の細胞株を選択できるシステムの構築である．

　細胞株間の分化能や安全性の差異については，その正確な評価を可能とする分化プロトコールの開発を行い，目的に応じた細胞株を選択して使用できるシステムの構築が必要である．あるいは，逆のアプローチとして，マウスES細胞に関しては，MEKおよびGSK3の2つの酵素の阻害剤を併用する培養法（2i培養；第4章 -1 参照）で，異なるマウスの系統に由来するES細胞株が均一になることが示されている[23]．同様の培養法が特にヒトES/iPS細胞に対しても開発され，細胞株間の差異を最小限とし，株

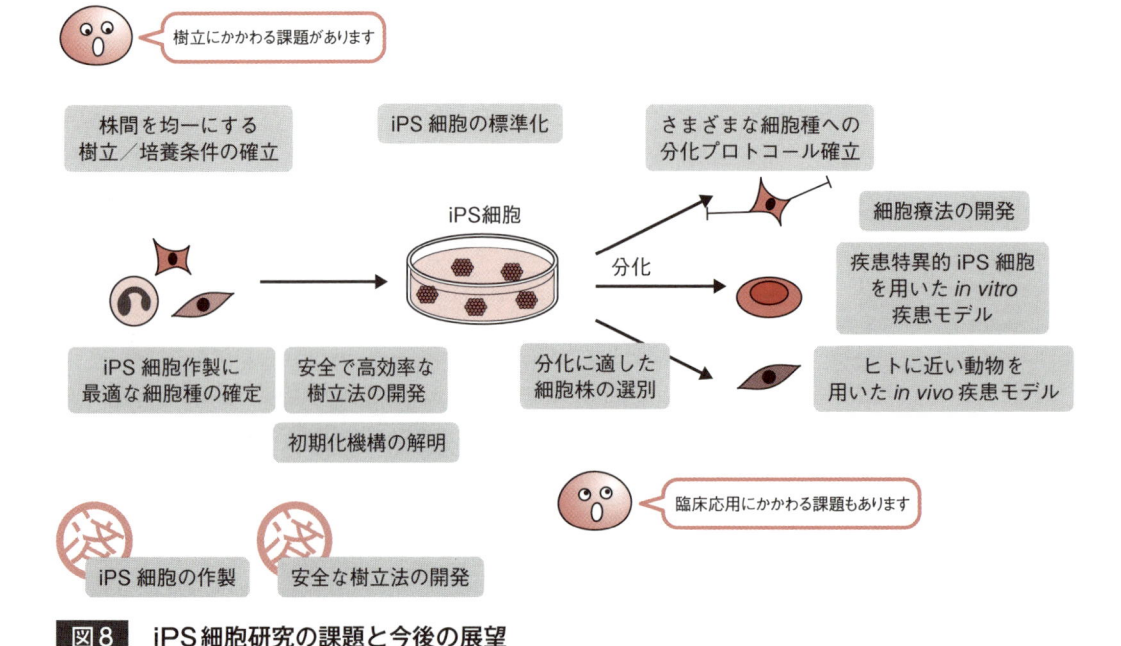

図8 iPS細胞研究の課題と今後の展望

間をより均一にする技術の開発が望まれる．また，細胞療法などの臨床応用に向けて，iPS細胞株の安全性の定義も必要となっている．

　また，さまざまな臓器の特定細胞種への分化誘導法・移植方法の開発，疾患特異的iPS細胞を用いた新規のin vitro疾患モデル作製，そして，よりヒトに近い中大型動物のiPS細胞樹立とそれを用いた中大型動物の疾患モデル作製が難治性疾患の治療法開発に多大なる貢献をすることが期待される．

文献

1) Takahashi K & Yamanaka S：Cell, 126：663-676, 2006
2) Takahashi K, et al：Cell, 131：861-872, 2007
3) Yu J, et al：Science, 318：1917-1920, 2007
4) Gurdon JB, et al：Nature, 182：64-65, 1958
5) Wilmut I, et al：Nature, 385：810-813, 1997
6) Wakayama T, et al：Nature, 394：369-374, 1998
7) Tada M, et al：Curr Biol, 11：1553-1558, 2001
8) Cowan CA, et al：Science, 309：1369-1373, 2005
9) Okita K, et al：Nature, 448：313-317, 2007
10) Wernig M, et al：Nature, 448：318-324, 2007
11) Maherali N, et al：Cell Stem Cell, 1：55-70, 2007
12) Lau F, et al：F1000 Biol Rep, 1：84, 2009
13) Lister R, et al：Nature, 471：68-73, 2011
14) Miura K, et al：Nat Biotechnol, 27：743-745, 2009
15) Kim K, et al：Nature, 467：285-290, 2010
16) Kajiwara M, et al：Proc Natl Acad Sci U S A, 109：12538-12543, 2012
17) Seki T, et al：Cell Stem Cell, 7：11-14, 2010
18) Judson RL, et al：Nat Biotechnol, 27：459-461, 2009
19) Saha K & Jaenisch R：Cell Stem Cell, 5：584-595, 2009
20) Kiskinis E & Eggan K：J Clin Invest, 120：51-59, 2010
21) Xing QR, et al：Sci Adv, 6：eaba1190, 2020
22) Niwa H, et al：Nat Genet, 24：372-376, 2000
23) Ying QL, et al：Nature, 453：519-523, 2008
24) "The Strategy of the Genes"（Waddington CH）, Geo Allen & Unwin, London, 1957

第5章

iPS細胞

Stem Cells

第6章

ダイレクトリプログラミング
——幹細胞を用いない再生医療

Stem

ダイレクトリプログラミング
——幹細胞を用いない再生医療

患者自身の皮膚や血液などの最終分化した体細胞からiPS細胞が作製可能となり，多能性幹細胞から分化誘導した細胞や組織の移植における拒絶反応の危険性が回避された．しかし，第4章，第5章でも述べたとおり，ES細胞やiPS細胞から体内のものと同じくらい機能的に成熟した細胞種をつくることは多くの臓器において依然として難しい．また，iPS細胞を用いた再生の場合，「体細胞からiPS細胞を作る」，そして「再び体細胞へ戻す」という2つのステップを必要とするため，手間と時間がかかる．この問題を解決可能とする方法として，ダイレクトリプログラミングという手法が注目され，さまざまな臓器で成功例が報告されてきた．本章ではこのダイレクトリプログラミングが発見された背景と基本について解説し，6つの成功例をみた後で，改めて利点と課題を整理する．今後の再生医療の研究分野において，大きな領域として発展する可能性を秘めているため，ぜひ理解をしていただきたい．

KEYWORD ◆ダイレクトリプログラミング ◆ *in vivo* リプログラミング ◆分化転換
◆膵 β 細胞 ◆神経細胞 ◆心筋細胞 ◆血液細胞 ◆軟骨細胞 ◆肝細胞

1 ダイレクトリプログラミングとは

1）分化の例外の報告

未分化状態（受精卵）の細胞から体細胞へと分化する過程は，一般的に不可逆で，自然には元に戻らないと考えられている．つまり最終分化した成体の器官や組織を構成する体細胞から受精卵がつくられることはない．第5章で説明したiPS細胞，あるいは体細胞核移植，細胞融合によるリプログラミングは，実験上のことであり，その例外である．ところが自然界でも，まれではあるが，ある最終分化した細胞種から別の細胞種に変化する現象がみられることが知られていた．例えば，イモリの眼の色素上皮細胞がレンズに変わる現象や，トカゲのしっぽの再生である．この現象は，cellular reprogrammingとよばれ，さらに，transdifferentiation, dedifferentiation, transde-termination などの用語を用いて分類されてきた[1].

> **⊕ もっと詳しく**
>
> ### ● cellular reprogramming の分類
>
> cellular reprogramming（あるいは lineage reprogramming ともよばれる）の分類のそれぞれについてもう少し具体的に述べよう．transdifferentiation とは**分化転換**，すなわち，すでに分化した細胞が別の分化細胞種に変わる現象を指す．dedifferentiation とは**脱分化**，すなわち分化した状態から前の段階の未分化な状態（前駆細胞）に戻る現象を指す．transdetermination とは**決定転換**，すなわち未分化な細胞が生体内位置によって異なる器官に分化する現象を指す．
>
> 例えば，ショウジョウバエの幼虫に存在する成虫原基（imaginal disc）という器官は，成虫の翅，脚，触角などになるが，これは transdetermination に分類される．

2）ダイレクトリプログラミングとは

第5章 の図2でも用いた概念図（**図1**）において[2]，谷底にある最終分化した体細胞から頂上に位置する ES 細胞や iPS 細胞などの未分化状態に戻ることを**リプログラミング**とよんだ．一方，頂上に向けて後戻りしないで，直接，ある谷底から別の谷底に移ることを，**ダイレクトリプログラミング**（または**ダイレクトコンバージョン**）とよぶ．前述の3つの用語では，transdifferentiation と分類されていた現象が最も近いと考えられる．

これらの現象は，単一の遺伝子導入，あるいは，その作用を増強させるもう1つの遺伝子導入などによって，限られた数の実例が過去に報告されていた（後述）．しか

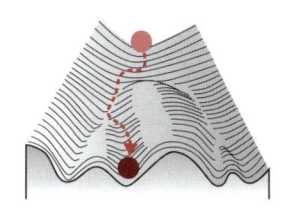

A 正常発生

受精卵や ES 細胞のような多能性細胞（●）は，分岐を繰り返す谷へと選択を行いながら転がり降り，谷底に位置する成熟した細胞（●）へと分化します

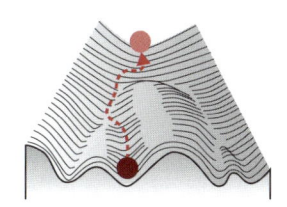

B リプログラミング

体細胞核移植（SCNT），細胞融合，iPS 細胞作製などのリプログラミングの過程においては，発生分化の全過程とは真逆になり，分化細胞が多能性状態へと戻ります

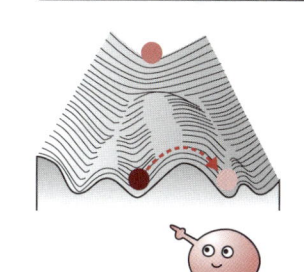

C ダイレクトリプログラミング

ダイレクトリプログラミングは，ある谷底に位置する最終分化細胞（●）から別の谷底の分化細胞（●）に直接移行することです

図1　**エピゲノム状態を表す地形におけるダイレクトリプログラミングを示す概念図**
第5章 の図2も参照．

し，単一の遺伝子導入では不可能とされていた体細胞種からの転換が，複数の遺伝子導入によって可能となることがわかってきた．例えば，山中伸弥らは複数の遺伝子を同時に導入することで線維芽細胞からiPS細胞を樹立した．これはダイレクトリプログラミング研究進展の重大なきっかけとなった．同様の方法により，現在までのところ，他の体細胞種から膵 β 細胞，神経細胞（ドパミン神経，脊髄運動神経，オリゴデンドロサイト前駆細胞，神経幹細胞など），心筋細胞，血液細胞，軟骨細胞，肝細胞，脂肪細胞，血管内皮細胞，セルトリ細胞などの作製が報告されている．

2 過去のダイレクトリプログラミングの報告

　膵臓が肝臓になったという奇妙な例がある．ラットを特殊な摂餌条件下，すなわち，銅欠乏食と銅のキレート剤である trien（トリエチレンテトラミン四塩酸塩）を投与した後に通常の餌に戻すという条件で飼育する．するとそのラットでは，*in vivo* で膵臓の外分泌細胞が失われて，膵管や間質の細胞がアルブミンなどのマーカー遺伝子を発現する肝細胞になることが1989年に報告された（**図2A**）[3]．また有名な報告として，骨格筋分化とMyoDの関係があるだろう．同じく1989年，骨格筋分化のマスター制御遺伝子である，塩基性ヘリックス・ループ・ヘリックス型転写因子 **MyoD**（**Myod1**）を皮膚線維芽細胞，軟骨芽細胞，平滑筋細胞，網膜色素上皮細胞へ遺伝子導入するだけで，骨格筋細胞に変化することが示された（**図2B**）[4]．他にも，造血系のリンパ球系前駆細胞やT前駆細胞にサイトカイン受容体を発現させることによって，顆粒球や単球などの骨髄球系に変化することが示されていた[5]．

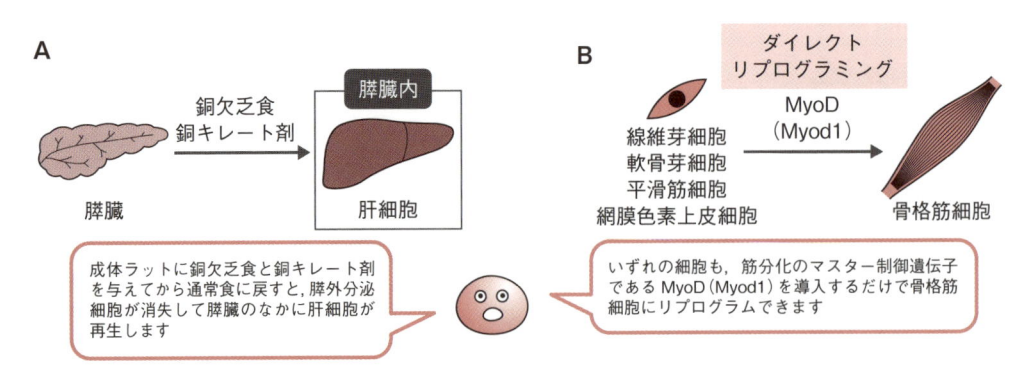

図2 過去のダイレクトリプログラミングの報告

● 造血系のダイレクトリプログラミングは少しずつ見つかっていた

リンパ球系前駆細胞やT前駆細胞にサイトカイン受容体を発現させることによって，顆粒球や単球などの骨髄球系に変化する（**図3**）[5]．リンパ球系前駆細胞とは，T細胞，B細胞，NK（natural killer）細胞といったリンパ球のみに分化するもののことで，発現させたサイトカイン受容体とは，IL-2受容体やGM-CSF（granulocyte-macrophage colony-stimulating factor）受容体である．また，IL-2受容体の異なる細胞内ドメインを介するシグナルによって顆粒球と単球への分化が区別されること，IL-2受容体の強制発現によってGM-CSF，M-CSF受容体の発現が誘導され，これらを介して骨髄球系に分化することも示された[5]．

さらに，B細胞に強制発現すると炎症型マクロファージに変化させる転写因子も報告された．具体的には，B前駆細胞や成熟B細胞に，レトロウイルスベクターを用いて骨髄単球系の分化に必須であるロイシンジッパー型転写因子C/EBPα（CCAAT/enhancer-binding protein-α）またはC/EBPβを強制発現することによって，形態や遺伝子発現プロフィールが類似し，貪食能も有するMac-1，F4/80，Gr-1，L-selectin陽性の炎症型マクロファージに変化した（**図3**）[6]．この現象はETSファミリーの転写因子であるPU.1との共発現により相乗効果が認められた．

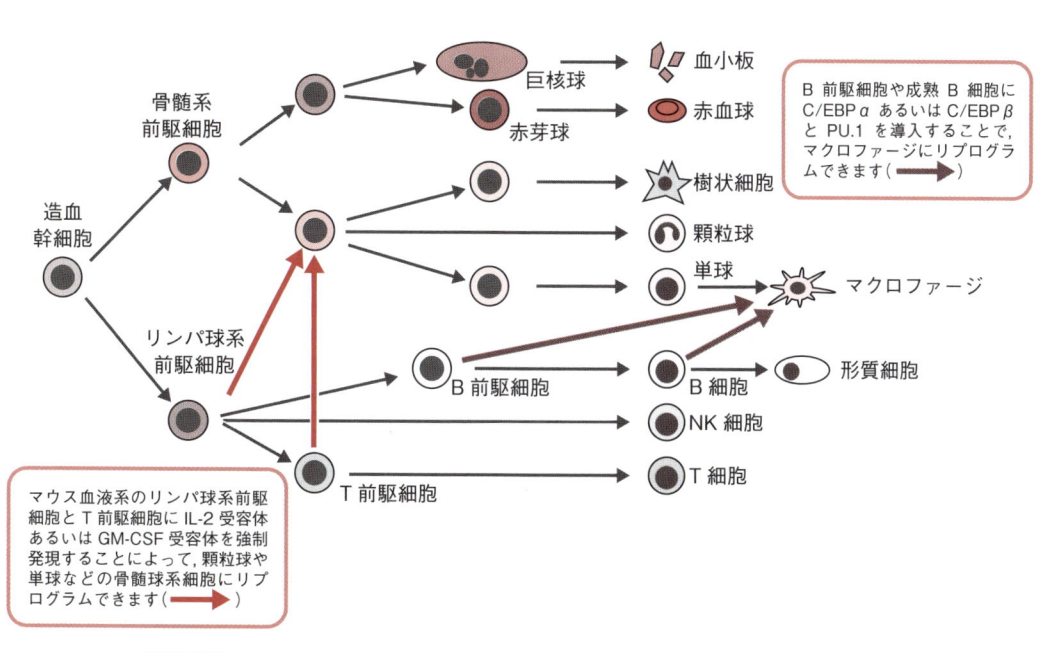

図3 造血幹細胞系譜と過去のダイレクトリプログラミングの報告

こうしたtransdifferentiationはどのように理解できるのだろうか．C/EBP*α*または C/EBP *β* が，B細胞系譜への運命決定に関与する転写因子であるPax5とその標的分子であるCD19の発現を抑制することと，PU.1と相乗的にMac-1や他の骨髄球系のマーカー発現を上昇させることにより，このtransdifferentiationを引き起こすと考えられている[6].

3 膵臓の*in vivo*リプログラミング

1）メルトンらの偉業

2008年，ダイレクトリプログラミングについて画期的な発見がもたらされた．米ハーバード大学（発表当時）のメルトン（Douglas Melton）らは，膵臓発生に関与する約1,100種類の転写因子の解析から開始して，成熟膵 *β* 細胞，または，その分化過程における前の段階である内分泌前駆細胞に発現する20種程度の転写因子を絞り込んだ．さらに，その遺伝子の変異により膵 *β* 細胞の発生に影響を及ぼす9種の遺伝子を選択した．成体マウス膵臓の外分泌細胞に効率よく遺伝子導入を行えるアデノウイルスベクターを用いて，その9種の転写因子を *in vivo* で同時に導入したところ，感染した外分泌細胞の一部が約1カ月後にインスリン産生細胞，すなわち膵 *β* 細胞に変化することを見出した（**図4**）[7].

9種の転写因子から不必要な因子を1つずつとり除く検討を行ったところ，Ngn3（Neurog3），Pdx1，Mafaの3つがこの分化転換に必須であることが判明した．これらの3因子は，どの1つやどの2つの組合わせを用いても膵 *β* 細胞を誘導できず，3つの組合わせが必須であった．この膵 *β* 細胞は膵島組織を形成せず単一細胞のままであるが，3カ月後も存在し続けており，電子顕微鏡レベルの微細構造を含めて形態学的にも膵 *β* 細胞と同等で，周囲に血管内皮細胞を誘導した．

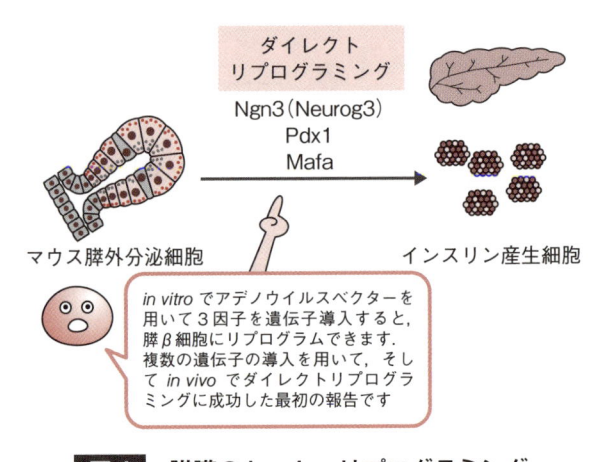

図4 膵臓の*in vivo*リプログラミング

2）本研究のインパクト

　また，糖尿病モデルマウスにて同じ3因子導入による外分泌細胞から膵β細胞への転換を行ったところ，血糖値の改善が認められた．これは転換によって生じた膵β細胞の機能が生理的にも問題がなかったことを示す．すなわち，ダイレクトリプログラミングにより**糖尿病**を治療するという新しい糖尿病治療のモデルが示されたのである[7]．

　じつは私は，この仕事が行われているときにちょうどメルトン研に在籍していた．この仕事は，iPS細胞の論文からヒントを得て行われたのではなく，優秀なポスドクが，その5年くらい前に候補遺伝子の選択から開始した足かけ5年の大きな仕事である．ラボのミーティングではじめてそのデータが発表されたとき，メンバーの皆がたいへん興奮したことを今でも覚えている．

　この報告は，山中らのiPS細胞樹立におけるOct3/4，Sox2，Klf4，c-Mycの4因子導入と同様に，単一あるいは2個の遺伝子導入では生じない現象が，3個以上の複数の遺伝子を同時に導入することで生じることを示した成功例である．もちろん，膵臓構成細胞種間での発生学的に比較的系統が近い細胞間での転換ではあったが，この報告

Column

⑫ 学問や研究は決して浅くて狭いものではない

　私は2005年4月にメルトン研に留学に行ったのであるが，その前年にメルトン研では17のヒトES細胞株が樹立され，ちょうどヒトES細胞から膵β細胞への分化誘導研究がはじまるときだった．私に加えて米国人2人とドイツ人1人の計4人のポスドクが研究室に新人として同時に加入した．そして，メルトン先生から4人にES細胞から内胚葉をつくって欲しいと，同時に同じ研究テーマが与えられた．

　私は，それまで大学院生時代もポスドク時代も同じ研究室内で同じテーマでコンピート（競争）した経験がなかったので，驚いたし，正直嫌だった．私は，特に他の3人よりも英語が苦手で，ボスとコミュニケーションをとることが難しいなどの理由から不利になるのではないかと心配した．しかし，いざ蓋を開けると，最初のうちは，やはり若干のオーバーラップがあったが，そのうち興味をもつ方面，めざす方面が4人ともわかれていったのである．

　1人目（私）は成長因子を使ってヒトES細胞から内胚葉をつくること，2人目はマウスのES細胞から内胚葉をつくってマウスの胎仔に移植することに注目し，3人目は低分子化合物のスクリーニングを行い，化合物を用いて内胚葉をつくり，最後の1人は，cDNA，siRNAライブラリのスクリーニングを用いて遺伝子導入で内胚葉をつくることを行った．さらに途中から，内胚葉への分化誘導研究を行う5人目のポスドクが加わった．今振り返ってみれば，その後5人ともちゃんと論文をまとめて，次のポジションを手に入れているのである．

　この経験から，私は学問や研究は，1人の人がやればすべて終わってしまうほど，浅くて狭いものではないことを実感したのである．「ES細胞から内胚葉をつくる」という一見狭そうな研究領域でもいろいろな側面があり，奥が深いのである．メルトン研に入るまでの私は，同じラボ内でコンピートするような同じようなテーマで研究を行うことはきわめて嫌がっていたが，メルトン研での経験から，「私がやっているから同じことはやるな」「あの人がやっているから私はやらない」などのような狭い考え方はしないようになった．まさに，メルトン先生の研究方針の通り，「少しだけ重なるように，でも完全には重ならないように」研究することがその研究領域の進展につながるのである．1人でやっていてもなかなか進まなくて，少しくらいのコンピティションがあるくらいの方が研究が進むこともあるのである．

に続いて系統の遠い細胞種間のダイレクトリプログラミングが次々と報告されるようになった.

それではここからダイレクトリプログラミングの他の成功例をみていこう.前述の膵臓に加え,神経・心臓・血液・肝臓・軟骨などの組織で成果があがっている.興味のあるところを拾い読みしていただいてもよい.

4 膵臓以外の5つの成功例

1）神経細胞

2010年,米スタンフォード大学の研究グループが,*in vitro*でマウスの胎仔と成体の線維芽細胞を神経細胞にダイレクトリプログラミングできることを報告した(**図5A**)[8].同グループは,神経組織に特異的に発現し,神経発生に重要な役割を果たす19種の転写因子をまず選択した.レンチウイルスベクターを用いて19種すべての転写因子をマウスの胎仔線維芽細胞(MEF)に遺伝子導入したところ,典型的な神経細胞の形態を呈し,神経細胞のマーカー遺伝子を発現する細胞が得られることを見出した.彼らは,iPS細胞の命名にならって,この細胞のことを **iN細胞**(**induced neuronal cell**)と命名した.19種の転写因子から必須のものを絞っていくと,Ascl1(Mash1),Brn2(Pou3f2),Myt1lの3因子の組合わせで神経細胞の誘導効率が約20%と最も高く,かつ成熟した形態の神経細胞を形成させた.

さらに,同じ研究グループによってiN細胞法がヒトでも可能であることが確かめられた(**図5B**)[9].

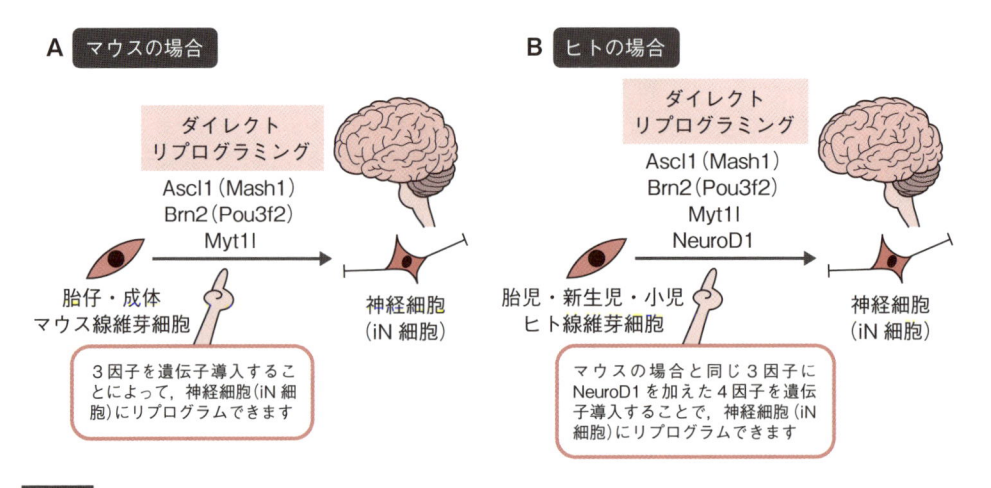

図5　神経細胞へのダイレクトリプログラミング

もっと詳しく

● マウス iN 細胞とヒト iN 細胞の作製法の違い

　iN 細胞は，胎仔の線維芽細胞のみならず成体マウス尻尾の線維芽細胞からも作製可能である．パッチクランプ法を用いた解析にて，活動電位や静止膜電位などの神経細胞の電気生理学的特徴も有することが示され，γ-アミノ酪酸（gamma-aminobutyric acid：GABA）またはグルタミン酸作動性の神経細胞であることも判明した．また，iN 細胞は，マウス脳由来の神経細胞や iN 細胞同士の間でシナプスのネットワークを形成し，シナプス後電流も発生させた．

　ヒトでは，マウスと同じ Ascl1，Brn2，Myt1l の３因子をヒト ES 細胞や iPS 細胞に導入することによって，電気生理学的な機能を有する神経細胞が誘導された．ところが，同じ３因子をヒト胎児線維芽細胞に導入したところ，誘導された神経細胞は活動電位を発する成熟したものではなかった．そのため，機能的に成熟させる追加の１因子のスクリーニングを行い，NeuroD1 を加えた４因子の導入にて静止膜電位，活動電位，シナプス後電流を発する成熟神経細胞が誘導されることを見出した．同じ方法で，新生児や 11 歳児由来のヒト線維芽細胞からも iN 細胞が誘導可能であることも示された．また，これらのヒト iN 細胞は，マウス iN 細胞と同様に，多くはグルタミン酸作動性神経細胞で，一部が GABA 作動性であった．

2）心筋細胞

　2010 年，米グラッドストーン研究所のスリバスタバ（Deepak Srivastava）と家田真樹（発表当時）らは，心臓内に約 50 ％存在するといわれる線維芽細胞を心筋細胞にリプログラムすることを試みた[10]．レトロウイルスベクターを用いて 14 種の転写因子を同時に導入したところ，1.7 ％の頻度で心筋細胞が出現した．次に，14 種のうち不必要な因子をとり除く作業を行うことによって，Gata4，Mef2c，MesP1，Tbx5 の４因子の組合わせで約 20 ％の高効率で心筋細胞が出現することがわかった．さらに，成熟心筋細胞のマーカーである cTnT 遺伝子の解析によって，MesP1 は cTnT の発現に必須でないことがわかり，心筋マーカー発現細胞へのリプログラムには Gata4，Mef2c，Tbx5 の３因子で十分であった．胎仔に加えて成体マウス由来の心臓線維芽細胞からも，同じ３因子で心筋細胞が誘導可能であることがわかり，スリバスタバと家田らはこの細胞を **iCM 細胞**（induced cardiomyocyte-like cell）と名付けた（**図6**）．

　今後のストラテジーを考えてみよう．心臓や皮膚の生検で得られた線維芽細胞を *in vitro* で十分に増やした後に３因子を導入して心筋細胞を作製することや，心臓内の線維芽細胞へ直接３因子を遺伝子導入し，*in vivo* で心臓再生を行うことなどが考えられる．こうした新規心臓再生療法の開発により，線維化が進行した重症心不全という病態の改善が特に期待される．

　実際，2017 年にマウスの *in vivo* において，*in vitro* と同じ３因子の遺伝子導入によっ

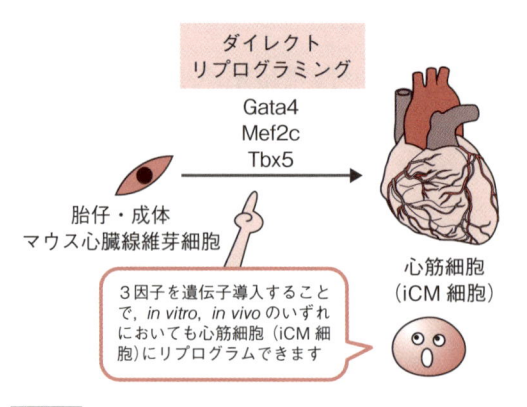

ダイレクト
リプログラミング

Gata4
Mef2c
Tbx5

胎仔・成体
マウス心臓線維芽細胞

心筋細胞
(iCM 細胞)

3因子を遺伝子導入すること
で，*in vitro*, *in vivo* のいずれ
においても心筋細胞（iCM 細
胞）にリプログラムできます

図6 心筋細胞へのダイレクトリプログラミング

て，心臓線維芽細胞が心筋細胞にリプログラムされ，心筋梗塞モデルマウスの梗塞巣を小さくし，心機能異常を若干軽減することが報告された[11].

もっと詳しく

● iCM 細胞に至るまで

スリバスタバと家田らは，成熟した心筋細胞のマーカーである α MHC（α myosin heavy chain）遺伝子のプロモーター制御下に緑色蛍光タンパク質（GFP）を発現するトランスジェニックマウスを用いて，GFP 陰性の心臓線維芽細胞を GFP 陽性の心筋細胞にリプログラムさせる因子の探索を行った．候補遺伝子の手がかりを得るため，胎生12日目のマウス胎仔内の心筋細胞において心臓線維芽細胞より発現の強い遺伝子をマイクロアレイ法にて解析した．それらの因子のなかで，その変異により心発生異常か胎生致死に至る13因子と，アフリカツメガエルで心臓への分化転換を起こさせることがすでに知られていた MesP1 遺伝子を加えた14因子で解析をはじめた．

見出された3因子で誘導される細胞（iCM 細胞）は，他の心筋マーカー遺伝子も発現し，エピゲノム状態も心筋と同様であり，さらに，心筋の収縮単位であるサルコメア構造を有していた．そして iCM 細胞はマウス尻尾の線維芽細胞からも作製可能であり，中胚葉や心臓前駆細胞を経ないでダイレクトに心筋細胞にリプログラムされていることも明らかになった．また，iCM 細胞は，カルシウム振動，活動電位や自発的な収縮などの心筋の生理学的特徴も有していた．

さらに，3因子を遺伝子導入した心臓線維芽細胞が *in vivo* でも iCM 細胞に誘導されるか否かを確かめるために，遺伝子導入1日後の心臓線維芽細胞を免疫不全マウスの心臓に移植したところ，*in vivo* でも iCM 細胞にリプログラムされ，ホスト心臓に生着することが示された．

3）血液細胞

　カナダの研究グループが，2010年，皮膚線維芽細胞からiPS細胞を樹立する際にiPS細胞のコロニーとともに血球様の形態をした円形細胞が出現すること，さらに，それらの円形細胞が血球マーカーであるCD45と未分化状態マーカーOCT4を共発現していることを見出した．同グループは，その所見に着目し，成人および新生児のヒト皮膚線維芽細胞にOCT4のみ遺伝子導入したところ，14～21日後に造血前駆細胞様のCD45+細胞のコロニーが出現した（**図7A**）[12]．また，このコロニーの出現効率は，発生早期の造血に必須の増殖因子であるFlt3（FMS-like tyrosine kinase 3）ligandとSCF（stem cell factor）を加えることで4～6倍に増加した．この線維芽細胞からCD45+細胞への転換は，未分化状態や血球系を発生させる胎生組織である中胚葉を経ていないダイレクトリプログラミングであることも示された．

　ES細胞やiPS細胞からの血液分化誘導系では，胎児型に続いて成人型の造血細胞が形成されるため，臨床応用に適した成人型の血液細胞のみをつくることが難しい．一方，本ダイレクトリプログラミング法では成人型の造血系のみが作製されるので，より臨床応用に移行しやすいという利点が示唆される．

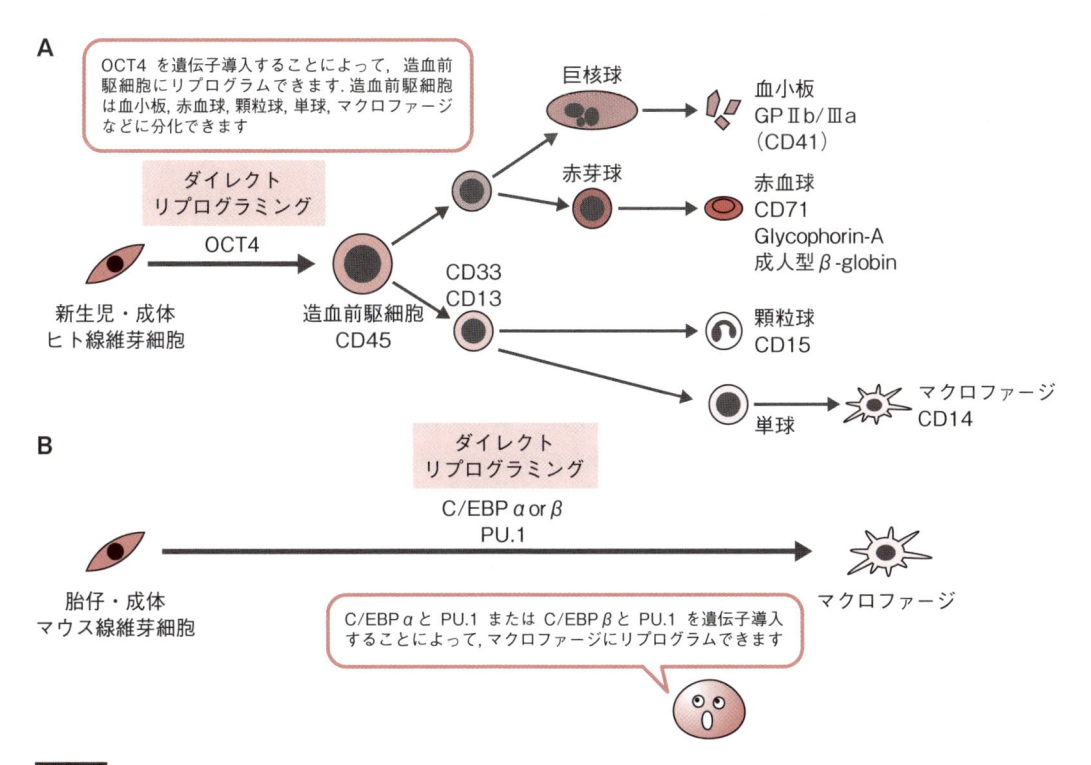

図7　血液系細胞へのダイレクトリプログラミング

● CD45⁺造血前駆細胞の特徴

OCT4導入で誘導されるCD45⁺細胞は，血液系細胞の分化を支持することで知られるサイトカイン添加下で培養することにより，CD33⁺CD13⁺の骨髄系，CD14⁺の単球，マクロファージ系，CD15⁺の顆粒球系の血液系細胞にも分化可能であった．また，単一細胞から増えてくる能力を示すCFU（colony forming unit）を形成可能であることや，免疫不全マウスへの移植後にホストの骨髄に生着し，主に骨髄球系であるが造血系を再構成することも判明した．

また，誘導されたCD45⁺細胞を赤血球系の分化を促進するサイトカインであるEPO（erythropoietin）で処理したところ，CD71，glycophorin-A，成人型β-globinを発現し，原始および成熟型（脱核した）の形態を有する赤血球の両者に分化した．ES細胞やiPS細胞から分化誘導された造血細胞と異なり，胎児型globinは発現していなかった．また，EPO処理にて赤芽球系と共通の前駆細胞から発生すると考えられているGPⅡb/Ⅲa（CD41）⁺の巨核球系の細胞にも分化可能であることが示された（**図7A**）．

以上，OCT4を強制発現することにより，ヒト線維芽細胞が，骨髄球，赤血球，巨核球を派生させる造血前駆細胞にダイレクトリプログラムされることが示された．リンパ球系の造血前駆細胞の作製法は，現在も開発中である．

また，本章**2**で紹介したB前駆細胞や成熟B細胞からマクロファージへの分化転換に成功した同じ研究グループが，マウスの線維芽細胞株NIH3T3と胎仔および成体マウス線維芽細胞の初代細胞培養に，C/EBPαまたはC/EBPβとPU.1の遺伝子導入を行った．その結果，遺伝子発現，接着能，細胞骨格や仮足形成などの形態学的特徴に加えて，細菌の貪食能，炎症反応，CSF-1への増殖依存性などの特徴を有するマクロファージ様の細胞がダイレクトリプログラムにより作製されることも示された（**図7B**）[13]．

4）軟骨細胞

京都大学iPS細胞研究所（発表当時）の妻木範行らは，2011年，成体マウス皮膚線維芽細胞に，iPS細胞樹立に使用するリプログラミング因子であるc-Myc，Klf4と軟骨発生に関与する転写因子Sox9を遺伝子導入することで，硝子軟骨を形成する軟骨細胞を作製することに成功した（**図8**）[14]．また2013年には，同じ3因子の遺伝子導入によって，ヒト皮膚線維芽細胞から軟骨細胞を作製することにも成功し，**iChon細胞**（**induced chondrogenic cell**）と名付けた．軟骨細胞は，成体内ではその数が少なく，また，*in vitro*で培養すると治療に適していない線維軟骨に変化するため，整形外科領域の再生医療には硝子軟骨を産生する細胞源が必要とされている．

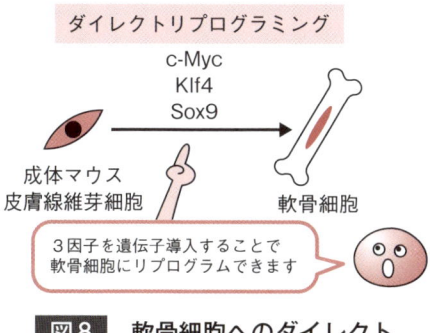

図8 軟骨細胞へのダイレクトリプログラミング

> **もっと詳しく**

● 軟骨細胞作製の手順

　まず，妻木らは硝子軟骨の特異的マーカー遺伝子であるⅪ型コラーゲンα2鎖遺伝子（Col11a2）のプロモーター／エンハンサー制御下に前述（**第5章**-**1**）の薬剤耐性遺伝子NeoＲを発現するトランスジェニックマウスを作製した．そして，その成体マウス皮膚線維芽細胞に候補遺伝子を導入し，G418添加下で培養するスクリーニング系を構築した．硝子軟骨系へのリプログラミング因子が導入されるとCol11a2が発現しG418耐性となるため，線維芽細胞が生き残るしくみである．Sox9単独あるいはiPS細胞樹立の4因子（Oct3/4，Sox2，Klf4，c-Myc）の遺伝子導入では耐性細胞はほとんど出現しなかったが，両者を同時に導入すると耐性コロニーが出現した．iPS細胞因子を1つずつ除く検討を行った結果，Sox9にc-MycとKlf4の組合わせが最も効率よく，軟骨細胞の特徴であるトルイジンブルー染色陽性で多角形の形態をした細胞から構成されるコロニーを生じさせた．このコロニー構成細胞は，軟骨細胞のマーカー遺伝子を発現しているが，線維芽細胞のマーカーを発現しておらず，線維芽細胞マーカーⅠ型コラーゲンのプロモーター領域はメチル化されていた．また，*in vitro*で45日以上増殖可能で，三次元培養を行うと軟骨組織を形成する能力を有していることもわかった．さらに，ヌードマウス背部に移植したところ，軟骨系譜に十分にリプログラムされていないと推測されるクローンは腫瘍を形成したが，多くのクローンは硝子軟骨組織に*in vivo*でも分化した．

5）肝細胞

　肝細胞については中国と日本の2つの研究グループが，2011年にほぼ同時にダイレクトリプログラミングを用いてマウスの肝細胞様の細胞を作製することに成功し，iHep細胞（induced hepatocyte-like cell）と名付けた（**図9**）[15) 16)]．iHep細胞は肝芽細胞のマーカーであるAFP，CK19を発現し，成熟肝細胞のマーカーであるcytochrome P450（CYP）酵素のいくつかを発現していないなど，生体内の肝細胞と異なる点も認

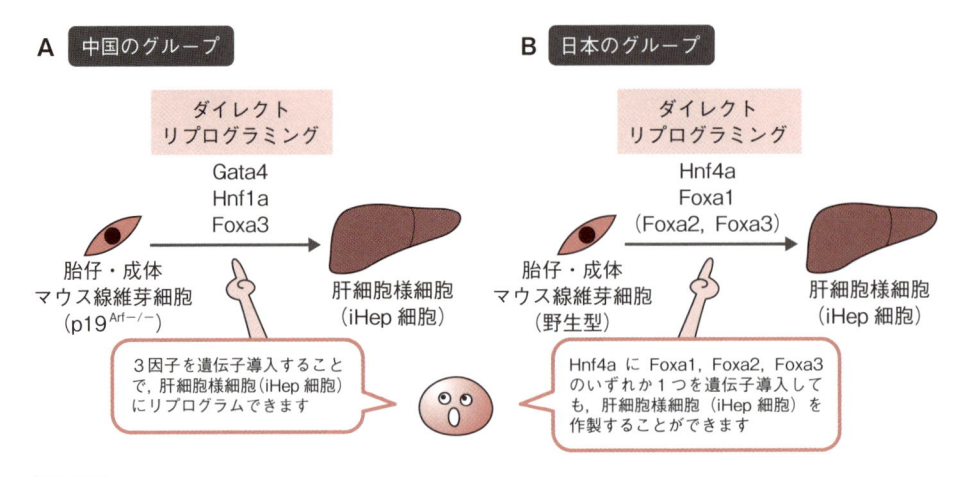

図9 肝細胞様細胞へのダイレクトリプログラミング

められたが，移植療法などの再生医療に使用できる可能性が示された意義は大きい．また iHep 細胞を用いた高チロシン血症に対する遺伝子治療のモデルも示された．その後，中国の2つの研究グループからヒトの線維芽細胞から肝細胞様の細胞である hiHep 細胞（human induced hepatocytes）の作製が報告された[17][18]．

📌もっと詳しく

● 肝細胞のダイレクトリプログラミングをめぐる競争

まず，中国の研究グループが，がん抑制遺伝子かつ細胞周期制御因子でもある p19[Arf]（別名 Cdkn2a）を不活化した成体マウス尻尾の線維芽細胞（tail-tip fibroblast：TTF）に，Gata4，Hnf1a，Foxa3 の3因子を遺伝子導入することによって iHep 細胞を作製した（**図9A**）[15]．野生型マウスの TTF に遺伝子導入を行うと7日以内に増殖が停止し細胞死を起こす．一方，p19[Arf] のノックアウトマウスの肝細胞は，*in vitro* で遺伝学的に安定したまま増殖できることが過去に報告されていたため，同マウスの TTF を実験に使ったのである．p19[Arf−/−] の TTF に肝臓の発生と機能に重要な役割を果たすことが示されている14種の転写因子をレンチウイルスベクターによって一度に導入したところ，アルブミン，Tdo2，Ttr などの肝細胞マーカー遺伝子を発現する上皮様の細胞が出現した．次に14因子の組合わせを検討し，Gata4，Hnf1a，Foxa3 の3つが最も強力に肝細胞マーカー遺伝子の発現と上皮細胞コロニーの形成を誘導することがわかった．iHep 細胞は，肝細胞の特徴である細胞内のグリコーゲン貯蔵を示しており，さらに，アセチル化 LDL とインドシアニングリーン（肝臓の解毒能力を調べる色素）を細胞質に取り込み，フェナセチン，テストステロン，ジクロフェナクなどの薬剤を代謝できることが示された．

また，肝不全に至る難治性疾患である遺伝性高チロシン血症のモデル動物である

Fah（fumarylacetoacetate-hydrolase-deficient）$^{-/-}$マウスと拒絶反応を防ぐためにRag2$^{-/-}$免疫不全マウスとを掛け合わせたマウスにiHep細胞の移植を行った．移植なしではすべてのマウスが肝不全で死亡したのに対して，iHep細胞を移植したマウスでは，ホストの肝組織に細胞融合なしに生着し，12匹中5匹が生存した．また，移植後2カ月までの観察でiHep細胞の腫瘍化は認められなかった．

　また，ほぼ同時に，九州大学の鈴木淳史らも12種の肝臓発生に関与する遺伝子を検討し，Hnf4aに加えてFoxa1，Foxa2，Foxa3のいずれか1つの計2因子の導入にて，MEFおよび成体マウス皮膚線維芽細胞からiHep細胞の作製に成功した（**図9B**）[16]．形態，細胞質内グリコーゲン蓄積，LDL取り込み，脂質，コレステロール，ブドウ糖代謝や薬剤代謝能等の肝細胞の有する生理機能を示した．さらに，中国のグループと同様にFah$^{-/-}$マウスに移植したところ，ホスト肝臓に細胞融合なく生着し，ビリルビン，AST，ALT，アルブミンなどの検査値が改善し，生存期間の延長を認めた．また，Fah$^{-/-}$マウスのMEFから作製したiHep細胞に，レトロウイルスベクターを用いて野生型（正常型）Fah遺伝子を導入することによりレスキューした細胞を再びFah$^{-/-}$マウスに移植したところ，同様に肝臓内に生着した．

Column

⓭ 消火器

　メルトン研在籍中の出来事で，忘れられない思い出が1つある．それは，研究室がボヤになったときのことである．

　あらかじめ断っておくが私が火を起こした犯人ではない．その逆である．私と実験台が背後だったポスドクが次のラボに移ることになって，慌てて仕事を完成させようと，ふだんは夕方くらいに帰るのに急に夜中までハードに働くようになった．ふだんやらないことをするとやはり無理があるようで，眠いなか大腸菌をLBプレートにプレーティングしていた．エタノールを入れたビーカーのなかにガラス棒を浸けてから火をつけて殺菌する作業を行っていたところ運悪く火がビーカーのなかに落ちて内に引火した．さらに，そのポスドクは腕に火が移ったことで慌てたため，ビーカーを床に落としてしまい1メートル四方くらいの床が火の海になった．背中合わせで実験をしていた私は，そのポスドクの声とともに背中の方が暖かいなあと思って振り返ると火の海になっていて，思わず腰を抜かすくらい驚いたし焦った．

　すぐ近くに消火器があったのだが，使い方がわからないため，とっさにバケツに大量の水を汲んで何杯もかけてなんとか火を消し止めた．しかし，火災警報器がなり消防車が3台来る騒ぎとなった．そのポスドクは結局片腕に大火傷を負った．

　メルトン教授は，人間の器が大きいのだと思う．ボヤを起こしたことに怒ったりすることなく，「Kenjiは，そこに消火器があるのに使い方がわからず，水をかけて火を消したんだ」と笑い話にしていた．その数日後にメルトン研の皆で消火器使用の講習会が開かれ，使い方がピンを引き抜くだけのきわめて簡単なものであることがわかり，「えっ，こんなに簡単なの」と拍子抜けした．

　最近になっても，久しぶりにメルトン研のときの同僚に会うと，私が消火器の使い方がわからず水をかけて火を消したエピソードを嬉しそうに話すのである．

5 ダイレクトリプログラミングによる 再生医療の利点と課題（表1）

1）利点

　ES細胞やiPS細胞からの分化誘導と比較して，ダイレクトリプログラミングにより主要臓器の細胞種を作製する利点としては次の5点があげられる．すなわち，①腫瘍発生の危険性が少ない，②拒絶反応の問題の回避，③短時間で作製可能，④生体内のリプログラミングが可能，⑤成人型細胞の作製，である．

　ES細胞やiPS細胞から分化誘導した目的細胞種を移植した場合，未分化細胞が混入していると，奇形腫をはじめとする腫瘍発生の危険性が伴う．しかし，ダイレクトリプログラミングの場合，ES細胞やiPS細胞のような未分化状態の細胞を経ていないので腫瘍発生の危険性が少ない．また，iPS細胞と同様に患者自身の細胞に遺伝子導入を行うことにより目的細胞種が作製できるために，移植後の拒絶反応の問題も回避できる．さらに，iPS細胞を樹立してから分化誘導することに比べて，目的細胞種が短時間で作製可能である．

　次に，線維芽細胞への遺伝子導入により作製できるため，生体内の局所において線維芽細胞のリプログラミングによる再生が可能となる．例えば**心筋梗塞**（心臓を栄養する冠動脈の閉塞による虚血のために心筋が壊死に陥った状態）後の線維化した心臓壁の組織において，心臓壁の線維芽細胞をダイレクトリプログラミングにより心筋細

表1 **ダイレクトリプログラミングによる再生医療の利点および問題点と今後の課題**

ダイレクトリプログラミングによる再生医療の利点
□ 移植後の腫瘍発生の危険性が低い
□ 拒絶反応の問題を回避可能
□ ES/iPS細胞と比べ短時間で目的細胞種が作製可能
□ 生体内の局所でリプログラミング可能
□ 胎児型を経ないで直接成人型の細胞が作製可能
ダイレクトリプログラミングによる再生医療の問題点
□ ES/iPS細胞と比べ目的細胞種の大量生産が難しい
□ 遺伝子導入に伴うがん化の危険性
□ 遺伝子操作は発現量の微妙な調節が難しい
今後の課題
□ マウス成功例のヒトへの応用
□ 遺伝子操作から液性因子（化合物，増殖因子など）投与への置換
□ ES/iPS細胞からの分化誘導が困難な細胞種の作製
□ 生体内での臓器再生法の開発

胞に転換させ，**心臓の線維化（リモデリング）**を抑制することで心不全の予防を図る再生療法が近い将来に可能となるかもしれない．

また，**4**-**3**）で述べたように，ダイレクトリプログラミングにて成人型の造血細胞が直接作製されることが示された．ES細胞やiPS細胞から目的細胞種を分化誘導する場合は発生機構に沿って形成されるため，まず胎児型の造血組織が誘導され，その後に成人型の造血系が形成される．そのため，臨床応用に適した成人型の造血組織は作製の効率が低下してしまう．一方，ダイレクトリプログラミングでは，胎児型のステップを経る必要がないため，成人型細胞種の作製効率がよく，臨床応用に向けて有利である．血液以外の臓器でも同じ結論が下せるのか否か，今後さらなる検討が必要である．

2）課題と期待

逆に問題点としては，大量作製の困難さがあげられる．ES細胞やiPS細胞は，無限の増殖能を有するため目的細胞種を必要な数だけ作製できるが，ダイレクトリプログラミングではソースとなる細胞種がさかんに増殖するものでなければ，目的細胞種を大量に作製することが困難である．今後，ソースを株化細胞にすることや，増殖能を有する前駆細胞を目的細胞種にして増殖させることなどが期待される．

次に，ダイレクトリプログラミングは，遺伝子導入による方法がほとんどであるが，ゲノムに組込まれるベクターを用いた方法であれば，がん遺伝子の活性化などによるがん化の危険性を伴う．解決策として，ゲノムに組込まれない遺伝子導入法であるlipid nanoparticle（LNP）やアデノ随伴ウイルス（adeno-associated virus：AAV）ベクターなどを用いることがあげられる．

また，一般に遺伝子操作は，増殖因子や化合物など液性因子の投与とは異なり発現量の微妙な調節が難しいため，同じ臓器系譜の類似した複数の細胞種をつくり分けることが可能か否か不明である点も課題である．このため，遺伝子導入によるダイレクトリプログラミングから，その遺伝子の発現を誘導する化合物や増殖因子の投与によるダイレクトリプログラミングに置き換えること（**第8章**参照）も今後期待される．

このように解決すべき課題は残されているが，例えば多くの臓器の難治性疾患において，上皮細胞が極性を失い線維芽細胞様になる**EMT**（epithelial-mesenchymal transition）という現象が起こり，臓器が機能不全に陥る病態が考えられている．ダイレクトリプログラミングによって患者体内の局所での再生が可能となれば，機能不全状態の臓器において線維芽細胞を上皮細胞にリプログラムすることによって臓器機能の再生が可能となるかもしれない．また，特にこれまでES細胞やiPS細胞からの分化誘導法の開発が他の臓器に比べて遅れている臓器において，ダイレクトリプログラミングによる作製法の開発が期待される．さらに，肝細胞など，生体内のものと同様の生理機能を有する細胞への分化誘導が困難である細胞種の作製法の開発も期待される．

● なぜ転写因子の導入だけで細胞運命が変化するのか

2でも触れたように，転写因子MyoD1を強制発現することでさまざまな細胞種が筋肉細胞に分化転換することや，4つの転写因子の導入にて体細胞からiPS細胞が作製されるといった例のように，転写因子が多くの遺伝子発現を制御することによって細胞の運命を制御していると考えられている．哺乳動物には約2,000種類の転写因子が存在し，そのうち数百種類が，細胞種ごとに異なる組合わせで発現している．特に，各細胞種に特異的に強く発現し，細胞の分化状態を維持する，**マスター転写因子**とよばれる少数の転写因子が存在し，多数の標的遺伝子を統括的に制御している．

一般に，細胞分化を調節する外因性の因子である成長因子やサイトカインなどのシグナルは，その受容体と細胞内伝達経路を介して核内の転写因子を活性化し，マスター転写因子を含む他の転写因子と共働して遺伝子の発現制御を行う．ダイレクトリプログラミングは，目的細胞のマスター転写因子を強制発現させて，目的細胞へと分化を転換させる現象である．そのメカニズムはまだ不明な点が多いものの，マスター転写因子の導入細胞では，通常ヌクレオソームが結合し発現が抑制されている遺伝子のヌクレオソームを除去してその発現を活性化させる働き（これを**パイオニア活性**とよぶ）を有することや，前述の外因性シグナル伝達を担う転写因子をリクルートし，ともに転写を活性化することが考えられている．さらに，マスター転写因子によって発現が活性化された目的細胞の遺伝子は，さらに多くの目的細胞遺伝子を活性化するというくり返しによって発現遺伝子が増えていき，反対に導入前の細胞で発現していた遺伝子は，その発現が抑制されるようになる．ついには，目的細胞の内在性マスター転写因子の発現も活性化され，マスター転写因子同士は，互いの**スーパーエンハンサー**とよばれる強力なエンハンサーを活性化しあうことで，高い発現量を維持し，分化状態を保つ機構が考えられている．

文献

1) Slack JM：Nat Rev Mol Cell Biol, 8：369-378, 2007
2) 「The Strategy of the Genes」(Waddington CH), Routledge, 1957
3) Rao MS, et al：Am J Pathol, 134：1069-1086, 1989
4) Weintraub H, et al：Proc Natl Acad Sci U S A, 86：5434-5438, 1989
5) Kondo M, et al：Nature, 407：383-386, 2000
6) Xie H, et al：Cell, 117：663-676, 2004
7) Zhou Q, et al：Nature, 455：627-632, 2008
8) Vierbuchen T, et al：Nature, 463：1035-1041, 2010
9) Pang ZP, et al：Nature, 476：220-223, 2011
10) Ieda M, et al：Cell, 142：375-386, 2010
11) Miyamoto K, et al：Cell Stem Cell, 22：91-103.e5, 2018
12) Szabo E, et al：Nature, 468：521-526, 2010
13) Feng R, et al：Proc Natl Acad Sci U S A, 105：6057-6062, 2008
14) Hiramatsu K, et al：J Clin Invest, 121：640-657, 2011
15) Huang P, et al：Nature, 475：386-389, 2011
16) Sekiya S & Suzuki A：Nature, 475：390-393, 2011
17) Huang P, et al：Cell Stem Cell, 14：370-384, 2014
18) Du Y, et al：Cell Stem Cell, 14：394-403, 2014

第7章

機能的な組織や
臓器を創る
—— オルガノイドを中心に

機能的な組織や臓器を創る
——オルガノイドを中心に

過去数十年にわたる分化誘導研究により，ES 細胞や iPS 細胞から全身の臓器を構成する多数の細胞種の作製法が開発された．また，それらの分化細胞からシートや細胞塊などの簡単な組織を作製することも可能となっているが，体内のもののように複数の細胞種から構成され，血管や神経などと機能的に連結した組織を作製することはまだまだ難しい．また，ES/iPS 細胞から作製した分化細胞は，胎児期のものに相当する機能的に未熟な細胞が多く，機能的に成熟した成体の細胞に相当する細胞を作製する技術の開発も望まれる．さらに，ES/iPS 細胞からミニ臓器であるオルガノイドを作製することは可能となっているが，直径数ミリメートル程度の非常に小さなものであり，ヒト体内のものと同等のサイズの臓器を作製することは困難である．これらの課題が解決されることによって，より高度な細胞療法と疾患モデル作製による新規治療法開発の加速のみならず，ドナー臓器不足の問題を解決する再生臓器の移植療法の開発が期待される．

本稿では，近年研究進捗の著しい自己組織化とよばれる現象にて形成されるオルガノイドの作製研究や，機能的な組織作製をめざした organ-on-a-chip 技術，さらに，ヒトサイズの臓器の構築をめざした研究領域について解説したい．

KEYWORD ◆ オルガノイド ◆ organ-on-a-chip ◆ 胚盤胞補完法
◆ 脱細胞化 ◆ 3D プリンタ

1 オルガノイド

オルガノイドとは，多様な細胞間の自発的な相互作用により分化を誘導する<u>**自己組織化**</u>によって，生体外で自律的に形成される三次元構造体（ミニ臓器）のことである．PubMed にてオルガノイド研究に関する文献を検索すると，2000 年代初頭では数十報であったが，2014 年頃より急速にその数が増え，2023 年において年間 3,000 報，累計 25,000 報の論文がヒットする[1]．近年，米国と中国からの論文発表が大半を占めているが，オルガノイド研究の黎明期を支える重要な成果の多くを日本人が挙げている．これまでのところ，外胚葉性の大脳，網膜，海馬，脈絡叢，視床下部，下垂体，中脳，

小脳，脊髄，内耳（前庭，蝸牛），中胚葉性の心臓，腎臓，筋肉，血管，軟骨，内胚葉性の肺，肝臓，膵臓，腸管，加えて生殖器官の卵巣などのオルガノイド作製が報告されている．さらに近年，**2**以降で紹介する organ-on-a-chip や 3D バイオプリンティング技術とオルガノイドを融合させる研究や，**シングルセル解析**（sc/snRNA-seq，scATAC-seq など）などの情報技術を用いることにより得られる情報の幅・解像度・分解能が急速に高まり，オルガノイドの臨床応用や実用化研究も進んでいる．

1）パイオニアとなった研究（図1）

◆ 大脳をはじめとする中枢神経系オルガノイド

　理化学研究所（発表当時）の笹井芳樹と永樂元次らは，SFEB（serum-free culture of embryoid body-like aggregates）法とそれを発展させた SFEBq（SFEB with quick reaggregation）法，日本語で無血清凝集浮遊培養法と命名された無血清，無フィーダーの胚様体様の三次元培養を考案した．これは外的因子を極力排除した環境下で自己組織化により神経組織の分化を誘導する方法であり，2008年にマウスおよびヒト ES 細胞から大脳半球の層構造を作製することにはじめて成功した[2]．また，SFEBq 法をもとに中枢神経系の発生過程とパターニングを再現することでさまざまな神経領域を三次元組織として作出することが可能となった．その培養に細胞外マトリクスを加えることで，完全な眼杯組織を[3]，さらに笹井と理学研究所（発表当時）の須賀英隆らは，hedgehog シグナルのアゴニストである **SAG**（small-molecule activator of Smoothened）という化合物を添加することで下垂体前葉組織をマウス ES 細胞から分化誘導することにも成功した[4]．作製された下垂体は生体内と同様の内分泌学的機構による制御を受けており，また，生理活性を有する ACTH，GH，Prolactin，TSH，LH/FSH などのホルモンを分泌する細胞を含有していることが示された．

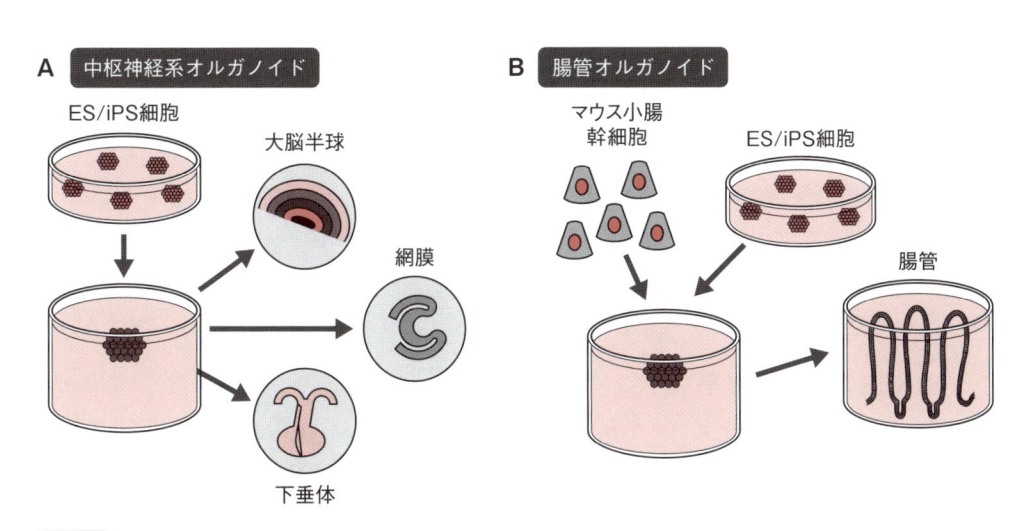

A 中枢神経系オルガノイド

ES/iPS細胞
大脳半球
網膜
下垂体

B 腸管オルガノイド

マウス小腸幹細胞
ES/iPS細胞
腸管

図1 パイオニアとなったオルガノイド研究

◆ 腸管オルガノイド

腸管粘膜の陥凹した陰窩（かんおう）の底部に存在する腸管上皮幹細胞を維持するニッチの主要因子としてWntシグナル，Notchシグナル，EGFシグナルの活性化とBMPシグナルの抑制が重要であることが報告されている．2009年にオランダ，ユトレヒト大学のクレバース（Hans Clevers）と佐藤俊朗（発表当時）らは，それらのニッチ因子の知見に着目し，基底膜を模倣する細胞外基質であるマトリゲルにマウス小腸の腸管上皮幹細胞を包埋した条件下に，EGF，Noggin，R-Spondinなどを添加することで，腸管内の微小環境を再現，三次元構造体として継代培養することに成功し，はじめて「オルガノイド」と命名した[5]．その後，ヒトの小腸，大腸上皮の培養も可能となり，ヒトES/iPS細胞からもEGF，Noggin，R-Spondinを含む培地の培養で小腸様の**腸管オルガノイド**が作製された[6]．

> **もっと詳しく**
>
> ● **自己組織化の実際**（図2）
>
> われわれは，ヒトiPS細胞から胎児期の腎前駆細胞であるネフロン前駆細胞を分化誘導し，ネフロン前駆細胞から糸球体や尿細管を含む**腎オルガノイド（ネフロンオルガノイド）**への自己組織化による作製方法を確立している[7]．**図2**のとおり二次元の付着培養にて分化誘導したネフロン前駆細胞を酵素処理とピペッティングにより単一細胞に解離し，細胞塊を形成させた後に，フィルター上での気相液相培養条件下に上皮化刺激であるFGF2とCHIR99021で処理することにより，自発的に分化が進み，腎組織が形成される．

2）その他の臓器のオルガノイド

◆ 血管化された肝臓オルガノイド

2013年に横浜市立大学の谷口英樹と武部貴則らは，ヒトiPS細胞から分化させた肝前駆細胞と血管内皮細胞，間葉系細胞を混合培養することで**肝臓オルガノイド**を作製し，これを免疫不全マウス体内に移植したところ，レシピエント血管とオルガノイド内の血管が吻合（ふんごう）し，オルガノイド内に血管網を形成させ，血液を環流させることに成功した[8]．さらに，本肝臓オルガノイドを肝不全モデルマウスに移植したところ生存率が改善することを示し，血管網を有する機能的なオルガノイドの作製にはじめて成功した．

◆ 腎臓オルガノイド

2015年に豪マードック小児研究所のリトル（Melissa Little）と高里実（発表当時）らは，ヒトiPS細胞をWntシグナル活性化剤であるCHIR99021とFGF9で連続的に処理するきわめて簡便な方法で糸球体，尿細管，間質，血管内皮など多種類の腎臓構成細

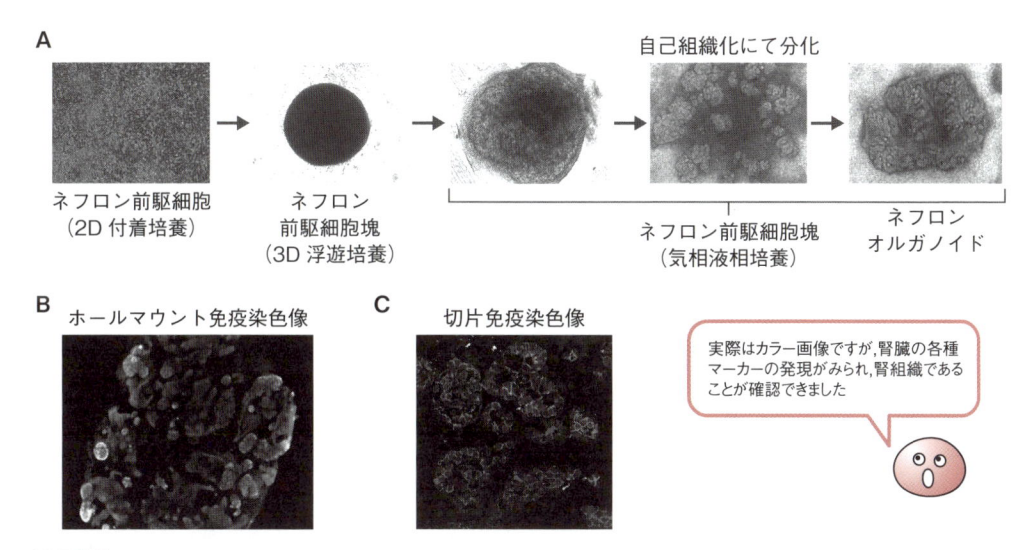

A

ネフロン前駆細胞
（2D 付着培養）

ネフロン
前駆細胞塊
（3D 浮遊培養）

自己組織化にて分化

ネフロン前駆細胞塊
（気相液相培養）

ネフロン
オルガノイド

B ホールマウント免疫染色像

C 切片免疫染色像

実際はカラー画像ですが，腎臓の各種マーカーの発現がみられ，腎組織であることが確認できました

図2 **自己組織化による腎オルガノイド（ネフロンオルガノイド）形成**

B）C）カラー画像では PODOCALYXIN（糸球体），LTL（近位尿細管），CDH1（遠位尿細管）をそれぞれ観察している．カラー画像はカバーの折り返し部分を参照．

胞から形成されるオルガノイドを作製することに成功した[9]．簡便な分化誘導法にて複雑な腎臓構造を作製できることから，世界的に多くの研究者が本方法を再現し，再生研究に加え，疾患モデル作製や創薬研究などに活用しており，大きなインパクトを与えている．

2022年に熊本大学の西中村隆一と谷川俊祐らは，マウスES細胞から別個に分化誘導したネフロン前駆細胞，尿管芽，間質前駆細胞の3種の腎前駆細胞を組合わせて，糸球体と尿細管からなるネフロンと集合管が連結し，集合管が1本の構造に収束する分枝した管構造を有する高次な腎臓様構造を *in vitro* で作製することに成功した[10]．同グループは2014年と2017年にそれぞれヒトiPS細胞からネフロン前駆細胞と尿管芽への分化誘導法も発表しており，間質前駆細胞の分化誘導と3種のヒト腎前駆細胞を組合わせた高次ヒト腎臓様構造の作製が期待される．

3）さまざまなオルガノイド

◆ エンブリオイド（幹細胞胚モデル）

ヒト胚を用いたヒトの初期発生の解析は，もちろん倫理面および技術面から実施が困難であり，特にヒト胚が子宮に着床する時期の発生機構は全く未解明である．これまでヒト着床期の発生機構はマウスの知見をもとに考えられていたが，マウスとヒトでは発生様式が大きく異なり，発生機序も異なることが分かりつつある．近年，ES細胞やiPS細胞などの多能性幹細胞を三次元培養（浮遊培養）することにより凝集塊を形成させ，ヒト胚に類似したオルガノイドである**エンブリオイド**（embryoid）を作製

する研究が急速に進展している．2018年の多能性幹細胞からマウス胚盤胞に類似した
ブラストイド（blastoid）の作製[11]を皮切りに，その後，ヒトにおいても同様にブラ
ストイドが報告された．このような胚モデルは，**幹細胞胚モデル**（stem cell-based
embryo model）とよばれているが，どのような胚モデルが作製できるかは，使用する
幹細胞が分化できる細胞種に依存する．幹細胞胚モデルは，胚のすべての種類の細胞
から形成される統合胚モデルと，一部の細胞種が欠損した非統合胚モデルの大きく2つ
に分類される．統合胚モデルの代表はブラストイドであり，非統合胚モデルとしては，
以下に詳述する栄養外胚葉が欠損したバイラミノイド（二層性胚盤モデル，bilaminoid）
などがある．

　非統合胚モデルとして，ヒトES細胞から原腸陥入を再現し，外胚葉，中胚葉，内
胚葉の三胚葉成分を含み初期胎児に似た頭部と尾部を有する擬似ヒト胚であるガスト
ロイド（gastruloid）の作製[12]や，ヒトiPS細胞を由来として中胚葉から骨格や筋肉な
どへつながる体節形成を再現するオルガノイドであるアクシオロイド（axioloid）の作
製も報告されている[13]．

　倫理的な面の議論も進める必要があるが，幹細胞胚モデルは，ヒト発生機構の理解
のみならず，不妊治療，初期発生異常の機序解明や再生医療への応用も期待されてお
り，今後研究がますます進捗することが期待される．

👉 もっと詳しく

● バイラミノイド（二層性胚盤モデル，図3）

　哺乳類では，受精卵は桑実胚を経て，着床するまでに胚盤胞まで発生する．胚盤
胞は，将来胎盤となる栄養外胚葉と内部細胞塊で構成され，内部細胞塊はさらに，
個体を形成するエピブラストと主に卵黄嚢を派生させる原始内胚葉へと分化する．
`第4章`で解説したが，ヒト多能性幹細胞には，それぞれ着床前後のエピブラストの
性質を有するナイーブ型とプライム型があり，ナイーブ型は三胚葉への分化能とキ
メラ形成能に加え，原始内胚葉を含む胚体外細胞へ分化する．

　京都大学iPS細胞研究所の髙島康弘らは，2023年にナイーブ型ヒト多能性幹細
胞と原始内胚葉を組合わせた新たな非統合胚ヒト胚モデルを報告した[14]．髙島らは，
ナイーブ型ヒト多能性幹細胞から原始内胚葉を分化させる方法を開発し，その原始
内胚葉とナイーブ型ヒト多能性幹細胞（エピブラスト様細胞）を組合わせ凝集塊と
して培養することで，原始内胚葉がエピブラスト様細胞をとり囲み，エピブラスト
様細胞が羊膜腔様の腔を形成し，霊長類胚におけるエピブラストと原始内胚葉から
なる二層性胚盤のモデルを作製することに成功した．さらに，エピブラスト様細胞
が原腸陥入期細胞に分化し前後軸形成をすることから，本モデルがヒトの着床前か
ら着床後の原腸陥入期までを再現することが示され，ヒト胚発生の機序解明に活用
されている．

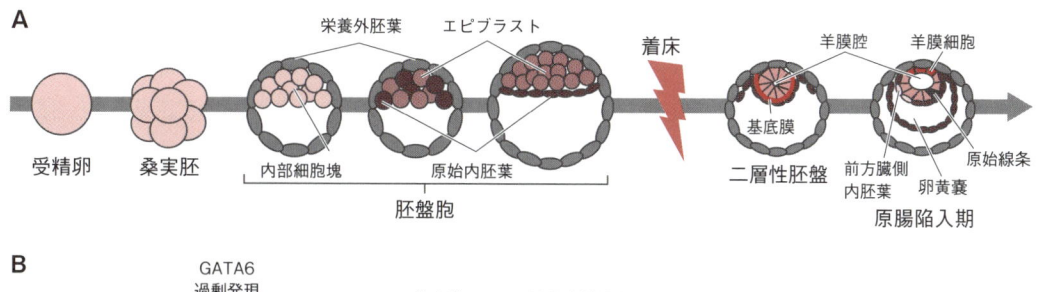

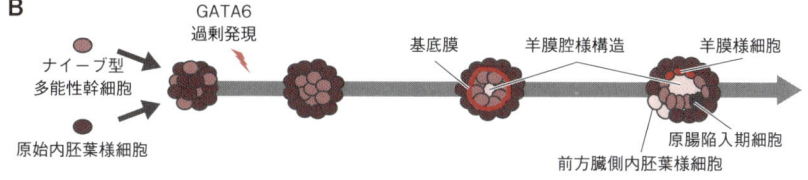

図3 バイラミノイド（二層性胚盤モデル）

（文献1をもとに作成）

◆ アセンブロイド

　異なる臓器間のネットワーク解析研究などを行う目的にて，複数のオルガノイドを融合させ作製する**アセンブロイド**が報告されている（英語で集合させるという意味のassembleに由来する）．特に脳神経分野で発展しており，異なる脳領域のオルガノイドを物理的に融合させることで，神経回路の形成が可能となる．従来の大脳オルガノイドでは再現が難しかった，中枢神経系の複雑な階層構造における各層との緊密なネットワークを再現するために，ES/iPS細胞から分化誘導した外套オルガノイドと外套下部オルガノイドを融合させたアセンブロイドを作製し，介在ニューロンが機能的に統合することが報告された[15]．

4）オルガノイドを用いた応用研究

　前述のとおりオルガノイドを用いて，ヒトの胚発生や臓器の発生分化機構の解明が行われている．また，疾患特異的iPS細胞からオルガノイド分化系を用いて疾患モデルを構築し，病態解明が進んでいるが，それに加えて創薬への応用もはじまっている．

◆ 高度な疾患モデル

　2019年に武部貴則らは，ヒトES/iPS細胞から肝臓を派生させる胎生組織である前腸を誘導し，実質細胞と非実質細胞の分化に関与するレチノイン酸の処理を施すことで，上皮の実質細胞である肝細胞と間質の支持細胞である星細胞，クッパー細胞を内部で同時に分化誘導する多細胞性肝オルガノイドをはじめて作製した．そして，遊離脂肪酸であるオレイン酸を添加することで肝細胞の脂肪蓄積とクッパー細胞からの炎症性サイトカインの放出，星細胞の増加と活性化，線維化を生じ，脂肪肝炎の病態である脂肪肝，炎症，肝線維化を連続的に再現することに成功した[16]．本論文において，先天性の脂肪肝炎である**Wolman病**患者由来iPS細胞からも病態再現が示されたが，世

界的な医学的問題を引き起こしている**代謝異常関連脂肪肝炎**〔metabolic dysfunction-associated steatohepatitis：MASH．最近，非アルコール性脂肪肝炎（non-alcoholic steatohepatitis：NASH）から呼称が変更された〕の病態解明と創薬への貢献が期待される．

◆ 創薬

　2017年にワイルコーネル医科大学のShuibing Chenらは，**家族性大腸腺腫症**（familial adenomatous polyposis：FAP）の患者由来の疾患特異的iPS細胞から大腸オルガノイドを作製し，原因遺伝子であるadenomatous polyposis coli（APC）の変異によるWNTシグナルの過剰活性化の病態を再現した．この病態モデルを用いて複数の薬剤を比較検討したところ，アミノグリコシド系抗生物質であるジェネティシン（G418）が治療薬候補となることが示された．高濃度のジェネティシンは，早期終了コドンを出現させるAPC遺伝子のナンセンス変異を読み飛ばしてAPC発現を回復させる**read through**効果を発揮することが示唆された[17]．

　われわれも2023年に，単一遺伝子で発症する最多の遺伝性疾患であり，腎臓に進行性に多数の囊胞（内部に液体を溜めた袋状の構造物）を形成することで末期慢性腎不全に進行する難治遺伝性腎疾患である**常染色体顕性（優性）多発性囊胞腎**（autosomal dominant polycystic kidney disease：ADPKD）の疾患特異的iPS細胞からオルガノイドによる疾患モデルと創薬系を開発した[18]（**図4**）．われわれは，ADPKD患者の腎臓で主に集合管から囊胞が形成されることに着目し，ヒトiPS細胞から胎生腎前駆組織である尿管芽を経て集合管オルガノイドを作製する方法を開発し，ADPKDの原因遺伝子であるPKD1をノックアウトしたiPS細胞から集合管オルガノイドを作製したところ，すべてのオルガノイドに自発的な囊胞形成が再現された．さらに，オルガノイドに形成された囊胞構造を機械的に切離し，単一細胞に解離しても，増大する囊胞構造が再構築されることを見出し，囊胞モデルを大量に作製可能とした．この囊胞モデルを96穴あるいは384穴プレートに播種し，イメージアナライザーにて計測する囊胞面積を指標とした治療薬のhigh-throughput screening（HTS）系を構築した．そして，複数の製薬企業と創薬研究を進めるとともに，われわれ自身も化合物スクリーニングを実施し，レチノイン酸を新規の治療薬候補として同定した．

2　organ-on-a-chip

　organ-on-a-chip（臓器チップ）は，近年，micro-physiological system（MPS）とも呼称されているが，<u>微細加工技術を用いて，多孔性膜によって仕切られた複数の微細な流路を形成した**マイクロ流体デバイス（チップ）**内で細胞や組織を培養する実験手法である</u>（**図5A，B**）．多孔性膜を介して異なる種類の細胞間の接触面における相互作用が再現され，さらに従来の静置培養と異なり，デバイス内にて生体内での気道に

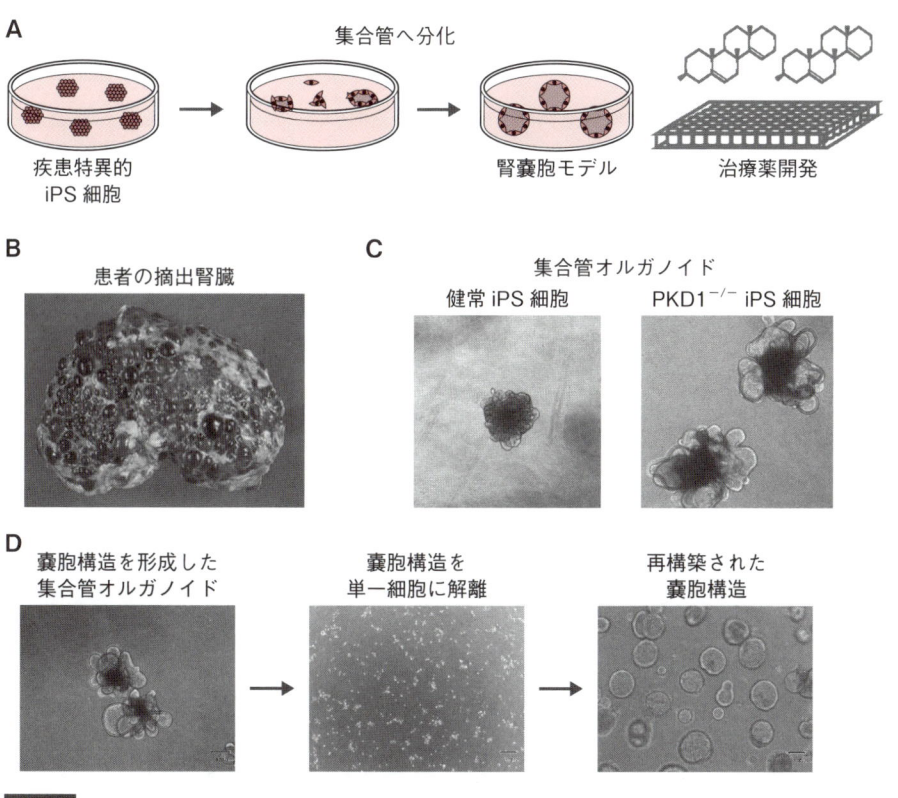

A 集合管へ分化

疾患特異的
iPS 細胞

腎嚢胞モデル

治療薬開発

B 患者の摘出腎臓

C 集合管オルガノイド

健常 iPS 細胞　　PKD1$^{-/-}$ iPS 細胞

D 嚢胞構造を形成した
集合管オルガノイド

嚢胞構造を
単一細胞に解離

再構築された
嚢胞構造

図4　**オルガノイドを用いたADPKDに対する創薬**

おける呼吸，血管内の血流，腸の蠕動，皮膚の張力などを模倣する培養液の灌流や機械的刺激の付与，および臓器微細構造の再現などによって，生体内の細胞の微小環境のより正確な模倣が可能となる．organ-on-a-chip技術は，創薬応用が期待されることから，2016年の世界経済フォーラムにて"The top 10 emerging technologies of 2016"に選ばれるなど社会的な注目度も高い．また，ES細胞やiPS細胞を用いた分化誘導研究の進展により，ヒトの臓器構成細胞やオルガノイドが入手可能となったことでorgan-on-a-chip技術を用いた研究がますますさかんになっている．

　2010年に米ハーバード大学のイングバー（Donald Ingber）のグループが，**lung-on-a-chip**（**肺チップ**）を発表したのを皮切りに，血管，筋肉，骨，気道，肺，肝臓，脳，腸管，腎臓などの多種類の臓器チップが世界的に研究されている[19]．

👉 もっと詳しく

● Ingber らの lung-on-a-chip（図5C）

　Ingberらは，シリコーンエラストマーの1種であるポリジメチルシロキサン（polydimethylsiloxane：PDMS）を素材として，3本のマイクロ流路が並び，中央の流路が多孔性薄膜で区切られたデバイスを作製し，薄膜の上面に肺胞上皮細胞，

下面に血管内皮細胞を培養して肺胞と毛細血管接触面の細胞間の相互作用を再現した[19]. 細胞がコンフルエントとなった後，肺胞上皮細胞側の流路に空気を流すことで気相液相界面を再現，さらに両側面のマイクロ流路を陰圧にすることでマイクロ流路自体が変形して薄膜が伸展され，薄膜上下面に培養している肺胞上皮細胞と血管細胞に伸展刺激を加え，陰圧を解除することで元の状態に弛緩させることを周期的にくり返すことで，呼吸運動により細胞へ与えられる物理的刺激を再現した．さらに，肺胞上皮細胞層に炎症性サイトカインであるtumor necrosis factor (TNF)-αや大腸菌を曝露させ，血管内皮流路に好中球を流すことで，好中球が多孔性膜を通過して肺胞上皮細胞層へ遊走し，大腸菌を貪食する肺の炎症の一部を再現し，病態解析に応用可能であることを示した．また，浮遊ナノ粒子を用いた毒性試験において，呼吸を模した伸縮運動により血管側へのナノ粒子取り込み量が増加することを示し，同様の条件のマウス実験でも同様の結果を確認しており，*in vitro* 毒性評価系としての有用性も示した[19].

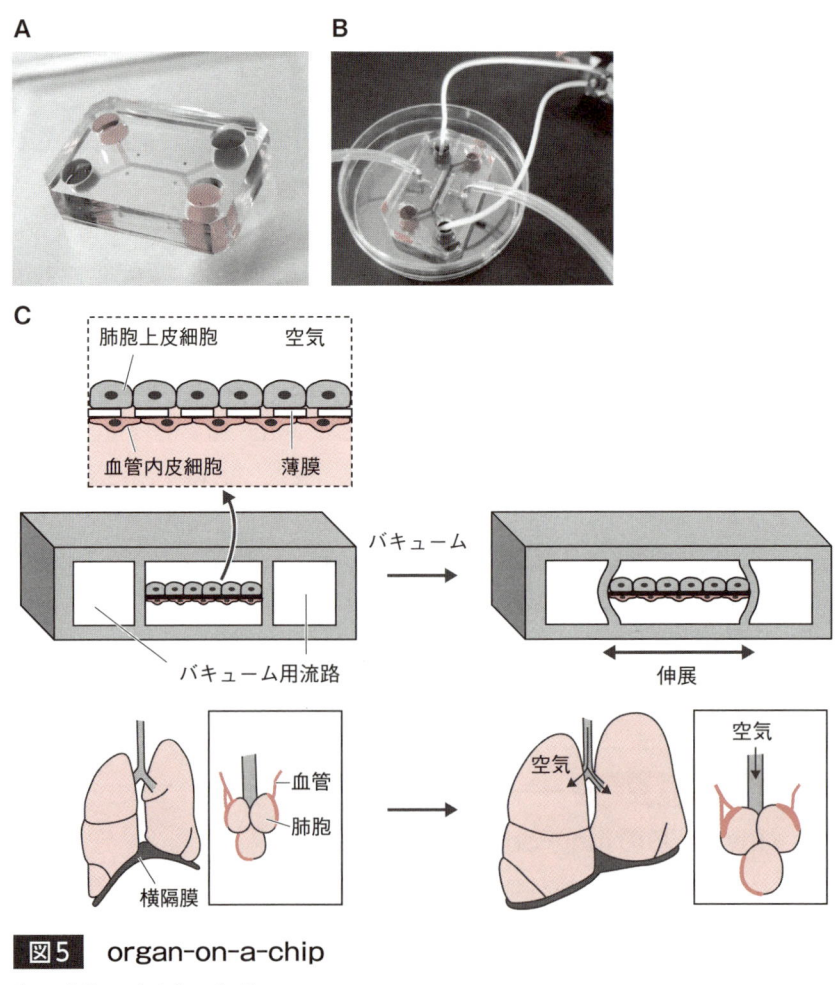

図5 organ-on-a-chip

（Cは文献19をもとに作成）

日本人研究者からも organ-on-a-chip を用いた著名な研究成果が次々と上がっている。2021年に京都大学の後藤慎平らは，airway-on-a-chip（気道チップ）とヒト iPS 細胞由来の気道上皮シートを組合わせ，気道に侵入した病原体や異物を粘液とともに一方向性に除去する線毛上皮細胞間の線毛協調運動の再現に成功した。さらに，線毛運動に関連する遺伝子変異によって引き起こされる**線毛機能不全症候群**の患者由来 iPS 細胞を用いて同疾患のモデルを開発し，病態解明や診断に役立つ可能性を示した[20]。

2022年に米マサチューセッツ総合病院の森實隆司らは，前述の ADPKD と同じく腎臓に囊胞を多発する**常染色体潜性（劣性）多発性囊胞腎**（autosomal recessive poly-cystic kidney disease：ARPKD）の患者由来 iPS 細胞から作製した腎オルガノイド（ネフロンオルガノイド）をチップ上で流動培養することにより，尿流によるメカニカルストレスを模倣し，腎遠位尿細管における尿細管拡張（囊胞形成）の病態を再現することに成功した[21]。さらに，本モデルの網羅的遺伝子発現解析により ARPKD に対する新規の治療標的として RAC1 と FOS を見出した。

2024年に京都大学 iPS 細胞研究所の高山和雄と出口清香らは，多孔性膜で上下に仕切られた流路を有するマイクロ流体デバイスの上部流路内でヒト iPS/ES 細胞から小腸への分化誘導系を構築し，発生期に血管から染み出した血漿の流れである間質流が小腸の分化誘導に必須の因子との仮説を立て，下部流路に培地を灌流させ，微細孔を通って上部流路に垂直方向に培地を染み出させることで間質流を再現した[22]。その結果，間質流を加えた場合のみ，絨毛様に隆起した三次元構造を有し，形態的にも機能的にも成熟した上皮層が形成され，その上下に粘液層，間質層を有する多層構造の小腸様組織であるマイクロ小腸システムを開発した。

3 異種動物を活用した臓器再生

オルガノイドや organ-on-a-chip は，複数の細胞種からなる組織を作製するため，細胞モデルと比較し，生体内により近似した機能を再現でき，臓器の発生分化機構，疾患の病態解析や創薬，薬剤毒性評価などに活用されているが，いずれもサイズが非常に小さい。ここからは，臓器全体を丸ごと再生する研究についてまとめてみたい。

1）胚盤胞補完法（図6A）

胚盤胞補完法（blastocyst complementation）は，特定の臓器の形成が阻害された状態を誘導することで生じる動物体内の発生学的なニッチを活用して，異種動物細胞に由来する臓器を形成させる研究手法である。東京大学（発表当時）中内啓光らは，胚盤胞補完法にて ES 細胞や iPS 細胞から完全な臓器としての膵臓を作製可能であることを示した[23][24]。中内らは，膵臓を欠損する Pdx1 遺伝子のノックアウトマウスの受精卵胚盤胞に正常なラット ES 細胞または iPS 細胞を注入することによってキメラ動物を

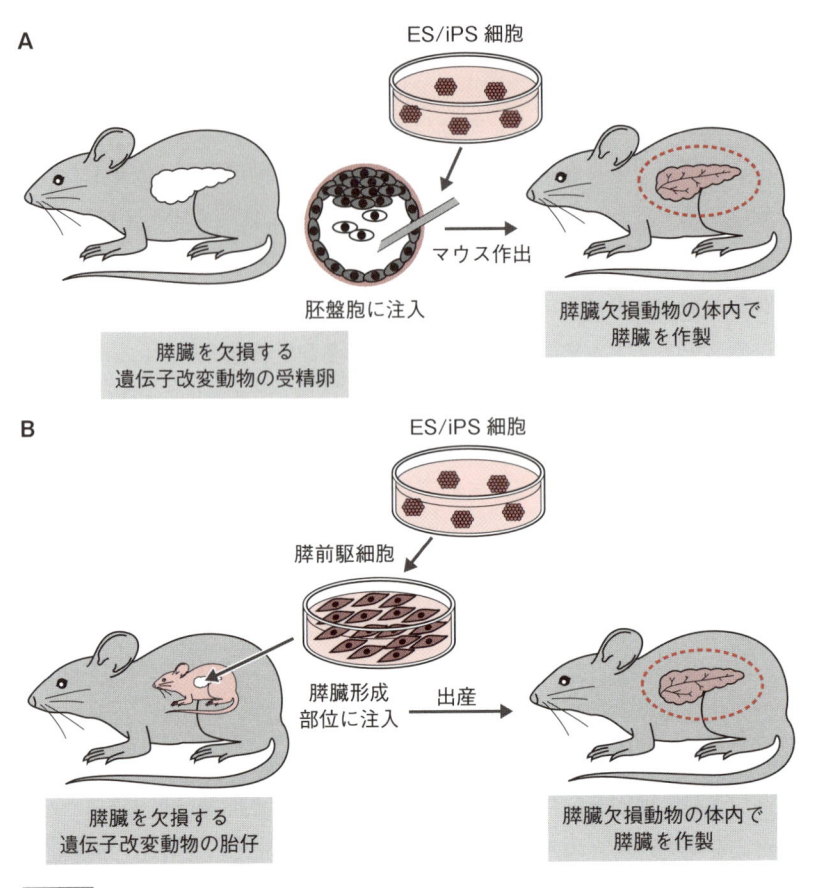

図6　異種動物を活用した臓器再生

A）胚盤胞補完法，B）胎仔ニッチを活用した臓器再生.

作製し，ホストの体内で欠損するはずの膵臓が，注入されたラット ES/iPS 細胞に補完されて形成されることを示し，逆に Pdx1 ノックアウトラットの体内でマウス ES/iPS 細胞由来の膵臓の作製にも成功した.

　次に，マウスやラットなどの小型動物に加え，ブタなどの大型動物でも胚盤胞補完法が検討された．明治大学の長嶋比呂志と東京大学（発表当時）中内啓光らは，Pdx1 遺伝子のプロモーター制御下での Hes1 遺伝子の過剰発現により膵臓を欠損するクローンブタを作製，その受精卵胚盤胞に正常ブタ由来の胚細胞を注入することで，正常ブタ由来の膵臓を再生することに成功した[25].ブタで胚盤胞補完の原理が証明された.現時点では，遺伝的に離れた動物種間への応用にはさらなる技術の進展が必要と考えられるが，技術改良が進めば，ブタなどの大型異種動物の体内環境を利用してヒト iPS 細胞からヒトの膵臓臓器を作製できる可能性がある.

　膵臓以外にも胚盤胞補完法を用いて腎臓，血管・血液細胞，副甲状腺などの作製が報告されている.

✍ もっと詳しく

● 胚盤胞補完法を用いて再生された膵臓

　1型糖尿病では，自己免疫によって膵 β 細胞が破壊され，膵 β 細胞数が減少しインスリン分泌量が低下する．血糖コントロールが困難である重症の1型糖尿病患者に対して，ドナー由来の膵臓もしくはそれより単離した膵島の移植が行われているが，膵・膵島移植においては深刻なドナー不足の問題が依然存在する．そこで，ヒトES/iPS細胞から三次元構造を有する膵島組織や膵臓臓器そのものを作製する試みが進められている．

　中内らは，Pdx1ノックアウトラットを用いた胚盤胞補完法によってマウスiPS細胞から作製したマウス膵臓を摘出して膵島を単離し，糖尿病モデルマウスに移植した．その結果，免疫抑制剤の使用は移植後5日間だけであるにもかかわらず370日以上の期間，血糖値が正常に保たれた[24]．今後，同様の手法を用いて，膵臓を欠損するように遺伝子組換えの施されたブタなどの大型動物の体内でヒトES/iPS細胞からヒトの膵臓を作製し，膵臓移植に用いることに加え，再生された膵臓から単離した膵島を移植に用いる1型糖尿病に対する再生医療の開発も期待される．

2）胎仔ニッチを活用した臓器再生 （図6B）

　胚盤胞補完法は，異種動物の受精卵胚盤胞にES/iPS細胞を注入することで臓器作製を図るが，受精卵ではなく異種動物胎仔や新生仔の臓器形成部位の発生学的なニッチにES/iPS細胞由来の胎生期前駆細胞を注入することで臓器を作製する研究も進められている．

　東京慈恵会医科大学の横尾隆と山中修一郎らは，胎生期腎臓のネフロン前駆細胞に特異的にジフテリア毒素受容体を発現するマウスを作製し，ジフテリア毒素投与によって胎仔腎のネフロン前駆細胞のみを除去しながら，正常マウスやラット由来のネフロン前駆細胞を移植し，腎臓の発生を進めることで，糸球体や尿細管が移植されたドナーネフロン前駆細胞に由来するキメラ腎臓を作製することに成功した[26]．腎臓にはネフロン前駆細胞以外に集合管と下部尿路のもとになる尿管芽など複数の腎前駆細胞もあり，本方法では集合管などはホスト動物由来となるが，同様の手法にてブタのネフロン前駆細胞を除去しながらヒトiPS細胞由来ネフロン前駆細胞に置き換えることで，集合管はブタ由来であるが糸球体と尿細管がヒト細胞であるキメラ腎臓を作製できる可能性が開かれた．

3）異種移植

　近年，複数の遺伝子を組換えたブタの臓器をヒトへ移植する研究が注目を集めている．ブタはヒトと臓器の大きさが近く，ブタ臓器の移植が従来検討されてきたが，異種移植による拒絶反応と人畜共通感染症の危険性のあるブタの内在性レトロウイルス

が課題であった．2023年に米国のグループが，69カ所のゲノム編集を施すことで，拒絶を誘発すると考えられる3種のglycan抗原をノックアウトし，霊長類の免疫系の攻撃を低下させるために7種のヒト遺伝子を強制発現させ，ブタ内在性レトロウイルスをすべて不活性化したミニブタを作出した．そして，その腎臓を移植されたカニクイザルは176日間生存し，さらに免疫抑制剤を使用すると生存期間の最長は758日であったことが報告された[27]．実際に米国にて遺伝子改変ブタの心臓，腎臓，肝臓がヒトに移植されており，今後の成果に注目が集まる．

4 その他の臓器再生研究

1）脱細胞化 (図7)

脱細胞化とは，ヒトや異種動物の生体内から摘出した臓器に，界面活性剤や酵素などによる処理を施すことで細胞を除去し，コラーゲンなど細胞外マトリクス（extracellular matrix：ECM）による臓器の三次元構造の骨組みのみを残す技術である．ECMに加え，細胞が産生，分泌していた成長因子等の一部のタンパク質を残す技術も開発されている．このような脱細胞化組織を損傷した臓器に添加することで，脱細胞化組織のなかに幹細胞や前駆細胞がよび込まれ，生着，増殖を補助して治療に役立たせることが検討されている．米国を中心に脱細胞化ブタ大動脈弁をはじめとして，ヒト，ブタ，ウシなどの脱細胞化皮膚，心臓弁，血管などの実用化が進んでいる．

また，脱細胞化した臓器に幹細胞から分化誘導したその臓器の前駆細胞や構成細胞種を注入し生着させること（**再細胞化**）で移植用臓器を再構築する研究も進められている．脱細胞化組織に残るECMは，構造・組成ともに生物間で高く保存され，ほと

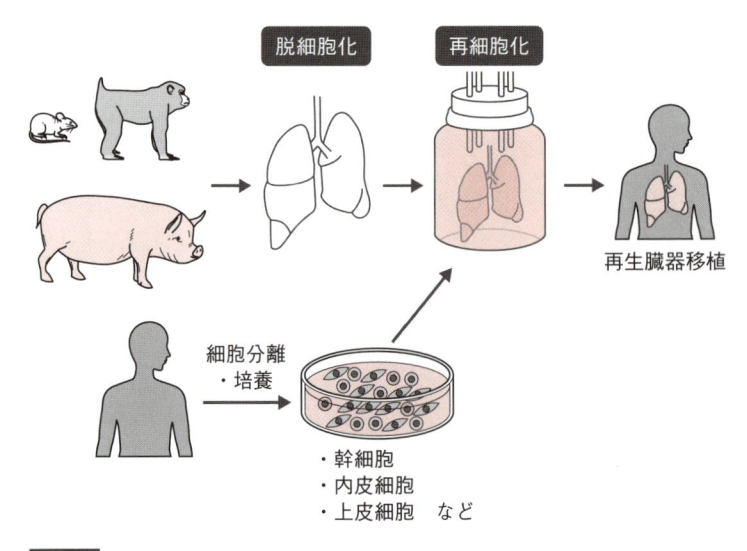

図7 脱細胞化

んどの生物間で免疫拒絶を惹起しない. また, ECMが細胞の分化に関与することが知られ, 目的臓器のECM上で培養した細胞はその臓器の構成細胞へ分化が促進される傾向があるため, 移植後に免疫拒絶を受けない臓器の再生が期待されている.

2008年に米マサチューセッツ総合病院のオット (Harald Ott) らは, ラット心臓の冠動脈に界面活性剤を灌流することで, 細胞成分のみを除去し, 脱細胞化したECMの骨格を得て, これを足場として用いて, ラット胚由来の心臓細胞および血管内皮細胞を灌流し, 再細胞化させることで, 成体心臓の約2%のポンプ機能を有する心臓を再生したと報告した[28]. さらに, 同様に脱細胞化と, 門脈や血管と気管または尿管を介した再細胞化にて, 肝臓, 肺, 腎臓でも臓器の再生の報告があるが, 再生された臓器の移植実験にて血液の漏出を認めるなど完全な微細組織構築まで至っておらず, また, ほとんどは小動物を用いた実験にとどまり大動物への移行など, ヒトへ応用するには課題が残されている.

Column

⑭ NBA バスケットボール

独身で留学に行った私は, 「Kenjiは研究室に住んでいる」とラボのメンバーから言われるほど, ほとんど研究室に貼りついて研究を頑張った. しかし, ハーバード大学のあるボストンに住んで楽しかった思い出もたくさんある.

なかでもよかったのは, ボストンのプロスポーツである. 私は, 大学生のときバスケ部に所属しており, テレビでNBA (National Basketball Association) のゲームをよく見ていた. いつか本物を生で観てみたいなあと思い, それが小さな夢の1つであった. ボストンにはセルティックスという古豪のチームがある. 留学に行ってから知ったのであるが, メルトン先生も高校生時代にバスケ部に属していたそうで, NBAの大ファンであり, そのボストン・セルティックスのホームコートであるTDガーデンの, コートから近いかなり前の方の年間指定席を2席, 毎年購入されていたのである. そして, 超多忙で出張が多くボストンを不在にすることの多いメルトン先生は, 自分が観に行けない試合があると, 知り合いでそのチケットを購入する人がいなければ, ラボの全員に「チケットが欲しい人は返事をするように」とメールを送っていた. 私は, メールが来るたびにすぐに「ぜひ行きたいです」と返事をした.

基本的にはメンバー全員に公平に渡されたが, それでも3年間の留学中に10回以上試合を観に行くことができた. 特に3年間留学した最後の年は, セルティックスが優勝したので本当によかった. バスケットボールをよく知らない人より知っている人の方が楽しめるためか, ラボのメンバーのなかで私が1番多くチケットをいただけたようである. あるとき, セルティックスとロサンゼルス・レーカーズの試合のチケットをいただけることになり, メルトン先生が直接チケットをもってきてくれて, 「今日はコービー・ブライアント (NBA最大のスター選手の1人) が観れるよ」と言ってくださったこともあった. 実際にゲームを観ると会場の興奮や迫力が全然違うし, テレビでは放送されないエンターテイメントもたくさんあって本当に楽しい. メルトン先生のおかげで夢の1つがかなった.

その他, ボストンには, メジャーリーグのレッドソックスもあり, 松坂大輔登板試合も観に行ったことがある. 学問を楽しむだけでなく, 海外の文化に直接ふれることは, テレビや本ではわからない新鮮さ, 面白さを発見できて本当に貴重な経験となる. 若い研究者には留学だけは絶対に行ってほしいと思っている.

2）3D バイオプリンティング

　三次元データをもとに細胞や組織を足場の上に配置し，積み上げることで三次元構造体を作製する**バイオ3Dプリンタ**を用いて，臓器を作製する研究も進められている（**図8A**）．現在使用されているバイオ3Dプリンタは，コラーゲンなどに含まれたゼリー状の細胞を注射器のような筒から押し出して立体構造物をつくるものが多く，ゼリー状の細胞から強度のある組織の作製が困難であるなどの課題があった．

◆ 剣山メソッド（図8B）

　佐賀大学の中山功一らは，「**剣山メソッド**」とよばれる，全く原理の異なる独自の技術を開発した．この方法は，まず細胞の塊を作製し，バイオ3Dプリンタを用いて，目的とする臓器や組織の形状となるように配置された剣山のような針に，細胞塊を刺して積み上げる．そして，細胞塊同士が融合し，針を抜いた後は針の穴も自然に塞がり，目的の臓器，組織が完成する[29]．中山らは，この技術を活用して，人工透析（血液透析）を受けている腎不全患者に患者自身の皮膚細胞から作製した管状の細胞性人工血管を移植する世界初の臨床研究と，手指の末梢神経損傷患者に患者自身の皮膚細胞か

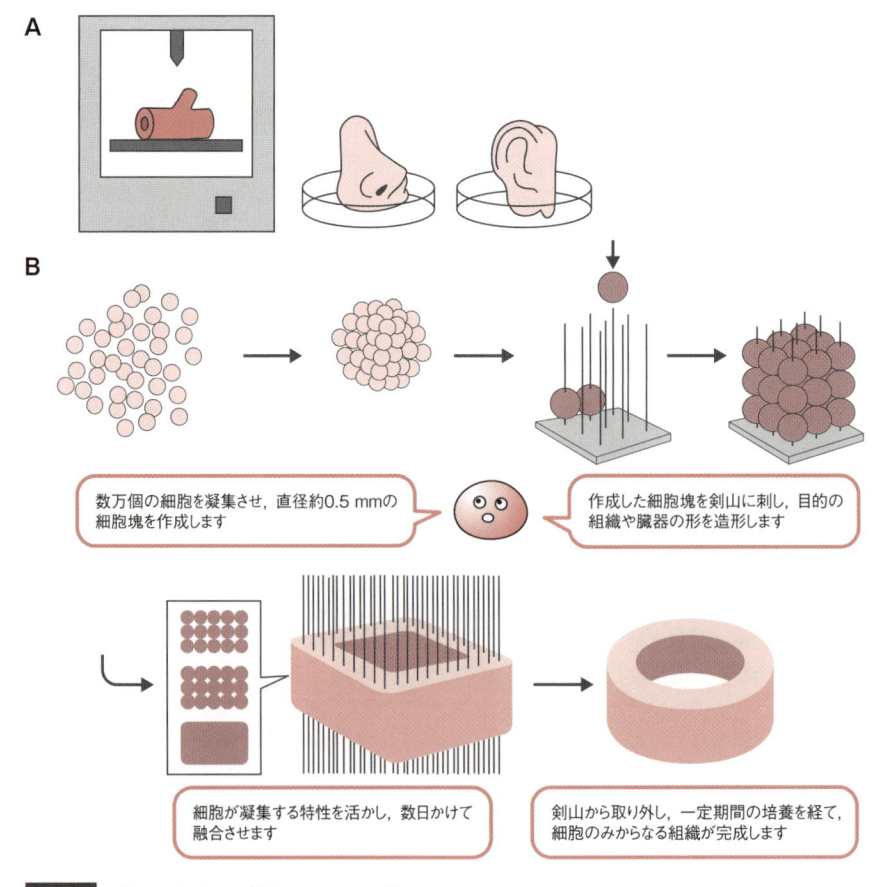

図8　3Dバイオプリンティング

ら作製した管状の三次元神経導管を移植する治験を開始した．その他にも軟骨，食道，気管，膀胱，肝臓，心臓などの作製も研究が進められている．

📖 もっと詳しく

● バイオ3Dプリンタで作製した「細胞性人工血管」と「三次元神経導管」を用いる再生医療

腎不全にて慢性的に血液透析が必要となった場合，ほとんどの患者が，効率的に血液を透析回路へと流すためのバスキュラーアクセスとして動静脈内シャントを使用する．この動静脈内シャントの作製には，患者自身の自己血管か，自己血管による作製が困難な場合には人工材料から製造された人工血管が使用されるが，人工血管は感染や閉塞しやすいなどの課題があり，より生体内の血管に近い人工血管の開発が必要とされている．中山らは，患者自身の皮膚から増殖させた線維芽細胞の細胞塊を「剣山メソッド」を用いて積層し，細胞性人工血管を作製，バスキュラーアクセスの再建を目的とし透析患者に移植する臨床研究を2020年に開始した．人工材料から作製された人工血管と比較し，感染症や血栓形成などのトラブルが少なく，バスキュラーアクセスの開存性の向上が期待される．

一方，手指などの末梢神経損傷に対する治療は，従来，患者自身の健常な神経を移植する自家神経移植が主流であり，自家神経の犠牲を回避するために人工神経の開発が研究されてきたが，良好な成績は得られていなかった．中山らは，京都大学医学部附属病院整形外科と共同で，患者の腹部の皮膚由来の線維芽細胞から「剣山メソッド」を用いて三次元神経導管を作製，3名の末梢神経損傷患者に移植する治験を2020年に開始した．そして，2023年に3名の患者すべてにおいて知覚神経などに回復を認め，安全性および有効性が得られたことが報告された．作用機序として三次元神経導管から放出されるサイトカインや血管新生によって，再生軸索の誘導が得られることが考えられている．

3）バイオ人工臓器

臓器の構成細胞種とリアクターなどの工学技術を組合わせ，肝臓や腎臓などの臓器の機能の一部を代替する**バイオ人工臓器**の研究も以前より進められている．

◆ バイオ人工肝臓（Bioartificial liver：BAL，図9）

急性肝不全（劇症肝炎）の救命のために，以前よりアンモニアや炎症性物質の除去と，不足する血液凝固因子などのタンパク質を供給する血漿交換や血液浄化などの治療が行われてきた．しかし，亜急性型のような依然救命率の低い病態の治療に向けて，より広範な機能代替や生存している患者肝の再生を促進するために肝細胞を利用する**バイオ人工肝臓**の研究が行われている．これは，肝細胞とバイオリアクターからなる体外循環システムから形成されるが，その肝細胞源として，ヒトの初代肝細胞は増殖

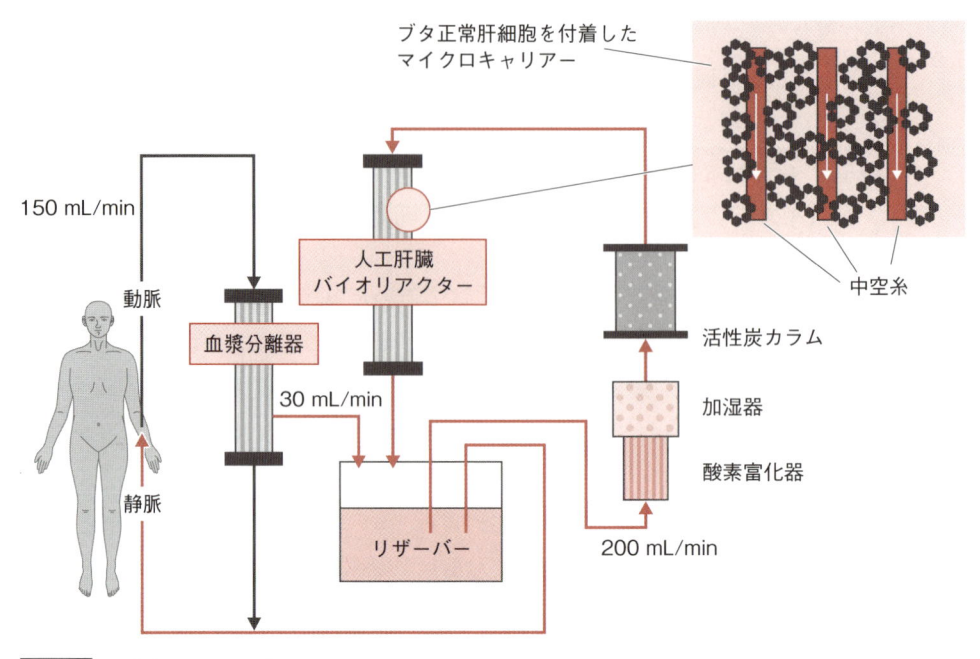

ブタ正常肝細胞を付着した
マイクロキャリアー

中空糸

150 mL/min

動脈

人工肝臓
バイオリアクター

血漿分離器

活性炭カラム

加湿器

酸素富化器

30 mL/min

静脈

リザーバー

200 mL/min

図9　バイオ人工肝臓

が困難であるため供給が限られ，ヒト肝がん細胞株，不死化細胞株，ブタ初代肝細胞などが使用されたが，ヒト肝細胞と比べ機能が格段に落ちてしまうことが課題であった．そこでiPS細胞からの分化誘導やダイレクトリプログラミングで作製される肝細胞が期待されている．そして，ダイレクトリプログラミングにより作製した誘導肝細胞を用いた人工肝臓の臨床試験も実施された[30]．

◆ バイオ人工腎臓

血液透析をはじめとする人工膜を用いた血液浄化療法は，腎不全における尿毒素などの病因物質除去と体液恒常性維持を可能とし普及している．しかし，細胞や組織の有する代謝機能を人工膜のみで代替することは困難であり，より完全な血液浄化を行うために細胞と人工膜を用いたバイオ人工腎臓の研究も進められている．透析用ダイアライザーなどの中空糸デバイスの内面に尿細管上皮細胞や血管内皮細胞を付着させ，そこに患者血液を還流させるバイオ人工尿細管デバイスやバイオ人工糸球体デバイスなどが研究されている．

もっと詳しく

● ダイレクトリプログラミングにより作製した肝細胞を用いた人工肝臓

2023年に中国のグループが，**第6章**で紹介したダイレクトリプログラミングの手法を用いて線維芽細胞にFOXA3，HNF4A，HNF1Aの3つの転写因子を導入することで**ヒト誘導肝細胞**（induced hepatocyte：iHep）を作製し，それを用いた

バイオ人工肝臓デバイス（iHep-BAL）を開発した[30]．次に，広範囲肝切除術後の死因として最多の肝切除後肝不全のブタモデルを用いて，生存率と残存肝のアンモニア解毒能などの肝機能を改善させ，肝再生を促進する治療効果を確認した．さらに，広範囲肝切除後の7名の患者においてiHep-BAL治療の臨床試験を実施し，安全性，および肝機能改善と肝再生促進の有効性が示唆された．

5 今後の課題

　近年，アメリカ食品医薬品局（FDA）が薬の承認に動物実験を必須としない通達を行い，動物実験を極力減らすことが推奨されている．オルガノイドやorgan-on-a-chip技術のますますの発展により，創薬研究において動物モデルの代替となることが期待される．しかし，さまざまな臓器を模倣したオルガノイドが開発されているが，多くは胎児期あるいは新生児期に相当するものであり，成人や高齢者の臓器機能の解析や疾患モデル構築と創薬に活用するためには，機能的な成熟度を向上させる必要がある．また，オルガノイド作製にかかる時間の長さや煩雑な操作も今後改善がなされるべきである．

　異種動物の体内環境を用いた臓器再生は，臓器全体を作製するための魅力的なアプローチである．しかし，マウスやラット間のような遺伝的に近い動物間では成功しているが，ヒトとブタなどの遺伝的に離れた動物間では依然困難である．胚盤胞補完法では，異種動物の体内で移植されたヒトES/iPS細胞が脳神経や精子，卵に分化するなどの倫理的な課題もある．また，遺伝子改変により目的臓器を欠損する異種動物を使

Column

⑮ 人生は何が起こるかわからない

　自分の興味のままに研究を頑張ってよかったなと思うことが1つある．それは，メルトン研に留学して2年半が過ぎた2007年の夏頃，当初より3年間留学して日本に職を得て戻ってこようと考えていたので，日本で職を得るためのインタビューやプレゼンなどの活動をはじめたときのことである．

　その当時は，日本では依然としてヒトES細胞を使った研究は難しく，私はメルトン研でヒトES細胞の仕事の成果を出しつつあったのであるが，周りの人から「日本でヒトES細胞の研究で職を得るのは難しいから，アメリカとかで次の行先を探した方がいいんじゃないのか」と言われていた．確かにヒトES細胞を用いた研究をするポストを募集している日本の研究機関は非常に少なかった．日本に職を得て戻ってくるのはやはり無理だろうかと諦めかけていた．しかし，2007年11月に世のなかは全く変わってしまったのである．そう，

山中先生がヒトのiPS細胞の樹立に成功したのである．

　ヒトiPS細胞は，ヒトES細胞とほぼ同じであったので，日本ではまだごく少数しかいなかったヒトES細胞の研究経験がある研究者が必要とされる時代が来たのであった．そのおかげで，私は山中先生に特任講師として雇っていただけて，2008年6月に当時の京都大学iPS細胞研究センター（現iPS細胞研究所）にて，腎臓再生の研究を行う研究室をはじめることができたのである．

　将来の心配はせずに，自分がおもしろそうだと思ったヒトES細胞の研究を留学して行ったが，世のなかが変わって，それが役立つ時代になったのである．やはり，先のことは誰もわからないので，自分の興味のあることを追求すべきであると本当に実感した．

用するが，目的臓器のすべての構成細胞を遺伝的に欠損させるのは困難であることが多く，形成された臓器の一部にホスト動物由来の細胞成分が含まれ，ヒトへの移植には拒絶反応が生じることも課題である．免疫抑制剤投与下の異種移植も長年にわたり拒絶を抑えられるかは不明である．

　もちろん将来的には異種動物の体内環境や臓器を用いずに，体外や*in vitro*にてヒトES/iPS細胞から完全な臓器を再構築することが最終目標であろう．

文献

1) 「オルガノイドがもたらすライフサイエンス革命」（武部貴則 / 編），実験医学増刊 Vol.42 No.5，羊土社，2024
2) Eiraku M, et al：Cell Stem Cell, 3：519-532, 2008
3) Eiraku M, et al：Nature, 472：51-56, 2011
4) Suga H, et al：Nature, 480：57-62, 2011
5) Sato T, et al：Nature, 459：262-265, 2009
6) Spence JR, et al：Nature, 470：105-109, 2011
7) Tsujimoto H, et al：Cell Rep, 31：107476, 2020
8) Takebe T, et al：Nature, 499：481-484, 2013
9) Takasato M, et al：Nature, 526：564-568, 2015
10) Tanigawa S, et al：Nat Commun, 13：611, 2022
11) Rivron NC, et al：Nature, 557：106-111, 2018
12) Moris N, et al：Nature, 582：410-415, 2020
13) Yamanaka Y, et al：Nature, 614：509-520, 2023
14) Okubo T, et al：Nature, 626：357-366, 2024
15) Birey F, et al：Nature, 545：54-59, 2017
16) Ouchi R, et al：Cell Metab, 30：374-384.e6, 2019
17) Crespo M, et al：Nat Med, 23：878-884, 2017
18) Mae SI, et al：Cell Rep, 42：113431, 2023
19) Huh D, et al：Science, 328：1662-1668, 2010
20) Sone N, et al：Sci Transl Med, 13：eabb1298, 2021
21) Hiratsuka K, et al：Sci Adv, 8：eabq0866, 2022
22) Deguchi S, et al：Cell Stem Cell, 31：1315-1326.e8, 2024
23) Kobayashi T, et al：Cell, 142：787-799, 2010
24) Yamaguchi T, et al：Nature, 542：191-196, 2017
25) Matsunari H, et al：Proc Natl Acad Sci U S A, 110：4557-4562, 2013
26) Yamanaka S, et al：Nat Commun, 8：1719, 2017
27) Anand RP, et al：Nature, 622：393-401, 2023
28) Ott HC, et al：Nat Med, 14：213-221, 2008
29) Itoh M, et al：Nat Commun, 10：2244, 2019
30) Wang Y, et al：Cell Stem Cell, 30：617-631.e8, 2023

第8章

ケミカルバイオロジー
——未開の「宝の山」の ストラテジー

ケミカルバイオロジー
──未開の「宝の山」のストラテジー

この章では,「ケミカルバイオロジー」とよばれる「ケミストリー(化学)」と「バイオロジー(生物学)」を融合させた研究分野をみていこう.ケミカルバイオロジーは,「ES細胞やiPS細胞の未分化状態の維持」「体細胞からiPS細胞へのリプログラミング」「ES細胞やiPS細胞から臓器細胞への分化誘導」「*in vitro*疾患モデルを用いた治療薬開発」「組織幹細胞の生体内での制御による再生」など,幹細胞・再生医療領域において,重要な役割を担っている.研究法からiPS細胞,ES細胞,リプログラミングといった前章までで扱った内容を捉え直し,多面的な理解へつなげていってほしい.

KEYWORD ◆ 低分子化合物 ◆ 合成化合物 ◆ 天然物 ◆ HTS ◆ 未分化維持 ◆ リプログラミング ◆ 分化誘導 ◆ ES細胞 ◆ iPS細胞

1 ケミカルバイオロジーとは

　近年,*Nature*の姉妹誌として*Nature Chemical Biology*というジャーナルが,*Cell*の姉妹誌として*Cell Chemical Biology*というジャーナルが創刊されたことにも反映されているように,**ケミカルバイオロジー**とよばれる学問が台頭してきた[1].要するに「ケミストリー(化学)」と「バイオロジー(生物学)」を融合させた分野であり,私は化合物を用いてさまざまな生命現象を制御する学問(**図1**)と理解している.その生命現象が,疾患が形成される病態の一部分であれば,そのステップを制御する化合物は,疾患に対する治療薬開発につながるのである.製薬企業の研究所では,従来,このような*in vitro*で病態を模倣する系を作製し治療薬としての化合物を探索する研究が行われており,何も新しいことではない.しかし,近年,大学や非営利目的の研究機関においても,治療薬に直接結びつかないさまざまな生命現象をも対象に加えて,化合物を用いて制御するようになったことが新しいのである.

　このケミカルバイオロジーが幹細胞・再生医療の研究領域において注目されているのは,重要な役割を担っているからである.とりわけ,「ES細胞やiPS細胞の未分化状態の維持」「体細胞からiPS細胞へのリプログラミング」「ES細胞やiPS細胞から臓

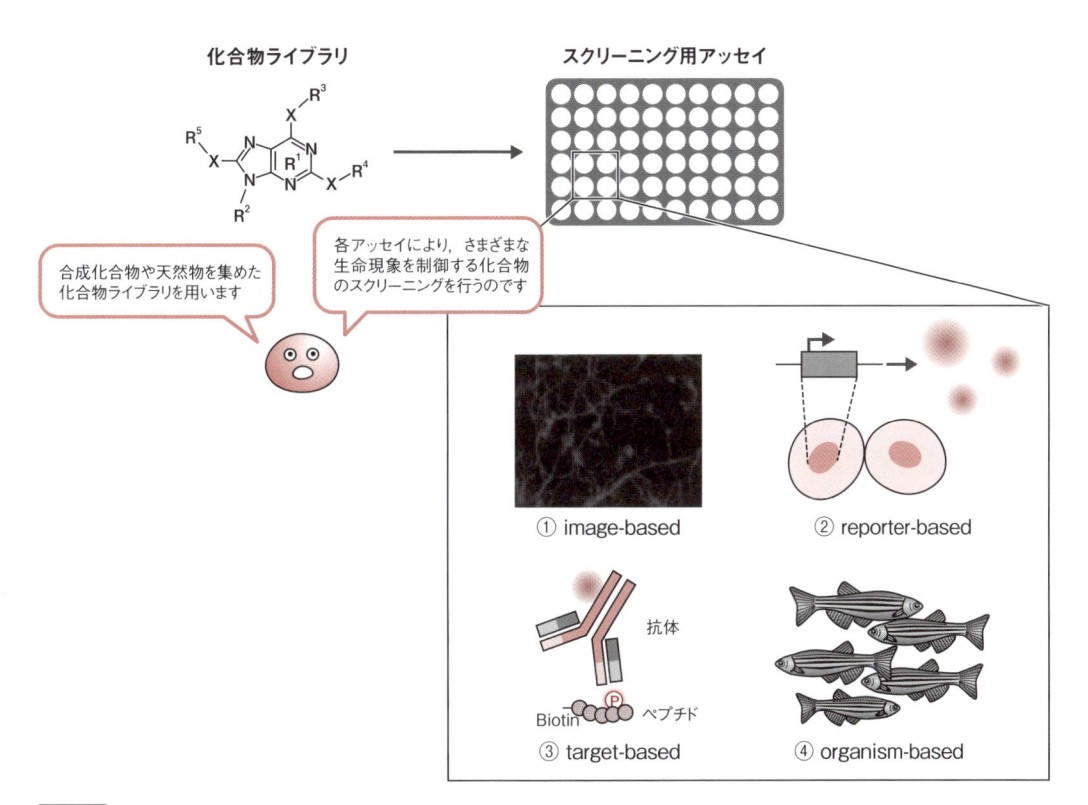

図1　ケミカルバイオロジーの実際
（文献 1 をもとに作成）

器細胞への分化誘導」「*in vitro* 疾患モデルを用いた治療薬開発」「組織幹細胞の生体内での制御による再生」という 5 つの分野ですでに多くの実績が出ている.

1）ケミカルバイオロジーの魅力

　化合物を用いた化学的アプローチは，遺伝子導入を用いた遺伝学的アプローチと比較して 2 つの長所がある．まず，①生体内あるいは細胞内のタンパク質の機能を時間的にコントロールしやすいこと，また，②異なる濃度の化合物を使用することによって濃度依存的に異なるレベルにタンパク質の機能を調節しやすいことである．さらに，化合物をうまく組合わせて使えば，複数の細胞内器官に促進的あるいは抑制的に同時に作用できるために，多種多様な生物活性を導き出せる可能性がある.

　また，従来知られていた活性とは異なる新しい活性を同じ化合物に新たに見出せる可能性もある．**リチウム**を例にあげよう．従来，精神神経疾患である躁病の治療薬として知られていたリチウムに**Wnt シグナル**の **β-catenin 経路**（別名，古典的経路あるいは canonical 経路ともよばれる）を活性化するという，それまで使用していた臨床医からは想像もつかない活性が発見された[2]．β-catenin 経路とは，発生生物学をはじめとするさまざまな生命現象においても重要な役割を果たすシグナル経路である．こ

右欄外:
第8章
ケミカルバイオロジー

の例からもわかるように，従来から治療薬として，また実験用試薬として使われている化合物であっても，これまでに知られていなかった全く新しい生理活性が今後も見つかる可能性がある．ケミカルバイオロジーは，生理活性物質が埋まった未開の「宝の山」であり，これからも多くの宝が掘り当てられると期待される．

2）化合物について

ケミカルバイオロジーで用いられる化合物の種類としては，工業的に生合成される**合成化合物**（synthetic compound）と，微生物，植物，動物などの生物の体内から抽出される**天然物**（natural product）に大きく大別される．入手先としては実験試薬を販売する企業から化合物ライブラリも販売されているし，化学系の研究室で独自に作製しコレクションされたライブラリもある．また，さまざまな生物から抽出した天然物のライブラリを多くの大学や製薬企業の研究所が作製している．

合成化合物は化学的に修飾を加えるなどの改良を行って，ある特定の活性のより強い化合物に改良が行える点に利点がある．一方，天然物は，生物学的な意味を有しているために進化の過程において淘汰されないで生物のなかで保存されている物質である．よって，なにがしかの生物活性を有しているものが多いと考えられる．最も有名な例としては，1929年にイギリスの細菌学者であるフレミング（Alexander Fleming）による世界初の抗生物質**ペニシリン**の発見があげられる．これは20世紀における最も偉大な発見の1つである．フレミングは，ブドウ球菌の培養実験中にコンタミネーションしたアオカビ（*Penicillium notatum*）のコロニーの周囲にブドウ球菌の生育が阻止される領域が生じる現象を偶然発見した．そして，後年，アオカビから細菌の増殖を抑制する化学物質を単離し，アオカビの学名にちなんでペニシリンと名付けた．また，別の例としては，藤沢薬品工業株式会社（現 アステラス製薬株式会社）が発見し，現在移植医療における免疫抑制剤として頻用されている**タクロリムス**（プログラフ）が，茨城県つくば市の山中の土壌中の微生物（放線菌）から抽出された天然物であることも有名な話である．

これより先は，ケミカルバイオロジーを用いた幹細胞・再生医療研究の6つの分野における具体例を示していきたい．

📖もっと詳しく

●実験方法

化合物を探索・選別すること（＝スクリーニングという）に使用するアッセイとしては，①細胞の形態やマーカー遺伝子の発現を画像で評価するもの（image-based），②酵素活性やシグナル伝達などのタンパク質機能を評価するもの（reporter-based），③標的分子との相互作用を評価するもの（target-based），④実験動物を用いて全身に生じる表現型で評価するもの（organism-based），が代表的なもの

として挙げられる（**図1**）.

　それぞれ具体例をあげた方がイメージしやすいかもしれない．①としては，個々の培養細胞の形態変化，内部の核酸，タンパク質などの発現・局在変化を数値解析するハイコンテントアナリシス（GEヘルスケア社のIN Cell Analyzerなど）があげられる．②としては，遺伝子の転写活性を反映するルシフェラーゼ活性を評価するものや蛍光タンパク質のレポーター（緑色蛍光タンパク質：GFPなど）をある遺伝子の制御領域下に導入した細胞株や細胞表面抗原に対する抗体染色をフローサイトメーター（BD社のFACSなど）を用いて評価するものがあげられる．③としては，抗体に対するターゲットを検出するもの，④としては，ゼブラフィッシュやアフリカツメガエルの受精卵を培養皿上で孵化させ仔魚や幼生の形態や遺伝子発現を評価するものがそれぞれあげられる（**図1**）.

● ハイスループットスクリーニングとは

　ケミカルバイオロジーの実験では，多くの例において，96穴，384穴，1,256穴プレートなどの多数のウェルを有する培養皿上で，ある生命現象を再現する系を構築する．そして，数千，数万あるいはそれ以上の大多数の種類の化合物を含むライブラリから，その培養皿の各ウェル1穴につき異なる化合物を1種類ずつロボットなどを用いて高速に分配投与する．もしその系に対し活性があればウェルのなかで細胞死や蛍光などが観察される．よって，1枚の培養皿を用いて，96，384，1,256種類の化合物が一度に探索可能となり，目的となる活性を有する化合物を効率よく同定できる．このような工程は**ハイスループットスクリーニング**（high-throughput screening：HTS）とよばれている．

2　幹細胞の未分化状態の維持

1）多能性幹細胞

◆ 増殖因子，サイトカイン，フィーダー細胞などを用いた方法

　幹細胞を未分化状態に維持して効率よく増殖させることは，特定細胞種に効率よく分化誘導することに加えて，細胞療法の開発や幹細胞を用いた創薬にとっても重要である．これまでに，ES細胞やiPS細胞などの多能性幹細胞を未分化状態に維持する機構の解明に関する多くの研究がなされてきた．マウスES細胞やiPS細胞の典型的な培養法としては，下敷き細胞であるフィーダー細胞を用いて血清を含む培養条件でIL-6スーパーファミリーに属するサイトカインの一種であるLIF（白血病阻止因子）を添加することで未分化状態を維持していた．さらに，第4章でも触れたようにLIFとBMP（骨形成因子）によってフィーダー細胞も血清も用いなくとも未分化状態に維持

できることが示された（**図2上**）[3]．一方，ヒトES細胞やiPS細胞の未分化維持機構の解明は，マウスより遅れていたが，フィーダー細胞上でbFGF（塩基性線維芽細胞増殖因子，またはFGF2ともいう）を加えることで未分化状態に維持することやWntとactivin AなどTGF β スーパーファミリーに属する増殖因子も未分化維持に働くことが報告された[4][5]．そして近年，それらの因子を用いた無フィーダー培養も開発された．しかし，LIFやbFGFなど外因性の因子は，ロット間で性質がバラバラであることなどより，それらを用いることでは安定した結果を得ることは難しい．また，血清

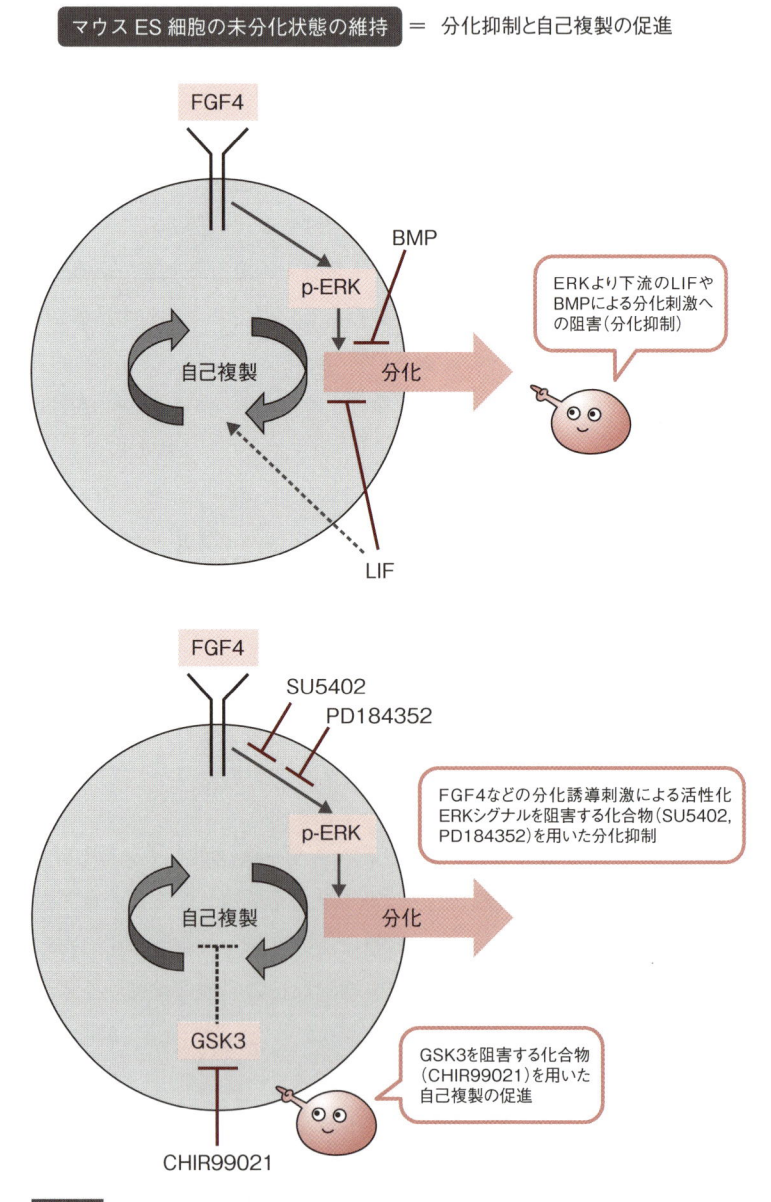

図2 化合物を用いたマウスES細胞の未分化状態の維持

に含まれる，あるいは，フィーダー細胞から分泌される未知の因子が幹細胞を特定系譜に分化させる傾向を与える可能性や，なんらかの処理をした際にその結果を修飾する可能性などの問題点があげられる．よって，フィーダー細胞や血清を用いない，不明の因子を含まないdefinedかつより安定な維持培養法の開発が望まれる．

◆ 化合物を用いた方法

ケミカルバイオロジーを用いて，ES細胞やiPS細胞を未分化状態に維持できる化合物を探索する試みもすでにはじまっている．また，**第4章** で解説したように化合物を用いたマウスES細胞の未分化状態の維持に関する報告もある．ES細胞が内在性に発現し分化を誘導する活性を有する分子であるERK1と同じ経路で上流に位置するFGFR，MEK，そしてGSK3の3つのprotein kinaseの特異的阻害剤の組合わせ（3i培養）が，さまざまな系統のマウスから均一なマウスES細胞の樹立を可能とし，さらに長期間の未分化状態を維持する基礎にある状態（**基底状態**）であることが示された（図2下）[6]．

一方，ヒトES細胞の未分化状態維持に関する化合物の知見はマウスのそれに比べて圧倒的に数が少ない．ヒトES細胞を単一細胞近くまで解離させた際の生存率がきわめて悪く，単一クローンの選択などが困難であったが，笹井芳樹らは，protein kinase ROCKの阻害剤である**Y-27632**が解離させたヒトES細胞の生存を促進することを見出した[7]．しかし，ヒトES細胞やiPS細胞を未分化状態に維持できる化合物に関しては，これまでその報告はほとんどなく，今後の研究の進展が期待される．

2) 組織幹細胞

ES細胞やiPS細胞などの多能性幹細胞と対照的に，組織幹細胞あるいは体性幹細胞は，培養皿上で未分化状態を維持するのが一般的に困難である．例えば，骨髄に含まれる造血幹細胞（HSC）は，白血病など血液腫瘍に対する骨髄移植療法に使用されているため，培養皿上で未分化状態のまま増殖させることが長年にわたって研究されてきたが，その培養条件は十分には確立されていない．例外的であるのは，神経細胞やグリア細胞に分化可能である神経幹細胞が，*in vitro* でbFGFおよびEGF（上皮細胞増殖因子）投与下にて未分化状態で増殖可能なことである．

米国マサチューセッツ総合病院研究所（発表当時）のチェン（Kenneth Chien）らのグループは，心筋，血管平滑筋，血管内皮細胞への多分化能を有する心血管系前駆細胞を *in vitro* で未分化状態を保って増殖させる化合物を探索するHTSを行った．その結果としてGSK3阻害剤であるBIO（bromo-indirubin-3-oxime）が最も強い活性を有する化合物の1つであることを示し，ケミカルバイオロジーを用いて組織幹細胞を未分化状態に維持する培養法を開発できることが示された[8]．今後，これまで *in vitro* で未分化状態のまま維持することができなかった多くの臓器の組織幹細胞やヒトES/iPS細胞を未分化状態に維持する化合物の発見が期待される．

3　体細胞からiPS細胞へのリプログラミング

1）iPS細胞の樹立は化合物だけでもできるのか？

　iPS細胞から作製された臓器細胞を移植に用いる再生医療の実現化のためには，iPS細胞由来の細胞や組織のがん化を防ぐ必要がある．それにはゲノムへの遺伝子の組込みを必要としない（ゲノムを傷つけない）iPS細胞の樹立法の確立が必須である．その1つのアプローチとして，ウイルスベクターを用いたリプログラミング因子Oct3/4，Sox2，Klf4，c-Mycの遺伝子導入を，化合物の投与によって置き換えることが研究されている．

2）バルプロ酸の思わぬ機能

　ここで1つわれわれの発見を述べよう．われわれは，**ヒストン脱アセチル化酵素**（histone deacetylase：HDAC）**阻害剤**のライブラリをスクリーニングし，iPS細胞へのリプログラミングを促進する化合物の探索を行った．HDAC阻害剤は体細胞核移植（SCNT）によるリプログラミングを促進する作用が知られている．そして，そのライブラリに含まれる阻害剤の一種である**バルプロ酸**を用いると，Oct3/4とSox2の2因子のみで，マウスおよびヒトの体細胞からiPS細胞が樹立されることを見出した（**図3**）[9][10]．しかもOct3/4，Sox2，Klf4の3因子とほぼ同じ効率であった．バルプロ酸は，精神神経疾患である**てんかん**の治療薬として日常臨床で従来用いられている薬剤であり，その効能以外にも，体細胞からiPS細胞へのリプログラミングという全く異なる生命現象を制御することが示された．

　また，BIX-01294とBayK8644の2つの化合物を用いるとOct3/4とKlf4の組合わせ

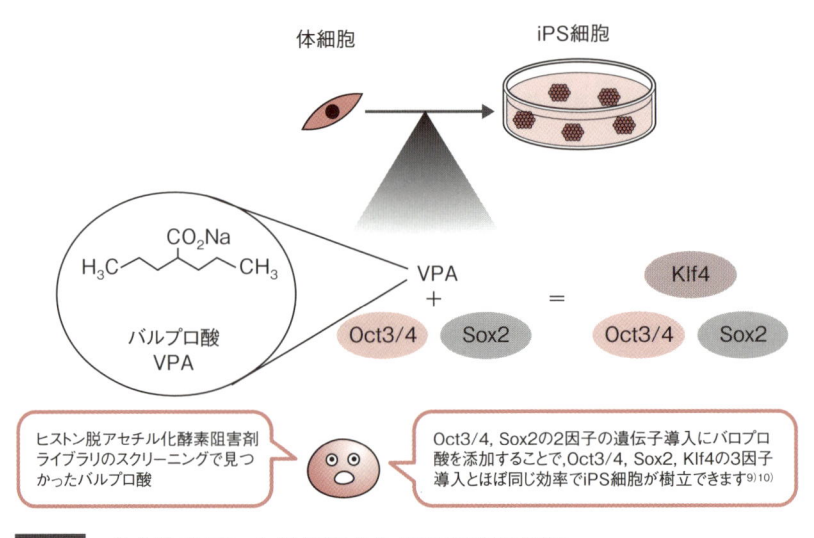

図3　化合物を用いた体細胞からiPS細胞の作製

でiPS細胞を誘導できることや[11]，HTSによってiPS細胞樹立の際にSox2の代替となる化合物が同定されたこと[12]，DNAメチル化阻害剤である5-aza-cytidineがiPS細胞誘導効率を高めることなどが相次いで報告された[13]．これらの例のようにケミカルバイオロジーの手法を用いてOct3/4，Sox2，Klf4，c-Mycのそれぞれの因子の代替となる化合物（**リプログラミング化合物**）を探索することが進められている．

　化合物のなかには，DNAに結合することなどにより発がん性を有するものももちろん存在するため，化合物投与により作製されたiPS細胞が必ずしも安全であるという保証はない．しかし，iPS細胞樹立がウイルスベクターの導入よりもより簡便となるなど利点も多いため，長期間にわたる観察，あるいは，リプログラミング化合物の標的分子の解析による安全性の十分な確認を行うことで，化合物によるiPS細胞樹立法を確立することは再生医療の実現化に向けて大いに貢献することが期待される．

👉 もっと詳しく

● 最新の成果

　2013年には中国のグループより，化合物の添加のみで遺伝子導入を用いないでマウスのiPS細胞が樹立されるという報告がなされた[14]．この報告によると，バルプロ酸，CHIR99021，616452，トランスシクロプロミン，フォルスコリン，デアザネプラノシンの6化合物により，化合物のみでiPS細胞が樹立できた．さらに，TTNPBを加えると，樹立効率が0.2％まで改善され，CHIR99021，616452，フォルスコリン，デアザネプラノシンの4化合物はそれぞれ必須であり，効率が下がるが，4化合物のみの組合わせでも樹立自体は可能であった．また2022年，同グループより，化合物の添加のみによるヒトのiPS細胞の樹立も報告された[15]．

4　幹細胞から臓器細胞への分化誘導研究

1）化合物と分化誘導

　第4章 などでみたように，再生医療に使用する目的にてES細胞やiPS細胞などの多能性幹細胞から特定臓器の細胞への分化誘導法開発がさかんに研究されている．しかし，依然として高効率に作製することが困難な細胞種や作製する方法のない細胞種も多く存在する．たとえあったとしても，培養細胞との共培養や，血清やさまざまな外因性の誘導因子を用いる複雑な分化誘導法を使うため現実的ではない細胞種もある．再生医療の実現化や分化誘導機構の解明のためには，2でも述べたような動物由来の因子を使用せず，動物細胞との共培養を用いない（**xeno-free**），かつ不明の因子を含まない（**defined**）培養条件の確立が必須である．ケミカルバイオロジーを用いて，生体内のものと機能的に類似した臓器細胞を得るためのxeno-freeかつdefinedな分化誘導法開発に向けた試みが実施されている．

2）化合物スクリーニングを用いた分化誘導法開発

　われわれは，ケミカルバイオロジーのカバーするさまざまな生命現象のうち，ES細胞からの特定細胞種への分化誘導に着目した．これまでもES細胞からさまざまな細胞種の作製に化合物を用いた例はあったが，それらは臓器発生に関与する既知のシグナル経路の活性化剤や阻害剤を使用することがほとんどであった．例えば，マウスの膵臓発生にhedgehog経路の抑制が関与することが知られており，ES細胞からの膵臓系譜への分化誘導にhedgehog阻害剤であるシクロパミンが使用されている[16) 17)]．われわれはマサチューセッツ工科大学（MIT）との共同研究にて，約5,000種類の生物学的活性のすでに知られた化合物（biologically active compoundとよばれる．例えば，EGF受容体阻害剤や抗生物質など）のライブラリを用いて，ヒトES細胞から内胚葉や膵臓系譜の細胞を効率よく分化誘導する化合物をHTSにて網羅的に探索した．そしてILV〔（ー）-indolactam V〕が**膵臓前駆細胞**を高効率に分化誘導する活性を有することを見出した（**図4**）[18)]．また，化合物を用いて作製された膵臓前駆細胞が生体内のものと同等の発生生物学的な機能を有することも明らかにした．つまりILVを用いてヒトES細胞から分化誘導された膵臓前駆細胞は，*in vitro*でそのまま培養を続けることや免疫不全マウスの腎被膜下に移植することにより，*in vitro*と*in vivo*いずれでもアミラーゼを発現する膵外分泌細胞やインスリンを発現する膵内分泌細胞への分化能を有していたのである．

　このように，ケミカルバイオロジーのストラテジーを用いてES細胞やiPS細胞などの多能性幹細胞から主要臓器の特定細胞種への分化を高効率に誘導する化合物を同定し，その化合物を用いて新規の分化誘導法が開発可能であることが示された．

　現在，再生医療の実現化をめざしてさまざまな臓器細胞の分化誘導法の開発研究が世界中でさかんに行われている．しかし，作製する方法の開発が大きく遅れている臓器や，生体内と同じ生理機能を有する細胞を*in vitro*で分化誘導することは現在までのところ困難な臓器もある．これらの臓器の作製研究にケミカルバイオロジーを導入して，網羅的に化合物を探索することによって，これまで作製が困難であった臓器細胞種への分化誘導能を有する化合物の同定ができれば，臓器作製研究がますます加速するであろう．

🔖 もっと詳しく

●ILVを見出した実験とは（図4）

　具体的には，HTS用の384穴プレート上でヒトES細胞由来の内胚葉細胞を，高速の分注マシーンにより播種し，ロボットによって384種類の化合物を一度に投与し培養する．その後，膵臓マーカー遺伝子の抗体染色を分注マシーンや洗浄マシーンを用いて高速に行い，染色像を高速の画像解析装置（イメージアナライザー）により解析することで膵臓前駆細胞への分化誘導効率のデータを得た．いずれのステッ

プも高速マシーンを用い，全自動でとにかく高速に行うことができるのである．

　このような方法を用いて，われわれは，内胚葉細胞に約5,000種類の化合物を投与した．なお用いた内胚葉細胞は増殖因子であるactivin A処理にてヒトES細胞から分化誘導されたものであり，膵臓前駆細胞は膵臓発生に必須の転写因子PDX1が陽性かどうかで判断した．

　また，私が所属していたときにメルトン研究室から，同じ約5,000種類の化合物ライブラリのHTSによって，主にマウスES細胞から高効率に内胚葉細胞を分化誘導する化合物であるIDE1，IDE2も同定された[19]．

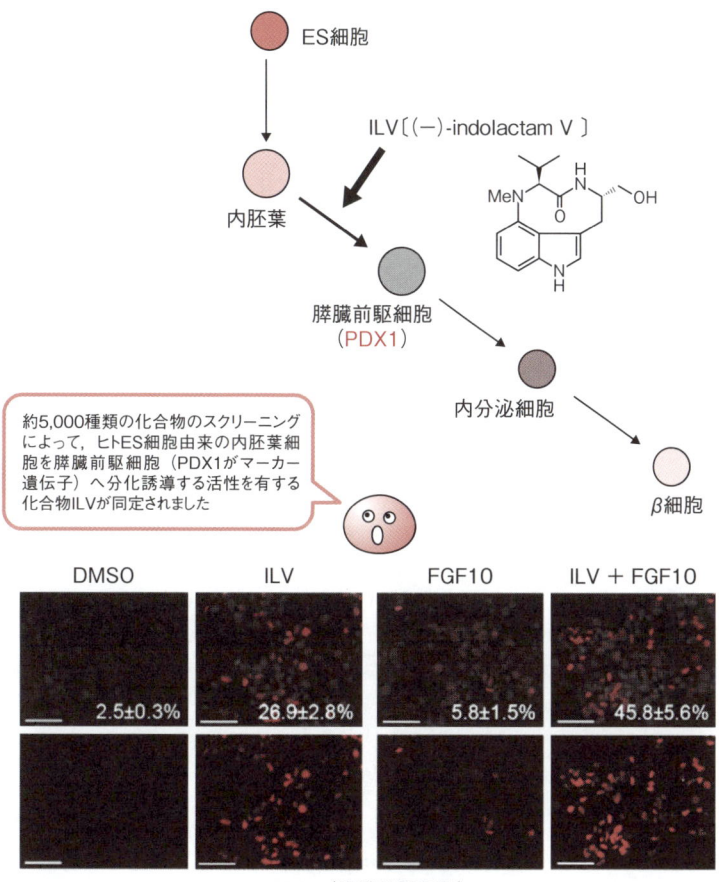

約5,000種類の化合物のスクリーニングによって，ヒトES細胞由来の内胚葉細胞を膵臓前駆細胞（PDX1がマーカー遺伝子）へ分化誘導する活性を有する化合物ILVが同定されました

PDX1（膵臓前駆細胞）

図4　化合物スクリーニングを用いた新規の分化誘導法開発

（画像は文献18より転載）

　　化合物のHTSは，疾患に対する治療薬や多能性幹細胞から臓器細胞への分化を誘導する薬剤を同定するのみならず，発生生物学や遺伝学を解析することにも使用可能である．つまり，臨床的意義だけでなく基礎的メカニズムの解明にも役立つ．

　　私の体験を例に示そう．前述のわれわれが同定したヒトES細胞の培養系において膵臓前駆細胞を効率よく分化誘導するILVは，PKC（protein kinase C）シグナル経路の活性化剤としての機能がすでに知られていた．一方で，それまでに膵臓発生や*in vitro*での幹細胞から膵臓への分化過程において，PKCシグナルが関与することの報告は存在しなかった．しかし，スクリーニングのヒット化合物の標的分子情報より，われわれは，膵臓分化にPKCシグナルが関与する可能性があるという仮説を立て，スクリーニングに用いたライブラリに含まれていない，さらに2種のPKCシグナルの活性化剤をヒトES細胞から膵臓系譜への分化系に投与した．その結果，ILVと同様に膵臓への分化を促進する効果が認められた．また逆に，ILVを用いたヒトES細胞から膵臓への分化系にPKCシグナルの阻害剤を同時に投与したところ，ILVの分化誘導能が打ち消された．これらの結果により，ヒトES細胞から膵臓への分化にPKCシグナルが促進的に関与していることがはじめて明らかになった（**図5**）[18]．さらに，より重要なこととして，化合物の網羅的スクリーニングを発端として，それまで未知であった臓

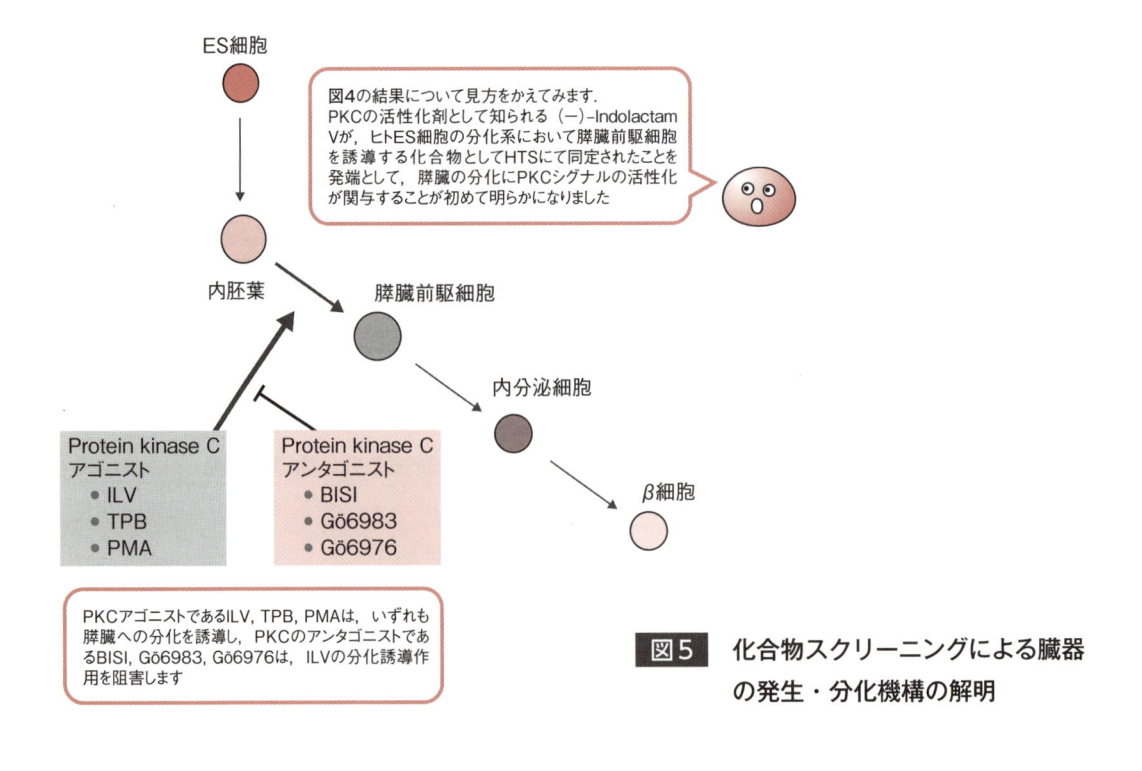

図5　化合物スクリーニングによる臓器の発生・分化機構の解明

器の分化機構を解明可能であることがはじめて示されたのである.

また，別の例としては，米ハーバード大のグループが，神経伝達物質のセロトニンの初期胚における左右軸決定機構の関与を疑い，セロトニン代謝関連の化合物のスクリーニングを行った研究もある[20].

以上，in vitro での幹細胞から臓器への分化誘導系や発生中の初期胚の培養系にケミカルバイオロジーを組合わせたストラテジーによって，今後，これまで不明であった臓器の発生・分化機構が次々と解明されていくことが期待される.

🖝 もっと詳しく

● 初期胚の左右軸はどのように決まるかを調べる

具体的には，アフリカツメガエルの受精卵を培養皿上で発生させる系においてセロトニン代謝関連の化合物を投与し，**内臓逆位**を生じるか否かの形態観察によるスクリーニングを行った. 内臓逆位とは左右軸決定機構の異常によって心臓や腸の位置が正常と逆になる奇形である. その結果，R1からR7まで7種類あるセロトニン受容体のうちR3とR4を阻害する複数の薬剤が，さらにセロトニンを代謝する酵素であるMAO（monoamine oxidase）阻害剤が内臓逆位を誘発した. この結果を発端として，アフリカツメガエル初期胚における左右軸の決定にR3受容体とR4受容体を介したセロトニンのシグナルが関与することがはじめて明らかになり，さらに，ニワトリ初期胚の左右軸決定においてもセロトニンが関与することが判明した[20].

Column

⑯ 山中先生のノーベル生理学・医学賞受賞

たいへん幸運なことに，山中先生がノーベル生理学・医学賞を受賞されるときに同じ職場で働くことができた.

その前の過去2年連続でノーベル賞受賞の発表がある午後18時頃に山中先生の教授室の前の廊下でみんなで集まって電話がかかってくるか見守ったが連絡は来なかった. 3年目は，ちょうど祝日だったこともあり教授室の前には行かなかったのであるが，発表の1時間前の17時頃に関係者から携帯に電話がかかり，「山中先生に決まったみたいだよ」と連絡があった. 正式な受賞の連絡の前に，居場所を確認する電話があるみたいで，それで受賞が発表時間前にわかったようであった.

ノーベル賞受賞後は，御祝いの胡蝶蘭が日本中から送られてきて，途中で御断りをしていたらしいが，研究所の玄関ホールが大量の胡蝶蘭で埋まって，まるで植物園のようになっていたのを覚えている.

山中先生は，スウェーデンのストックホルムに授賞式典に行かれた際に，ストックホルムの名物の1つであるノーベル賞のメダルの形をしたチョコレートを1,000枚購入してこられ，研究所のメンバーに1つずつお土産として，1つ1つの研究室を回って配られた. 私も1枚いただいたが，食べるのがもったいない気がして，今でも食べないで大事にもっている. ノーベル賞受賞の瞬間に立ち会えるのは，本当になかなかできない経験で，たいへんよい思い出である.

　また別のケミカルバイオロジーを用いた幹細胞研究として，**治療薬探索**（drug discovery）があげられる（**図6**）．例えば，*in vitro* 疾患モデル，すなわち難治性疾患患者由来の**疾患特異的iPS細胞**を罹患細胞種に分化誘導することで構築されるモデルと化合物を組合わせる．実際に，ヒトiPS細胞が開発された数年後に，**脊髄性筋萎縮症**（spinal muscular atrophy：SMA）という新生児に発症する運動神経の変性疾患[21)] や**家族性自律神経失調症**（familial dysautonomia：FD）の患者由来のiPS細胞[22)] を用いた *in vitro* の運動神経あるいは自律神経への分化系を用いて病態を模倣した *in vitro* 疾患モデルが報告されている．さらに，同疾患に対する有効性がすでに報告されている化合物をそれらの *in vitro* 疾患モデルに投与したところ病態改善効果が認められ，疾患特異的iPS細胞を用いた *in vitro* 疾患モデルが治療薬探索のスクリーニングに使用可能であることが示された．現在，これらの疾患に加え，他の多くの難治性疾患から樹立されたiPS細胞を用いた疾患モデルに化合物の網羅的スクリーニングが行われ，新規の治療薬の開発が進められている（**第9章** で詳述する）．

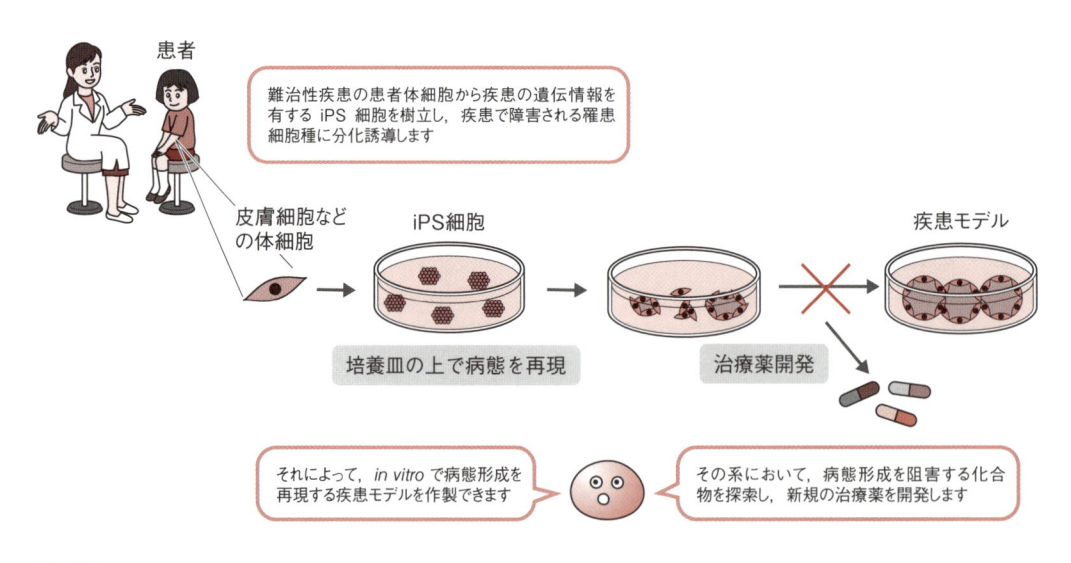

図6 　**疾患特異的iPS細胞を用いた治療薬開発**

7 生体内（*in vivo*）での再生

1）組織幹細胞を用いた再生

　幹細胞から*in vitro*で特定細胞種を作製し細胞療法に使用するというストラテジーのみならず，ケミカルバイオロジーを用いて*in vivo*で直接臓器再生を図る試みも行われている．多くの臓器に存在することが知られている臓器特異的な組織幹細胞あるいは前駆細胞を再生させることや，幹細胞を支持する環境であるニッチ（niche）を制御することが研究されている．

👉 もっと詳しく

● 標的は特定の細胞だけではない

　米ハーバード大学のグループが，発生中のゼブラフィッシュの仔魚に約2,000種類の化合物を添加するスクリーニングを行ったところ，プロスタグランジンE_2（PGE_2）がゼブラフィッシュの体内で造血幹細胞を増加させることが見出された[23]．また，マサチューセッツ総合病院研究所のグループが，骨髄の造血幹細胞のニッチの主要なコンポーネントである骨芽細胞（osteoblast）を上皮小体ホルモン（PTH）で刺激することによって造血幹細胞が増加することを示した[24]．この結果は，幹細胞のニッチを標的として薬剤で刺激する治療法の可能性をはじめて示したものでもある．また別の例として，神経細胞の再生を抑制するミエリン鞘やグリアの瘢痕化を阻害する低分子化合物のスクリーニングにより，EGF受容体阻害剤が小脳神経の神経突起の増長を強力に促進することが見出された[25]．さらに，EGF受容体阻害剤の局所の投与がマウスにおいて障害された視神経線維の有意な再生をも導いた[25]．よって，抑制的に働く周囲の微小環境を標的にすることもまた，中枢神経系の障害の後の神経再生の治療戦略となりうることが示されたのである．

2）*in vivo*リプログラミング

　第6章で解説したように，膵β細胞系譜の発生に関与する3つの主要な転写因子であるNgn3，Pdx1，Mafaを遺伝子導入することによって，マウスの生体内で膵外分泌細胞がβ細胞に直接リプログラムされ，糖尿病モデルマウスの血糖降下を引き起こすことが示されている[26]．こうした*in vivo*リプログラミングに対してもケミカルバイオロジーは有効である．例えばこれらの遺伝子の発現を制御する，あるいは置き換える化合物を探索することによって，遺伝子導入ではなく化合物の投与によって新規のβ細胞が*in vivo*で作製されることが可能となれば，新しい**糖尿病**に対する治療薬として使用できる可能性もある（**図7**）．

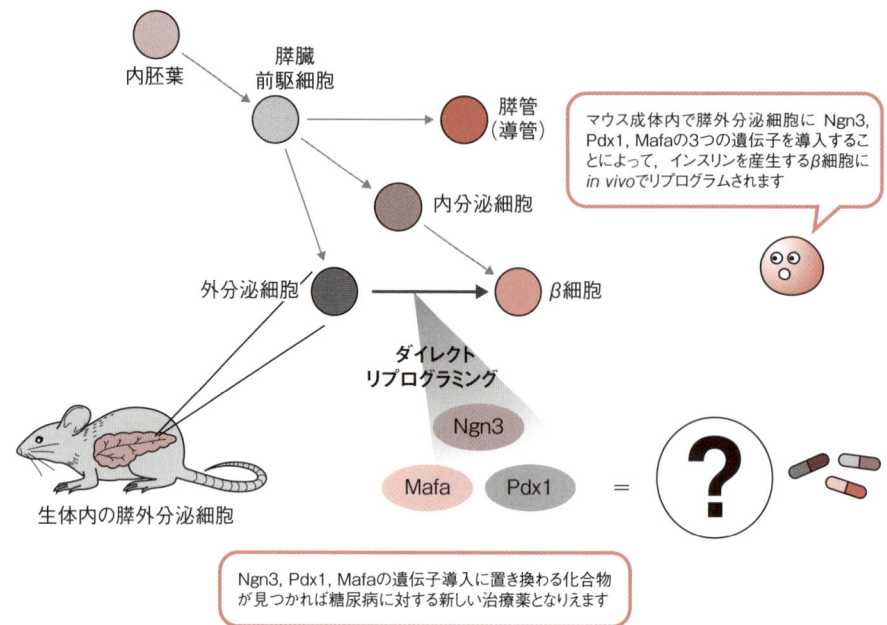

図7　化合物を用いた *in vivo* での臓器再生

(図中ラベル)
内胚葉
膵臓前駆細胞
膵管（導管）
内分泌細胞
外分泌細胞
β細胞
ダイレクトリプログラミング
Ngn3
Mafa
Pdx1
生体内の膵外分泌細胞

マウス成体内で膵外分泌細胞に Ngn3, Pdx1, Mafaの3つの遺伝子を導入することによって，インスリンを産生するβ細胞に *in vivo* でリプログラムされます

Ngn3, Pdx1, Mafaの遺伝子導入に置き換わる化合物が見つかれば糖尿病に対する新しい治療薬となりえます

Column

⑰ 偉大な先生たちの共通点

　私がこれまで一緒に仕事をさせていただいた先生方のなかで，大学院時代の指導教官である浅島誠先生と現在の上司で京都大学iPS細胞研究所の名誉所長である山中伸弥先生の両者には，共通点があると思っている．

　浅島先生は発生生物学で長らく不明であった中胚葉誘導因子の正体がアクチビンであることを発見された．山中先生は，もちろんiPS細胞をつくられた．どちらのお仕事もとても偉大だが，浅島先生が中胚葉誘導因子を探す研究をはじめられたとき，周囲の人たちから「そんなことできるわけがない．やめとけ」と言われたが，信念をもって研究を続けて，始発の電車で研究室に来て終電で家に帰るくらいの努力を続けてついにアクチビンを発見された．一方，山中先生も奈良先端科学技術大学院大学で独立して研究室をはじめられた当初より体細胞からES細胞様の幹細胞をつくることを目標に掲げられていたと聞く．そんなこと起こるはずがないと周囲の人たちは思っていたが，自分の目標に向かって努力を続けて，本当にiPS細胞をつくられた．

　もちろん，すべての研究が必ず成功するわけではないが，信念をもって研究を続けると，まれにそんなことできるわけがないということをやってのけたり，そんなこと起こるはずがないと思われることを起こしたりすることができる人がいるのである．そんな先生方に接することができたのが，私にはとても幸運なことで，私も2人の先生ほどでなくても，近い将来に患者さんや社会のためになるような何か大きな成果をあげたいと思っている．

8 化合物を用いた研究の特徴

ケミカルバイオロジーを用いた幹細胞研究の特徴をまとめてみよう（**表1**）．まず，iPS細胞樹立のステップではなく特定細胞種への分化誘導のステップから考えてみたい．増殖因子を用いるよりも化合物の添加の方が一般的に安価である．また，増殖因子と比べ化合物はロット間でのばらつきが少ないため，より安定した結果を生じる分化誘導を可能にすることが利点としてあげられる．これは手元に届くまでを考えてみればわかりやすい．増殖因子製剤は，リコンビナントタンパク質をコードする遺伝子を大腸菌などに導入し，大腸菌にタンパク質を大量に作製させた後に，それを精製し完成品を製造するという複数の工程を踏むため，非常にコストがかかりかつロット間の差も大きい．一方，化合物は工業的に大量合成可能であるため，より安価であり，ロット間で品質もより均一である．将来的に細胞移植療法や薬剤の毒性評価用にES細胞やiPS細胞から特定細胞種をつくる際には，安価に大量に作製・調達できることも重要な点である．化合物のみを用いて分化誘導することが可能となれば，臨床応用のビジネス面でも非常にメリットがあると考える．

また，化合物は，各化合物に特有の組合わせで複数の細胞内器官を同時に活性化あるいは抑制するため，多様なシグナルを細胞に与えることができる．これまでのES細胞やiPS細胞から臓器細胞への分化誘導法の開発研究は，タンパク質である増殖因子の組合わせ処理，細胞との共培養，cDNAやRNAiなどの強制発現による遺伝子操作，細胞外マトリクスによる処理などを用いるものがそのほとんどであった．化合物は，それらの処理では与えることが困難であった，より複雑で臓器発生機構をより模倣するシグナルを幹細胞に与える可能性が考えられる．ゆえに，これまで作製が困難であった細胞種の作製が期待される．

また **3** で述べたバルプロ酸は，日常臨床において精神神経疾患であるてんかんの治療薬としてすでに長年にわたって使用されており，人体に投与した際に安全であることは証明されている．このように医薬品として使用されている化合物は，すでに安全性が確認済であり臨床応用に移行しやすいという長所がある．また，冒頭で例示したように，同じ化合物の有するこれまでに知られていなかった別の生物学的機能が見つ

表1 化合物を用いた研究の特徴

- 低コスト
- ロット間でのばらつきが少ない
- 各化合物に特有の組み合わせで複数の細胞内器官を同時に活性化あるいは抑制するため，多様なシグナルを与えられる
- すでに医薬品として使用されている化合物は臨床応用に移行しやすい（例：バルプロ酸）
- 化合物の標的分子の情報によりさまざまな生命現象における未知の分子機構が解明できる
- 発がん性等の危険性には注意が必要

かる可能性もある．さらに，化合物の標的分子の情報により，臓器の発生・分化をはじめとするさまざまな生命現象における未知の分子機構が解明できるという利点もあげられる．

　しかし一方で，発がん性をはじめとする化合物の安全性については十分な注意が必要である．

文　献

1) Xu Y, et al：Nature, 453：338-344, 2008
2) Klein PS & Melton DA：Proc Natl Acad Sci U S A, 93：8455-8459, 1996
3) Ying QL, et al：Cell, 115：281-292, 2003
4) Sato N, et al：Nat Med, 10：55-63, 2004
5) James D, et al：Development, 132：1273-1282, 2005
6) Ying QL, et al：Nature, 453：519-523, 2008
7) Watanabe K, et al：Nat Biotechnol, 25：681-686, 2007
8) Qyang Y, et al：Cell Stem Cell, 1：165-179, 2007
9) Huangfu D, et al：Nat Biotechnol, 26：795-797, 2008
10) Huangfu D, et al：Nat Biotechnol, 26：1269-1275, 2008
11) Shi Y, et al：Cell Stem Cell, 3：568-574, 2008
12) Ichida JK, et al：Cell Stem Cell, 5：491-503, 2009
13) Mikkelsen TS, et al：Nature, 454：49-55, 2008
14) Hou P, et al：Science, 341：651-654, 2013
15) Guan J, et al：Nature, 605：325-331, 2022
16) Kim SK & Melton DA：Proc Natl Acad Sci U S A, 95：13036-13041, 1998
17) D'Amour KA, et al：Nat Biotechnol, 24：1392-1401, 2006
18) Chen S, et al：Nat Chem Biol, 5：258-265, 2009
19) Borowiak M, et al：Cell Stem Cell, 4：348-358, 2009
20) Fukumoto T, et al：Curr Biol, 15：794-803, 2005
21) Ebert AD, et al：Nature, 457：277-280, 2009
22) Lee G, et al：Nature, 461：402-406, 2009
23) North TE, et al：Nature, 447：1007-1011, 2007
24) Adams GB, et al：Nat Biotechnol, 25：238-243, 2007
25) Koprivica V, et al：Science, 310：106-110, 2005
26) Zhou Q, et al：Nature, 455：627-632, 2008

Stem Cells

第9章

疾患モデル
——幹細胞が活きる
もう1つの臨床応用

疾患モデル
──幹細胞が活きるもう1つの臨床応用

ES細胞やiPS細胞の臨床応用をめざした研究には2つの方向性, すなわち細胞療法（狭義の再生医療）の開発と疾患モデルの作製があげられる. 疾患モデル作製とは具体的には, 疾患の原因遺伝子座に遺伝子組換え操作を施した動物モデルを作製することや, 疾患発症に関与する遺伝情報を有する幹細胞を用いて試験管内疾患モデルを作製することで, 病態解明, 治療薬開発を行う研究のことである（図1）. 特に幹細胞研究領域において, 疾患の遺伝情報を有する疾患特異的ES細胞やiPS細胞を試験管内で罹患臓器に分化させることにより病態を模倣する系を作製し, 詳しい病態解析や治療薬の探索を行う研究のことは, 「disease modeling」と表現されている. ヒトiPS細胞の登場と近年のゲノム編集技術の進展により, さまざまな疾患の患者体細胞や健常者由来のiPS細胞から疾患特異的iPS細胞が簡便に作製可能となったため, この領域における研究がさかんに行われるようになった. 実際に疾患特異的iPS細胞を用いた疾患モデルを構築し治療薬を開発するiPS創薬において, すでに複数の治療薬候補が見出され, 臨床試験が開始されている. 本章では, 幹細胞を用いた難治性疾患に対する動物（*in vivo*）モデルと試験管内（*in vitro*）モデルについてまとめてみたい.

KEYWORD ◆ ゲノム編集 ◆ ノックアウトマウス ◆ ヒト化動物 ◆ 動物モデル
◆ *in vitro* 疾患モデル ◆ 疾患特異的iPS細胞 ◆ disease modeling ◆ iPS創薬

1 ゲノム編集技術の進歩

近年, ゲノム編集技術の進展が著しく, ゲノムDNA配列の任意の部位を自在に書き換えることが可能となっている. これにより, 疾患発症にかかわる遺伝子座に改変を加えた動物モデルやiPS細胞, ES細胞の作製が簡便となり, 疾患モデル作製に大いに貢献している（図1）. *in vivo* および *in vitro* 疾患モデルを説明する前に, ゲノム編集技術の歴史についてまとめてみたい[1].

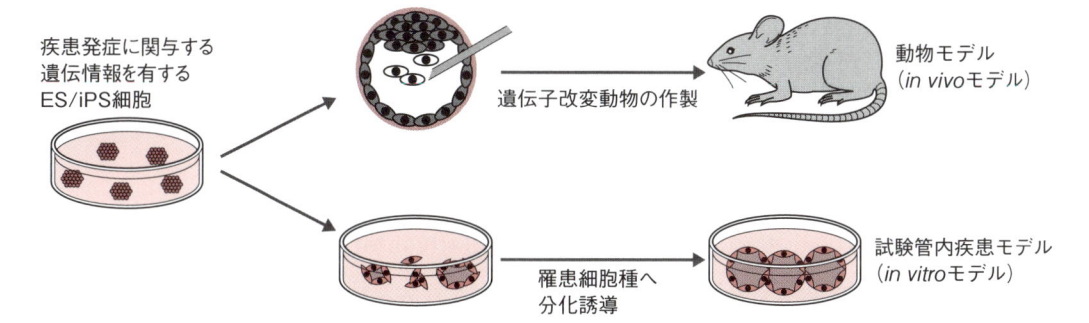

図1 幹細胞を用いた疾患モデルの作製

1）相同組換え法

　1970年代，「**相同組換え（homologous recombination）**」とよばれる技術が大腸菌や酵母などの単細胞生物で開発された．この技術は，ゲノム上のターゲット部位に特定の配列を挿入する方法であり，改変したいターゲット部位の前後と同じ配列（**相同アーム**）をもつ鋳型DNA（**ターゲティングベクター**）を細胞内に導入すると，まれに外来の鋳型DNA配列がゲノムターゲット部位に置き換わる現象を利用する．この現象をもとに，相同アームの間に組込みたい遺伝子配列と薬剤耐性遺伝子などを含む鋳型DNAを導入し，相同組換えが起こった細胞を薬剤で選択的に生き残らせる技術が確立された．そして，1987年にはマウスES細胞において相同組換えが成功し，マウスES細胞からマウス個体を生み出すことも可能となった．相同組換え法を用いてマウスES細胞内のターゲット遺伝子を破壊し，生まれてくるマウスにどのような症状が生じるかを調べることで，遺伝子機能の解析と疾患研究が大いに進展した（**ノックアウトマウス**とよばれる．後ほど詳述する）．

　ただし，相同組換えは主に細胞周期のS期で起こるため，増殖能が高く，G1期が短くS期が相対的に長いマウスES細胞では効率的に行えるが，細胞増殖が遅いヒトES/iPS細胞では効率が悪く，ゲノム編集の効率向上が望まれていた．

2）ゲノム編集技術

　近年，DNA二本鎖を狙った特定部位で切断し，細胞に内在するDNA修復機構を誘導してゲノム配列を改変する技術がつぎつぎと開発されている．

　1996年には，Zinc Fingerドメイン（DNA配列を認識して結合する）にDNA切断（ヌクレアーゼ）ドメインを融合し，DNA配列を特定の位置で切断できる，部位特異的ヌクレアーゼタンパク質である「**ジンクフィンガーヌクレアーゼ（zinc finger nuclease：ZFN）**」が第1世代のゲノム編集ツールとして報告された．また2011年には，植物病原性細菌 *Xanthomonas* が有するTALエフェクターとよばれるDNA結合タンパク質にヌクレアーゼドメインを融合した「**TALEN（transcription activator-**

like effector nuclease)」が第2世代のツールとして報告された．しかし，ZFNでは切断部位の正確性，TALENではベクター構築にかかる技術や時間の面で課題が残されていた．

3）CRISPR/Cas9 （図2）

2013年には，CRISPR（clustered regularly interspaced short palindromic repeat）/Cas9が第3世代のゲノム編集ツールとして登場し，ゲノム編集に革命的な進展をもたらした．CRISPR/Cas9は真正細菌および古細菌が有する獲得免疫システムを利用した技術で，**ガイドRNA**とよばれる短鎖RNAが特定の配列を認識して結合し，Cas9とよばれるヌクレアーゼを誘導することでDNAを切断する．このシステムの利点はCas9を共通して使用できることで，ZFNやTALENのように配列特異的な人工ヌクレアーゼを設計する必要がない．またガイドRNAも簡便に構築することができ，ベクターを用いてガイドRNAとCas9を共発現させるだけでターゲット部位を容易に切断できる．さらに，複数遺伝子を同時に改変することもできるため，現在，多くの分野で広く利用されている．

4）遺伝子改変

ゲノム編集は，ゲノム上のターゲット配列を切断し，内在性のDNA修復機構を誘導することで行われる．その際，誘導されるDNA修復機構には主に2つのタイプがあり，その種類に応じてゲノム編集の様式が異なる（図2）．

最も代表的なDNA修復機構は，**非相同末端結合**（non-homologous end joining：**NHEJ**）であり，この機構では切断された二本鎖DNAが再結合する．このとき，そのまま再結合する場合と，切断端から数塩基から十数塩基が除去された後に再結合する場合がある．そのまま再結合した場合は，再度CRISPR/Cas9により切断されるが，塩基が除去された場合にはガイドRNAの認識配列が失われるため，再切断は起こらない．この結果，数塩基から十数塩基の欠失がゲノム配列に生じるため，遺伝子機能を破壊する目的でよく利用される．

もう一つのDNA修復機構は，**相同組換え**である．この機構は本来損傷部位と相同な配列を鋳型として損傷部位を元の配列に戻す機構であり，正確な修復が可能である．ゲノム編集においては，DNA切断部位の近傍配列と相同なアームと薬剤耐性遺伝子を持つ鋳型DNAを細胞内に導入し，その薬剤の存在下で細胞を培養することで，相同組換えが起こった細胞だけを選択的に増殖させる．これにより，CRISPR/Cas9システムを用いてターゲット配列を切断し，挿入したい配列を持つ鋳型DNAを供給することで，ゲノムの任意の位置に外来配列を挿入したり，配列を置換したりすることができる．

CRISPR/Cas9システムは，ヒトゲノム編集による多数の遺伝子治療の臨床試験の実

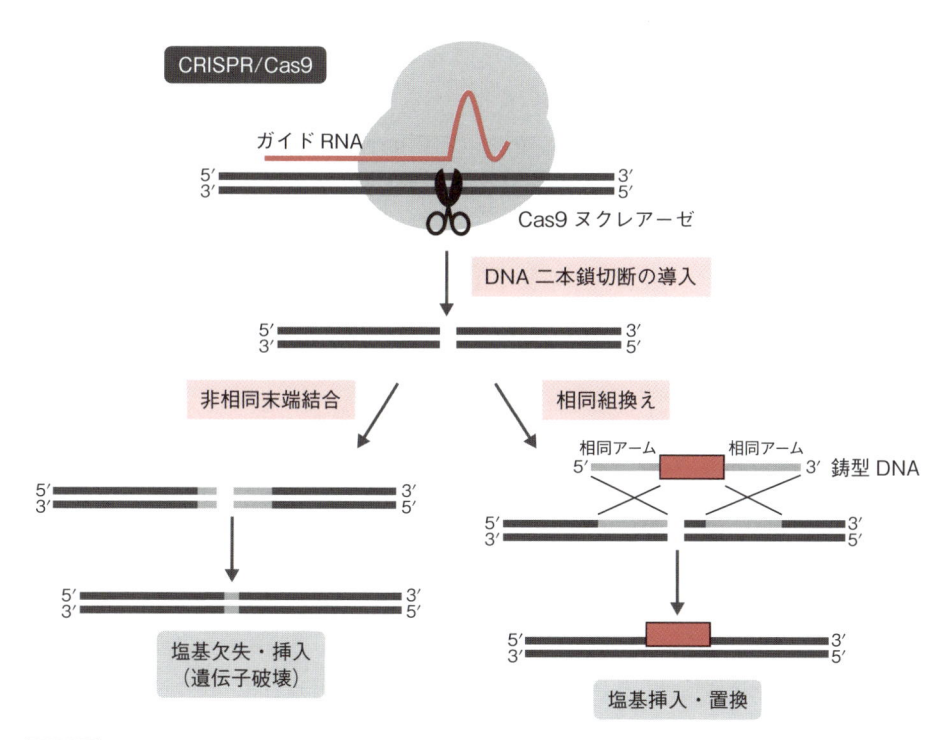

CRISPR/Cas9

ガイド RNA

5′
3′
3′
5′

Cas9 ヌクレアーゼ

DNA 二本鎖切断の導入

5′
3′
3′
5′

非相同末端結合

相同組換え

相同アーム   相同アーム
5′   3′ 鋳型 DNA

5′
3′
3′
5′

5′
3′
3′
5′

塩基欠失・挿入
（遺伝子破壊）

5′
3′
3′
5′

塩基挿入・置換

図2   遺伝子改変技術の概要

施などの医学面のみならず，農作物の品質改良やバイオ燃料の生産など，幅広い分野
で応用がなされており，その開発者であるシャルパンティエ（Emmanuelle Charpen-
tier），ダウドナ（Jennifer Doudna）の2氏は，2020年にゲノム編集技術開発に対して
ノーベル化学賞を受賞した．また，その後も CRISPR/Cas3 や CRISPR/Cas12 など新
しいゲノム編集技術の開発が続いている．

2 *in vivo* モデル

1）ノックアウトマウス

　1981年にエヴァンス（Martin Evans）ならびにマーティン（Gail Martin）によって
マウスES細胞が樹立された[2][3]．マウスES細胞は，前述のとおり増殖能が旺盛であ
るため，*in vitro* での培養中に**相同組換え**をはじめとする遺伝子改変が比較的容易に行
えるという特徴を有す．それを利用して疾患を発症するマウスを作製することができ
る．具体的には疾患を発症するように遺伝子改変を施したES細胞を受精卵の胚盤胞
に注入し，作製されるキメラマウスのなかで精子に分化させ，その精子に由来する子
孫を交配させることによる．遺伝子改変マウスのうち，最も医学研究に貢献したもの
は特定の遺伝子を不活性化（欠失）させた**ノックアウトマウス**である．正常マウスと
の比較で，その遺伝子の機能を解析することがノックアウトマウスを用いて行われて

きた．がん，肥満，心臓病をはじめとする多くの疾患の病態解明や発生過程における役割，先天奇形の解析などに幅広く用いられている．

　最初のノックアウトマウスは，カペッキ（Mario Capecchi）[4]とスミティーズ（Oliver Smithies）[5]の**ジーンターゲティング法**（**標的遺伝子組換え法**）の開発により1989年にはじめて樹立された．以降，さまざまな遺伝子につき作製が続けられ，現在，数千種類のノックアウトマウスの系統が存在すると推定されている．その医学上の貢献度の高さが評価され，カペッキ，スミティーズとマウスES細胞を開発したエヴァンスの3氏が，2007年にノックアウトマウス開発に関しノーベル生理学・医学賞を受賞した．

📖 もっと詳しく

● ノックアウトマウス作製法

　実際にノックアウトマウスを作製する手順を解説したい（**図3**）．次の5つのステップからなる．

❶ ノックアウトする遺伝子とその周辺部分を含む塩基配列を合成する．このとき機能を不活性化するように標的遺伝子の一部を欠失させ，代わりにマーカー遺伝子として特定の抗生物質に対する耐性遺伝子や蛍光タンパク質遺伝子などを導入した**ターゲティングベクター**を作製する．

❷ 白色ネズミ由来のマウスES細胞に❶のターゲティングベクターを**電気穿孔法**（**electroporation**）にて遺伝子導入を行う．電気穿孔法を行うと電流によりターゲティングベクターが細胞膜を通過する．一部のES細胞では，染色体中のもともとあった遺伝子と，細胞内に入ったターゲティングベクターが相同組換えにより入れ替わる．相同組換えの起こったES細胞はマーカー遺伝子を発現するため，薬剤で選択するか蛍光を発するクローンを選択することで分離できる．

❸ 相同組換えを起こしたES細胞をグレー色のマウスの胚盤胞に注入する．この胚盤胞は雌マウス（仮親）の子宮に着床させられ，胚盤胞由来のマウスが出産される．そのマウスは，グレー色とES細胞由来の白色の両者の細胞がまだらになった**キメラマウス**となる．

❹ このキメラマウスの雄とグレー色の野生型の雌マウスを交配させると，ES細胞由来の精子が交配した仔マウスの体色は，白色の遺伝子がグレー色の遺伝子より顕性（優性）であるために完全に白色になる（ヘテロマウス）．

❺ ヘテロマウスの雄と雌を交配させると4分の1の確率でホモのノックアウトマウスがつくり出される．

　近年，CRISPR/Cas9システムなどのゲノム編集技術が進展し，マウスの受精卵に対してゲノム編集技術を用いて遺伝子変異を導入し，仮親マウスの子宮に着床させることで，ヘテロマウスやノックアウトマウスが作製できるようになり，ノックアウトマウスの作製もかなり容易になった．

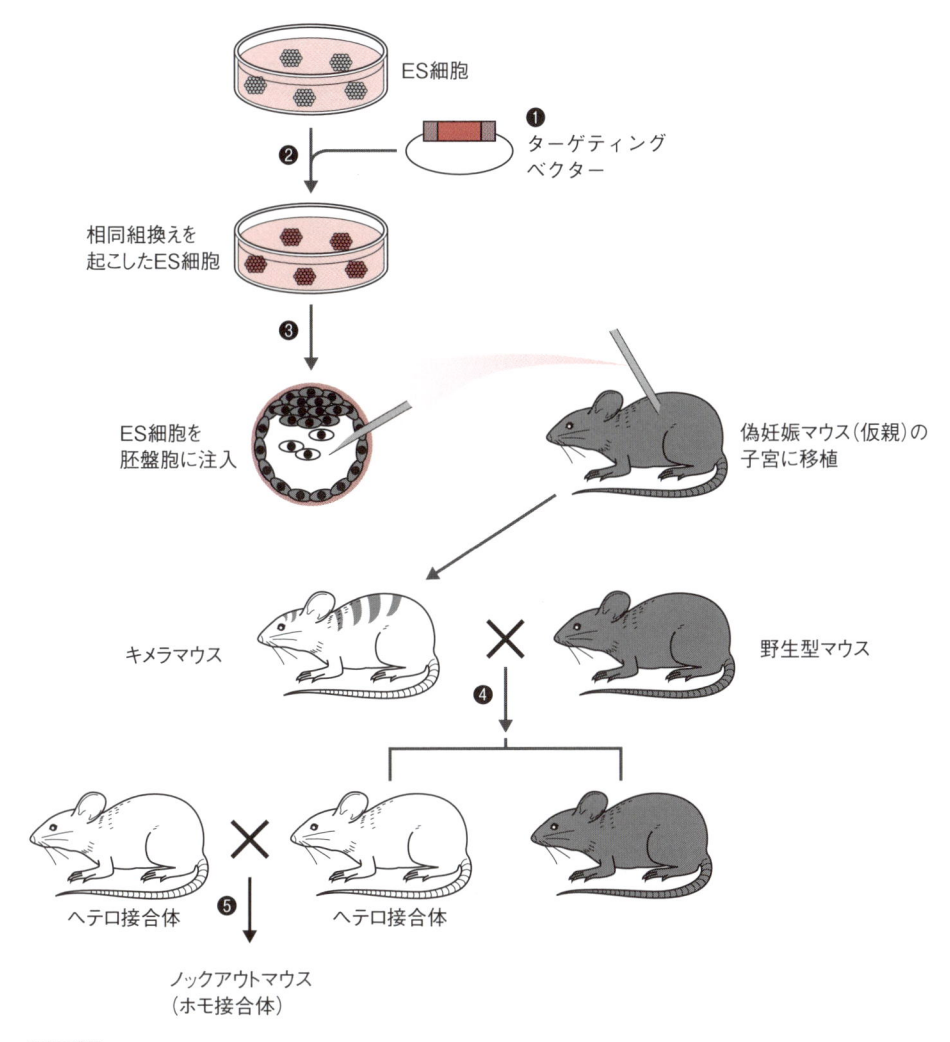

ES細胞

❶ ターゲティング
ベクター

❷

相同組換えを
起こしたES細胞

❸

ES細胞を
胚盤胞に注入

偽妊娠マウス(仮親)の
子宮に移植

キメラマウス　　×　　野生型マウス

❹

ヘテロ接合体　　×　　ヘテロ接合体

❺

ノックアウトマウス
（ホモ接合体）

図3　ノックアウトマウス作製法

2）マウスだけでは疾患研究は進まない

　　現在の医学研究で使用される疾患に対する動物モデルの多くは前述のノックアウト
マウスや**トランスジェニックマウス**などの遺伝子改変マウスである．その他に，数は
少なくなるが，突然変異を有する**自然発症疾患マウス**や**ラット**が存在する．それらの
動物モデルを用いて，多くの疾患の病態解明研究が進展したが，例えば，神経変性疾
患の一種である**筋萎縮性側索硬化症**（amyotrophic lateral sclerosis：ALS）のモデル
であるSOD1（superoxide dismutase-1）変異マウスにおいてビタミンEやクレアチン
などが治療効果を示したが，ヒトに対する臨床試験においては全く効果がなかったこ
となどが知られている．ヒトの疾患を考えるために次のような課題が浮かび上がって
きた．

まずマウスとヒトでは遺伝子の数が異なり，ヒトに存在してマウスに存在しない遺伝子がある．また，体の大きさが全く異なるため薬物動態や薬効評価の解釈が難しい．さらに，ヒトの寿命は80年以上であるのに対しマウスの寿命は約2年と短いため，長年にわたる時間経過のうえで形成される病態はマウスでは再現が難しい．以上の理由などによって，マウスの疾患モデルで見出された知見がヒトに適用できないこともある．

Column

⓲ 人生初のフルマラソン

山中伸弥先生はマラソンが特技で，かつて，CiRAでは山中先生とあと若干名の教員が大阪マラソンにチャリティーランナーとして出走されていた．10年以上前になるが，「先生もチャリティーランナーとして大阪マラソン出てみませんか？」と周囲の方から勧められた．私は大学生のときは医学部のバスケットボール部に6年間所属し，毎週ハードに練習し体を鍛えていた．しかし，その後，研修医，大学院生，留学時も合わせて15年ほどまともに運動したことがなかったが，フルマラソンに挑戦してみることにした．チャリティーランナーをして，CiRAに寄付を集め，研究をより進展させたいのが一番大きな理由であるが，マラソンを完走した後に飲むビールがどれほど美味しいのかを確かめてみたかったのである．

大会半年前頃よりCiRAの横を流れる鴨川の河原を週2，3回，夜間にランニングして，徐々に距離を伸ばしていった．そして，ついに大阪マラソンの日がやって来た．スタートして，何とか20キロくらいまで走った後は，高揚感・多幸感を感じるランナーズハイを体感できると聞いていたが，全くそれはなかった．むしろ，25キロから40キロ地点にかけて本当に足が痛くて，「なんで僕はこんな足が痛くて辛いことをしないといけないのか？なんでこんなしんどいことに応募してしまったのだろう？二度とマラソンには出ない．」など

と後悔と自問自答を続けた．そこをなんとか頑張って，4時間半程度で完走できた．途中でタクシー使ったのか？や，その出ているお腹でよく完走できましたね，などと心無いお言葉もいただいたが，事実完走したのである．そして，待望の打ち上げ夕食会でビールを飲んでみたが，脱水で頭も痛いし体もボロボロで，なんと全く美味しくないというのが感想で，どれだけビールが美味しくなるのか楽しみにしていたが，完全に期待外れの結果だった．おそらく10キロか20キロ走って飲めば，一番美味しいのだろうと思う．しかし，本当に苦しい25キロ以降を何とか走り抜いて，完走したときの「やっと，終わった！！！」と感じる達成感はなにものにも代えがたく，走った人にしかわからないと思う．

その後もコロナ禍の期間を除いて年に一回はマラソンに出走している．毎度，25キロから40キロ地点にかけて本当に足が痛くて，「なんで僕はこんな足が痛くて辛いことをしないといけないのか？なんでこんなしんどいことに応募してしまったのだろう？二度とマラソンには出ない．」と同じ後悔と自問自答をしながら，完走した時の達成感に浸って，次の年もやはり応募してしまうのである．皆さんにもマラソンを完走したときの達成感をぜひ味わって欲しいと思う．

3）マウス以外の疾患モデル動物

　この問題を克服するためには，マウスやラットより大型で寿命が長く，ヒトにより近い動物種のモデル，もしくはヒト化動物を用いたモデルが必要である．MTPT（1-methyl-4-phenyl-1,2,3,6-tetrahydropyridine）という薬剤の投与による**パーキンソン病**（Parkinson's disease）のサルのモデル，冠動脈を閉塞させた**心筋梗塞**のブタのモデルなど，薬剤性あるいは物理的な障害を与えるモデルや，**糖尿病**自然発症サルなどの中大型動物モデルは存在するが，ごく少数の疾患に限定される．ES細胞やiPS細胞は，培養中に相同組換えなどの遺伝子改変ができるため，疾患を発症するように遺伝子改変を施したES/iPS細胞を前述のようにキメラ動物のなかで精子に分化させて，その子孫を交配させることにより疾患に対する新しい動物モデルを作製することができる．ここで大きな障壁となるのはES細胞ではマウスとラットを除いてキメラ動物内で生殖細胞（精子）に分化する性質（生殖細胞系列寄与能）を有するものを樹立することが困難である点である．しかし，山中伸弥らのiPS細胞樹立の報告により，この点をクリアしたiPS細胞がマウスとラット以外の動物種でも作製できる可能性が考えられるようになった．iPS細胞樹立の遺伝子操作を改変し，何らかの遺伝子を導入すれば生殖細胞系列寄与しやすくなるのではないか，というわけである．

　この目的のために，現在までのところ，マウスとヒトのiPS細胞と比べて培養条件の確立が十分ではない可能性もあるが，サル（アカゲサルとマーモセット），ラット，ブタ，イヌ，ウサギ，ヒツジ，ヤギ，ウマ，チンパンジー，ボノボ，ヒヒなどからのiPS細胞樹立が報告されている[6]．いずれも残念なことにいまだ生殖細胞系列寄与が可能なiPS細胞は確立されていないが，樹立法，維持培養法の改良により，疾患モデル動物の開発が期待される（**図4**）．

　一方，ゲノム編集技術の進歩により，マウスES細胞ほど増殖の速くない他の動物の体細胞に遺伝子改変を加えることが可能となり，後述の**体細胞核移植**により遺伝子改変動物をつくる技術がブタを中心に進展している．

4）ヒト化動物

　ヒト化動物とは，動物を宿主として，その生体内に特定のヒト細胞・組織・臓器を再建し，ヒトに特異的な病態や代謝系の構築をめざすものである．幹細胞を用いたヒト化動物とそれを用いた疾患モデルの例を紹介したい．

◆ 超免疫不全動物NOGマウス（図5）

　免疫不全マウスにヒト造血幹細胞を移植することによりヒト造血系モデルを作製する試みがなされてきた．

　日本で開発された**NOGマウス**は**超免疫不全マウス**である．このNOGマウスのヒト造血モデルを用いて，特定のヒト血液細胞の生産やヒト用ワクチン・免疫療法の開発，

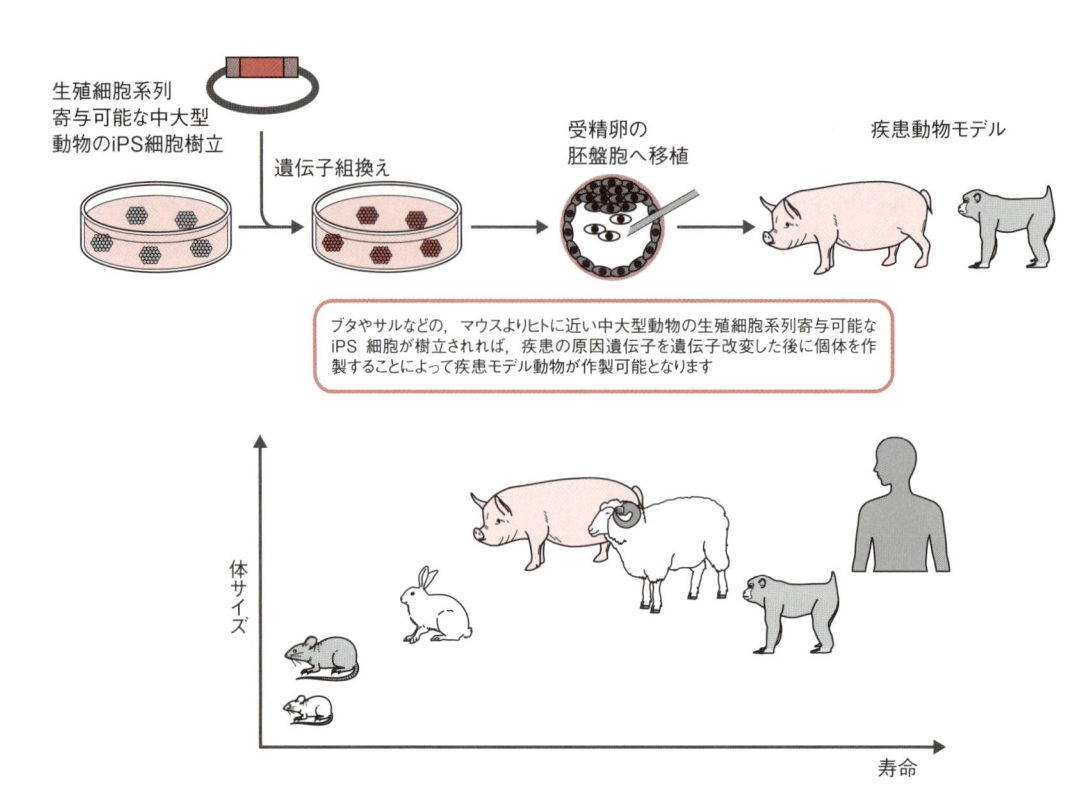

生殖細胞系列
寄与可能な中大型
動物のiPS細胞樹立

遺伝子組換え

受精卵の
胚盤胞へ移植

疾患動物モデル

> ブタやサルなどの，マウスよりヒトに近い中大型動物の生殖細胞系列寄与可能な
> iPS 細胞が樹立されれば，疾患の原因遺伝子を遺伝子改変した後に個体を作
> 製することによって疾患モデル動物が作製可能となります

体サイズ

寿命

図4 マウス以外の動物を用いた疾患モデル動物の作製

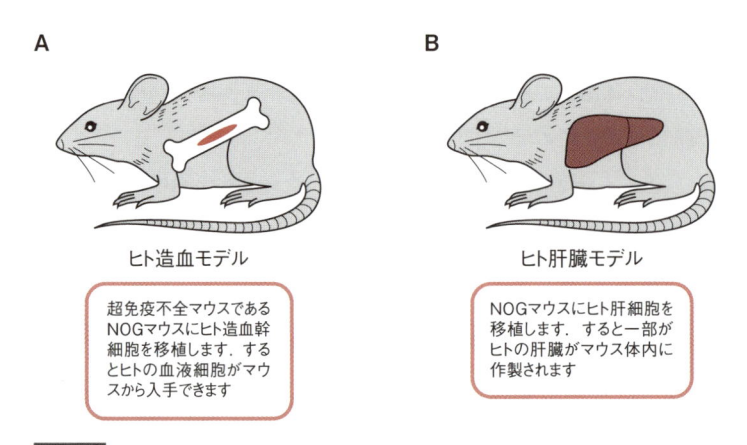

A

B

ヒト造血モデル

ヒト肝臓モデル

> 超免疫不全マウスである
> NOGマウスにヒト造血幹
> 細胞を移植します．する
> とヒトの血液細胞がマウ
> スから入手できます

> NOGマウスにヒト肝細胞を
> 移植します．すると一部が
> ヒトの肝臓がマウス体内に
> 作製されます

図5 ヒト化動物を用いた疾患モデルの作製

ヒトのT，B細胞に特異的に感染するヒト病原性ウイルスによるヒト感染症モデルの
作製が可能となった．また，NOGマウスはヒトがん細胞に対する可移植性も高いた
め，ヒトがんモデル，ヒトがん転移モデルやヒト肝細胞，卵巣，子宮内膜を移植した
ヒト臓器モデルも開発されている．

● NOG マウス開発の背景

先天性のT細胞とB細胞の欠損をもたらすSCID（severe combined immuno-deficiency）マウスに自己免疫型糖尿病と自然免疫の一部が低下するNOD（non-obese diabetic）マウスを導入した**NOD-scidマウス**が使用されてきたが，完全な免疫不全モデルではなく一部に拒絶反応が生じるため，ヒト造血幹細胞移植を行っても構成されるヒト血球系の偏りや生着率の低さが問題であった．

日本の実験動物中央研究所（2024年4月から実中研に名称変更）が，NOD-scid系にIL-2受容体γ鎖（IL2Rγ）ノックアウト導入によって樹立した**NOG（NOD/Shi-scid, IL2Rγ null）マウス**は，T，B細胞，自然免疫系に加えNK細胞や樹状細胞の機能も低下させる，より完全に近い免疫不全マウスとなった[7]．ヒト造血幹細胞移植により，末梢血単核球の20〜40％，骨髄や脾臓の60〜80％がヒトに由来し，より広範なヒト血球系の再構築を示した．このNOGマウスを用いて，例えば**後天性免疫不全症候群**を起こすヒト免疫不全ウイルス（human immu-nodeficiency virus：HIV），**成人T細胞性白血病**を起こすヒトT細胞白血病ウイルス1型（human T-lymphotropic virus-1：HTLV-1），**リンパ球腫瘍性増殖疾患**を起こすエプスタイン・バーウイルス（Epstein-Barr virus：EBV）による感染症モデルが開発され，実際抗ウイルス薬などの効果が試された．

◆ 胚盤胞補完法 （図6）

ここで思い出してほしいのが **第7章** で説明した**胚盤胞補完法**である．ブタやサルなどの中大型動物の体内でヒトES/iPS細胞からヒトの臓器を作製すれば，より完全なヒト化動物となる．また，疾患発症の遺伝情報を有するヒトES/iPS細胞から罹患臓器を作製すれば，疾患をより忠実に再現できる可能性がある．

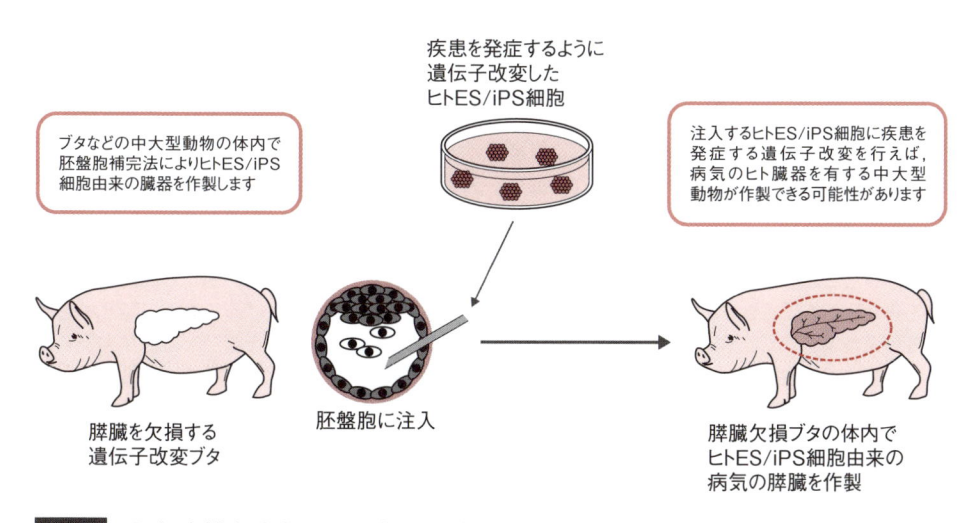

疾患を発症するように遺伝子改変したヒトES/iPS細胞

ブタなどの中大型動物の体内で胚盤胞補完法によりヒトES/iPS細胞由来の臓器を作製します

注入するヒトES/iPS細胞に疾患を発症する遺伝子改変を行えば，病気のヒト臓器を有する中大型動物が作製できる可能性があります

膵臓を欠損する遺伝子改変ブタ

胚盤胞に注入

膵臓欠損ブタの体内でヒトES/iPS細胞由来の病気の膵臓を作製

図6 **胚盤胞補完法を用いた疾患モデルの作製**

その他に，疾患発症に関与するヒトのタンパク質をコードする遺伝子を相同組換え法によりマウスの遺伝子座に置換したヒト化動物を用いた疾患モデルも作製されている．

3 *in vitro* モデル

1）疾患特異的ES細胞を用いた研究の利点

マウス，ラット等の小型動物やサル，ブタ等の中大型動物を用いた *in vivo* 疾患モデルは，組織や臓器全体としての反応や複数の臓器間の相互作用からの疾患の解析が可能である．一方，*in vitro* 疾患モデルは，細胞レベルでの解析となり組織や臓器としての評価はできないことが多いが，動物より扱いやすく，安価のためくり返し使用できる．第8章で詳述したとおり，大量の薬剤を高速にスクリーニングすることが可能となる．さらに，ヒト，特に患者由来の細胞を用いることができる強みがある．

以前より，難治性疾患の発症に関与する遺伝情報を有するヒトES細胞を樹立できれば，*in vitro* でその疾患の罹患細胞種に分化誘導することによって，患者由来のサン

Column

⑲ ベンチャー設立

2008年に私がCiRAで独自研究室を立ち上げた時から継続している，私のライフワークでもあるiPS細胞を用いた腎臓病に対する再生医療開発のプロジェクトは，複雑な臓器であるため腎臓が他の臓器よりも再生研究が遅れていることもあり，なかなか進まなかった．某製薬企業とも数年間共同研究したが，臨床応用までまだまだ何年もかかりそうであるため，共同研究が打ち切りとなり，臨床応用をする道が閉ざされた．そのときに，それまで考えたことのなかった「先生がベンチャー企業をつくって資金を調達し，臨床応用に向けて研究を続けては如何ですか？」との御示唆をいただいた．しかし，内科医としての臨床経験と発生生物学や再生医学の基礎研究しか経験のない筆者には，どうやって会社をつくればよいのか，全くイメージが湧かなかった．

そこで，知人の会社社長さんで人脈が広い方に相談に行ったところ，ベンチャー社長にふさわしい方を紹介してくださることになった．その方は，大手外資系製薬企業の元財務本部長（CFO）をされていた方で，腎臓病は大きな社会問題なので一緒に解決したいと社長をあっさり引き受けてくださった．そして，会社の経営や薬を上市するのに必要な製薬企業の元同僚や部下を集めてくださり，2019年秋にリジェネフロ株式会社を設立し

た．社長は文系の法学部卒で，理系の医学部卒の私とはバックグラウンドが異なり，私には全く知識も経験もない経営の専門家かつ，今までに接したことのない職種の方でいろいろな点が社会勉強になった．また，常に創業科学者である私を立ててくれて，たいへん感謝している．後述するがiPS創薬にて見出した薬の治験を開始し，iPS細胞の細胞療法の臨床試験も開始に向けて準備を進めている．しかし，社長と多くのベンチャーキャピタルを訪問し出資のお願いをしたが，出してくれるところを見つけるのに本当に苦労した．ところが出してくれる場合，億単位の出資となり，これまで獲得した研究費とは桁が違うので，産業化や社会実装の重みを実感した．現在も上場に向けて事業を進めているが，なんとか大学発ベンチャーの成功例となり，若手研究者のお手本になれないかと考えている．

製薬企業との共同研究が困難な場合でも．自分でベンチャーを立ち上げることで，自分が治したい病気に対して治療法を開発する夢が実現する可能性がある．また，これまで通りに研究者をしていると経験できないさまざまな経験ができるので，若手研究者の方も研究成果をもとに，ぜひベンチャー企業を創って欲しいと思っている．

プルを用いなくても同様の研究が可能となることが考えられていた．さらに，ES細胞は培養皿の上で無限に増殖できるため，必要な数だけ病気の細胞が入手でき，疾患の病態解明，治療薬開発などの研究が進展すると期待されている．例えば，神経変性疾患の一種である**パーキンソン病**では，中脳のドパミン作動性ニューロンが傷害されるが，患者の脳内からその細胞を採取することはほぼ不可能である．しかし，パーキンソン病発症の遺伝情報を有するヒトES細胞が樹立できれば，培養皿上で無限に増殖し，ドパミン作動性ニューロンに分化誘導可能であるので，パーキンソン病で傷害される神経細胞を用いた病態解析，治療法開発研究をくり返し行うことが可能となる．

2）疾患特異的マウスES細胞を用いた病態解析

米ハーバード大学（発表当時）のエガン（Kevin Eggan）らは，疾患発症の遺伝情報を有するマウスES細胞を用いた*in vitro*疾患モデルの有用性を示した．神経変性疾患の一種である**家族性筋萎縮性側索硬化症（ALS）**の原因遺伝子であるSOD1のヒトの変異遺伝子を導入したトランスジェニックマウスの受精卵内部細胞塊からES細胞を樹立した[8]．そのマウスES細胞からALSの罹患細胞種である運動ニューロンに分化誘導したところ，正常ES細胞由来の運動ニューロンと比べ細胞数が減り，細胞質内にALS患者でも認められる病理学的所見であるSOD1タンパク質からなる封入体を認めた．さらに，SOD1遺伝子に変異を有するグリア細胞と共培養した際に，正常ES細胞およびSOD1変異ES細胞由来の運動ニューロンの両者がともに死滅することが示され，運動ニューロン自体の異常に加え，グリア細胞が毒性因子を産生することもALSの病態にあることが示された．また，ヒトES細胞由来の運動ニューロンも同じグリア細胞由来の毒性因子により生存率が低下することと，その毒性因子の1つがプロスタグランジンD_2であることが示された[9]．疾患の遺伝情報を有するマウスES細胞から分化誘導された細胞種が病態を模倣し，病態解析に使用できることが示されたのである．

📖 もっと詳しく

● 疾患特異的ヒトES細胞の樹立

前述のエガンらの研究のように，マウスの疾患特異的ES細胞は，動物モデルであるトランスジェニックマウスやノックアウトマウスの受精卵内部細胞塊から比較的簡便に作製できるが，ヒトの疾患特異的ES細胞の場合は簡単ではない．これまで，以下の4つの方法によりヒトの疾患特異的ES細胞の樹立が試みられてきた（**図7**）．

❶ 体細胞核移植（SCNT，図7A）

患者体細胞の核を健常女性由来の脱核した卵に核移植した後に発生を進め，胚（胚盤胞）の内部細胞塊からヒトES細胞を樹立することが試みられてきた．しかし，マウスでは体細胞核移植による胚の作製とES細胞の樹立は可能となってい

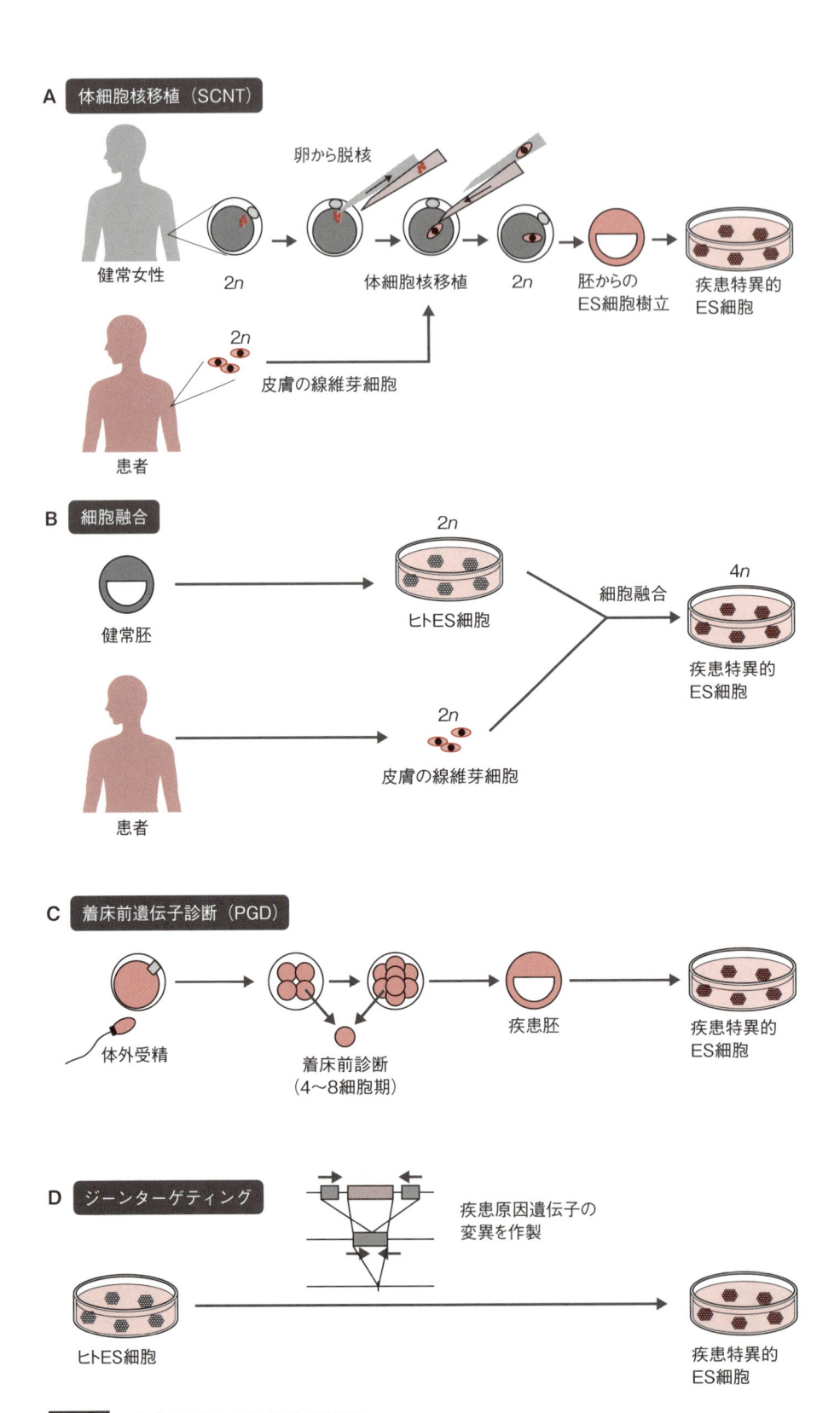

図7 疾患特異的ES細胞樹立法

るが，ヒトにおいては長らく成功しなかった．しかし，2013年に米オレゴン健康科学大学のグループがヒトの体細胞核移植ES細胞作製を発表した．

❷ **細胞融合（図7B）**

患者体細胞と正常ヒトES細胞に化学的あるいは電気刺激を加えると細胞同士が融合し，4倍体の染色体をもつが体細胞の核が未分化状態にリプログラムされたES細胞が樹立できる．

❸ **着床前遺伝子診断（preimplantation genetic diagnosis：PGD，図7C）**

子どもの遺伝性疾患発症の危険性を調べるために，遺伝性疾患の保因者のカップルにおいて体外受精を行い，受精卵が4細胞期から8細胞期に至る間に1つの細胞を採取し遺伝子型を調べる**着床前診断**がある．日本では実施が禁じられているが，いくつかの国では発症の危険性が判明した胚からヒトES細胞を樹立できる．これまでに，**Duchenne型筋ジストロフィー**，**Fanconi貧血**，**脆弱X症候群**，**嚢胞性線維症**などの20種以上の遺伝性疾患や染色体異常の受精卵からヒトES細胞が樹立されている[10]．

❹ **ジーンターゲティング（図7D）**

ヒトES細胞において疾患の原因遺伝子を欠失（ノックアウト）させる，または，変異を導入することによって疾患特異的ES細胞が樹立できる．実際に，先天性の尿酸代謝酵素の遺伝子異常である**Lesch-Nyhan症候群**の原因遺伝子であるX染色体上のヒポキサンチン・グアニンホスホリボシルトランスフェラーゼ（HPRT）を相同組換え法によりヒトES細胞から欠失させた報告が存在する[11]．しかし，ヒトES細胞は，マウスES細胞と異なり相同組換えを起こすことが困難であったため，近年まで疾患特異的ES細胞の樹立の成功例は少なかったが，前述のCRISPR/Cas9システムなどゲノム編集技術の進歩により，疾患特異的ES細胞の樹立は簡便となった．

3）疾患特異的iPS細胞を用いた *in vitro* 疾患モデルの作製

前述のとおり近年のゲノム編集技術の登場までは，ヒトの疾患特異的ES細胞の樹立は，きわめて高い技術的な壁や倫理的な問題に阻まれ，世界でも限られた数の研究者にしか実施できていなかった．しかし，山中らのiPS細胞の開発により，難治性疾患の患者体細胞に3つまたは4つの遺伝子導入を行う簡便な操作により，疾患発症に関与する遺伝情報を有するヒト多能性幹細胞（**疾患特異的iPS細胞：disease-specific iPS cell**）が作製可能となり，この研究が世界中の多くの研究者によって実施できるようになった（**図8**）[6][12]．その後，ゲノム編集技術の進展により，健常者由来のiPS/ES細胞に疾患発症にかかわる遺伝子改変を導入して，疾患特異的iPS/ES細胞を樹立することや，患者由来の疾患特異的iPS細胞において疾患発症の遺伝的素因を修復することが行われた．これらの方法では，他の遺伝的背景が同一で疾患発症の遺伝的素

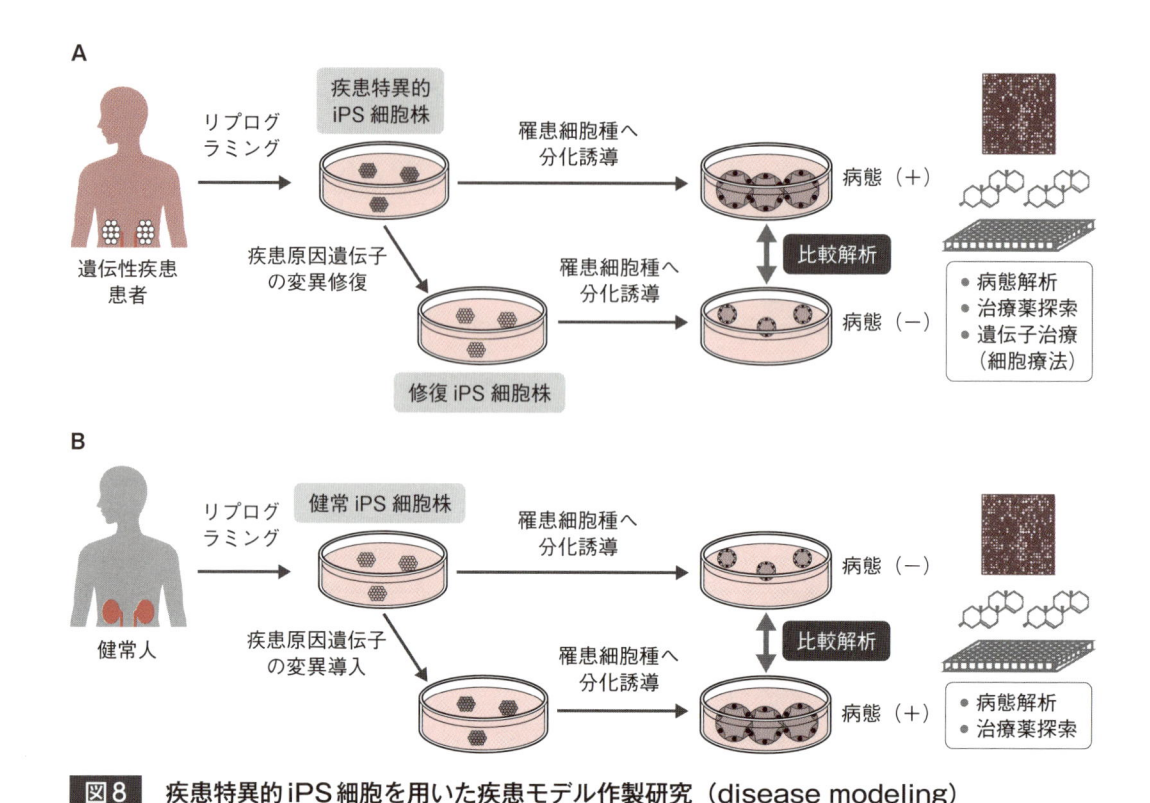

図8 疾患特異的iPS細胞を用いた疾患モデル作製研究（disease modeling）

因のみが異なるため，正確な比較対象となるiPS/ES細胞が簡便に樹立可能となり，疾患モデル作製研究がさらに前進した（**図8**）.

　疾患特異的iPS細胞樹立と疾患モデル作製に関する経緯を振り返ると，まず，2008年に前述のエガンらによって，**筋萎縮性側索硬化症（ALS）**の患者皮膚細胞を用いて疾患特異的iPS細胞樹立がはじめて報告され，さらに，その罹患細胞種である運動ニューロンへの分化誘導が可能であることが示された[13]. それに続いて，ハーバード大学のデイリー（George Daley）らにより，**アデノシンデアミナーゼ欠損症**関連の**重症複合免疫不全症（adenosine deaminase deficiency-related severe combined immunodeficiency：ADA-SCID）**，**Duchenne型筋ジストロフィー**，**パーキンソン病**など，さらに10種類の遺伝性疾患からの疾患特異的iPS細胞の樹立が報告された[14].

　これらの報告は，疾患特異的iPS細胞の樹立と罹患細胞種への分化誘導にとどまっていたが，2009年に米国のグループからこの研究手法の発展を加速する報告がなされた[15]. 同グループは，神経変性疾患の一種である**脊髄性筋萎縮症（SMA）**由来の疾患特異的iPS細胞を運動ニューロンに分化誘導する系において，疾患の表現型である運動ニューロンの数や細胞の大きさの減少を示し，有効性が過去に示されている薬剤が*in vitro*モデルでも同様に有効であることを報告した. つまり，患者由来iPS細胞を用いた*in vitro*疾患モデルが，疾患の病態を模倣し，その解析や治療薬の探索に使用で

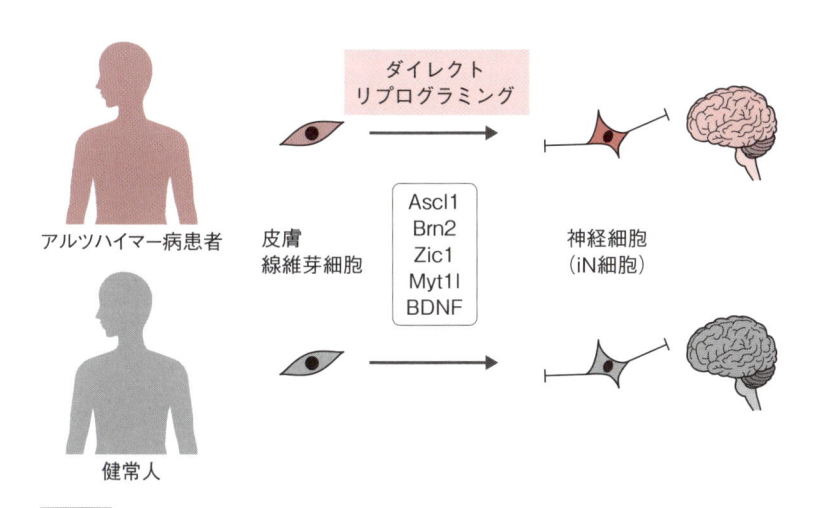

図9　ダイレクトリプログラミングを用いた疾患モデル作製

きる可能性があることをはじめて示したのである.

　その後，現在までに非常に多くの難治性疾患からのiPS細胞樹立と疾患モデル作製に関する報告が続き，後述するが，実際に治療薬候補もすでに複数同定されている.

4）ダイレクトリプログラミングを用いた *in vitro* 疾患モデルの作製

　米国のグループが，Presenilin-1または-2の遺伝子変異を有する**家族性アルツハイマー病**（familial Alzheimer's disease：FAD）患者の線維芽細胞からiPS細胞を経ずに神経細胞（iN細胞）へダイレクトリプログラミングを行うことに成功した（**図9**）[16].

　そして，FAD患者由来のiN細胞は，健常人由来iN細胞と比較してFADの患者脳における病理学的特徴であるAPP（amyloid precursor protein）のAβ42とAβ40ペプチドへのプロセシングの異常によるAβ42/Aβ40比の有意な増加を示した. また，過去に報告されていない病理組織学的所見であるAPPの細胞内局在の異常も同モデルを用いてはじめて見出された.

4 　疾患特異的iPS細胞を用いた創薬

　現在，世界中の研究機関で疾患特異的iPS細胞の *in vitro* 疾患モデルを用いた創薬研究（**iPS創薬**とよばれる）が実施されている. 製薬企業などでは，主に新規の治療薬化合物を同定する研究が進められているが，難治性疾患の患者により早く治療薬を届ける研究として，**ドラッグリポジショニング**（drug repositioning），あるいは，**ドラッグリパーパシング**（drug repurposing）とよばれる創薬研究がある. それは，iPS細胞疾患モデルを用いて，すでに正式に承認され他の疾患に対して治療薬として医療機関において使用されている数千種類の薬剤（既存薬）を高速でスクリーニングすること

で，新たな適応疾患を再開発する研究である．薬剤の開発では，基礎研究と動物モデルを用いた非臨床試験に続き，少数の健常人を対象にして安全性を調べる第一相試験，少数の患者に対して安全性と有効性を調べる第二相試験，多数の患者に対して安全性と有効性を調べる第三相試験を経て開発されるが，リポジショニングの薬剤では，すでに治療薬として使用されているため第一相の安全性試験までをスキップし，第二相試験から開始可能な場合もあり，患者へ届けるまでの時間が短縮できる．

世界に先駆けて，わが国においてリポジショニング薬剤を同定するiPS創薬の成功例が複数報告されているので紹介したい[17]．

京都大学iPS細胞研究所の戸口田淳也，池谷真らは，2017年に全身の本来骨が存在しない部位に骨組織が出現（異所性骨化）することで著しい運動機能障害をきたす希少難治性疾患である**進行性骨化性線維異形成症**（Fibrodysplasia Ossificans Progressiva：FOP）に対して，iPS創薬で見出した免疫抑制剤として臨床で使用されているシロリムスの治験を開始した．

慶應義塾大学の岡野栄之らは，2018年に**ALS**に対して，パーキンソン病の治療薬であるロピニロール塩酸塩を，小川郁と岡野らは，進行性の難聴やめまい，甲状腺腫を引き起こす遺伝性の希少難治性疾患である**Pendred症候群**に対してシロリムスの治験を開始した．

京都大学iPS細胞研究所の井上治久らは，2020年に**家族性アルツハイマー病**に対して，パーキンソン病の治療薬であるブロモクリプチンの治験を，2022年に**ALS**に対して，慢性骨髄性白血病の治療薬として用いられているボスチニブの治験を開始した．

またわれわれは，難治遺伝性腎疾患である**常染色体顕性（優性）多発性嚢胞腎**（autosomal dominant polycystic kidney disease：ADPKD）の疾患特異的iPS細胞の腎集合管オルガノイドへの分化系を開発し，腎嚢胞（内部に液体を溜めた袋状の構造物）の再現に成功した．さらに，現在，日本において1種の急性白血病に使用されているレチノイン酸受容体作動薬であるタミバロテンが嚢胞形成を抑えることを見出し，2024年に第二相治験を開始した[18]．

5　疾患特異的iPS細胞を用いた遺伝子治療

ここで疾患モデルから遺伝子治療へとつながりそうな例をあげよう（**図10**）．難治性疾患の**Fanconi貧血**と**家族性パーキンソン病**である．

骨髄不全であるFanconi貧血の患者由来皮膚細胞にレンチウイルスベクターを用いて野生型（正常型）の原因遺伝子を導入した後に作製されたiPS細胞が，正常な造血能を有する骨髄前駆細胞に分化すること（つまり，病態の治癒）が報告された[19]．現時点では，iPS細胞から骨髄幹細胞や前駆細胞への分化誘導法，維持培養法は十分には確立されていないが，その方法がまず開発され，次に骨髄移植ができるようになれ

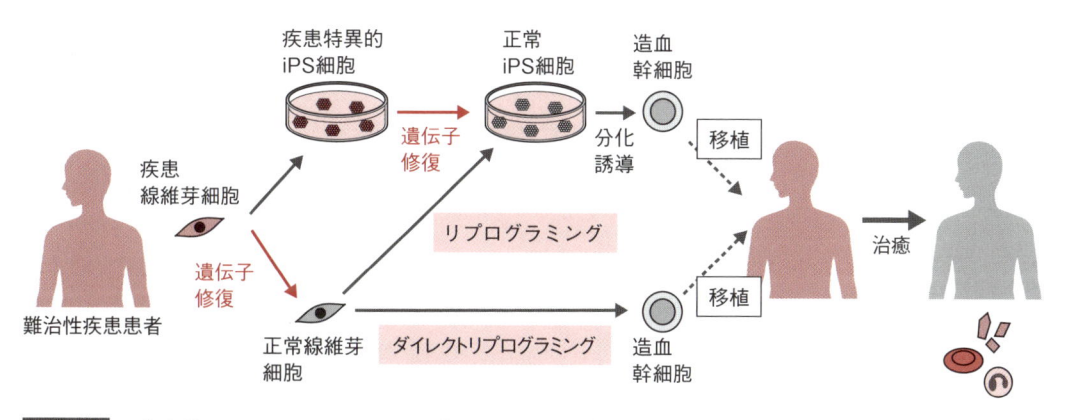

図10 疾患特異的iPS細胞またはダイレクトリプログラミングと遺伝子治療，細胞療法を組合わせた新規治療法の開発

ば，Fanconi貧血の根治的治療法となることが期待される．

　また，α-Synuclein遺伝子の点突然変異が同定されている家族性パーキンソン病の患者から作製されたiPS細胞において，前述のジンクフィンガーヌクレアーゼという酵素を用いた高効率に相同組換えを起こす方法を用いて，変異を含む配列を変異のない正常型の配列と置換することが報告された[20]．パーキンソン病原因遺伝子の修復を行った後に，ドーパミン作動性ニューロンに分化誘導し細胞移植療法を行うというパーキンソン病の根治的治療法の開発につながる可能性がある．

　以上，疾患特異的iPS細胞を用いた病態解析，創薬研究に加え，遺伝子治療と細胞療法を組合わせた新規の治療法の可能性が示されたのである．同様に遺伝性疾患の患者由来の線維芽細胞において原因遺伝子を修復した後に，ダイレクトリプログラミングにより罹患細胞種に分化誘導し移植する治療法も考えられる．

6 今後の課題

　現時点における幹細胞を用いた疾患モデル作製研究の課題と問題点について考えてみたい．

　まず，マウスとラット以外の動物を用いた*in vivo*モデル作製に関しては，その動物種のiPS細胞の樹立法の確立が不十分である．それらを確立したうえでさらに，維持培養法を確立し，生殖細胞系列寄与可能なiPS細胞の樹立法の開発が必要である．

　次に，*in vitro*モデル作製研究については，この研究を実施する疾患の選択に関して疾患の発症時期の点を考慮しなければならない．前述の運動ニューロンが傷害される2つの神経変性疾患において，ALSの多くは50歳以上で発症する疾患であるのに対し，SMAは乳幼児期に発症する発症時期のきわめて早い疾患である．そして，ALSから樹立されたiPS細胞を運動ニューロンに分化させ，晩発性の病変を再現するのは一般

に難しいが[13]，SMAから樹立されたiPS細胞は運動ニューロンに分化誘導した際に短期間で疾患の表現型を示した[15]．*in vivo*の正常発生による臓器形成や病態形成と*in vitro*でのES細胞やiPS細胞からのそれらとは，時間経過が必ずしも同等ではない．しかしながら，ヒトにおいて晩年に発症する疾患の病態を，*in vitro*で短期間に生じさせるのは困難である．*in vitro*で老化や病態進行を促進させる方法の開発が望まれる．

　ダイレクトリプログラミングによる血液や神経への分化転換では，胎児型を経ずに成人型の成熟した血液細胞や神経細胞が作製可能であることが示されている（**第6章**-**4**）．ダイレクトリプログラミングが晩発性の疾患を再現可能とする解決策の1つとなるかもしれない．

　疾患特異的iPS細胞を用いて病態を再現する*in vitro*系を開発し，治療薬候補をスクリーニングにより同定する研究がさかんに行われている．しかし，数万から数十万種類もの化合物をスクリーニングするには，ヒトiPS細胞から罹患細胞種への高効率の分化誘導法がなければ，必要な細胞数を供給できない．今後も分化誘導法のさらなる改良を積み重ねることが必要である．

文献

1）長船健二：日腎会誌, 60：15-20, 2018
2）Evans MJ & Kaufman MH：Nature, 292：154-156, 1981
3）Martin GR：Proc Natl Acad Sci U S A, 78：7634-7638, 1981
4）Thomas KR & Capecchi MR：Cell, 51：503-512, 1987
5）Doetschman T, et al：Nature, 330：576-578, 1987
6）Lau F, et al：F1000 Biol Rep, 1：84, 2009
7）Ito M, et al：Blood, 100：3175-3182, 2002
8）Di Giorgio FP, et al：Nat Neurosci, 10：608-614, 2007
9）Di Giorgio FP, et al：Cell Stem Cell, 3：637-648, 2008
10）Ben-Yosef D, et al：Mol Cell Endocrinol, 282：153-158, 2008
11）Urbach A, et al：Stem Cells, 22：635-641, 2004
12）Saha K & Jaenisch R：Cell Stem Cell, 5：584-595, 2009
13）Dimos JT, et al：Science, 321：1218-1221, 2008
14）Park IH, et al：Cell, 134：877-886, 2008
15）Ebert AD, et al：Nature, 457：277-280, 2009
16）Qiang L, et al：Cell, 146：359-371, 2011
17）Tsujimoto H & Osafune K：FEBS J, 289：7274-7291, 2022
18）Mae SI, et al：Cell Rep, 42：113431, 2023
19）Raya A, et al：Nature, 460：53-59, 2009
20）Soldner F, et al：Cell, 146：318-331, 2011

第10章

幹細胞・再生医学研究の臨床応用と実用化
──幹細胞研究はここまで進んだ!

Stem

幹細胞・再生医学研究の臨床応用と実用化
——幹細胞研究はここまで進んだ！

再生医療の開発目的にてES細胞やiPS細胞から特定の細胞種への分化誘導がさかんに研究されているが，基礎研究の段階にとどまっておらず，すでに複数の細胞療法の臨床試験が開始されている．2010年には，米国においてはじめてのヒトES細胞を用いた臨床試験としてヒトES細胞由来のオリゴデンドロサイト（希突起膠細胞，グリア細胞の一種）を用いた脊髄損傷患者への細胞移植の臨床試験が実施され，2012年には，米国においてヒトES細胞由来の網膜細胞を移植された2名の患者において視力が回復する有効性も報告された．さらに，2014年には，本邦において世界初のiPS細胞を用いた臨床試験である加齢黄斑変性症に対するヒトiPS細胞由来網膜色素上皮細胞の移植が開始された．また，さまざまな疾患に対して間葉系幹細胞などの組織幹細胞を移植する臨床試験も実施されている．一方，幹細胞由来の特定細胞種の移植療法への使用に加え，**第9章**で解説したiPS細胞の疾患モデルを用いた治療薬開発やヒトES細胞やiPS細胞由来の細胞種を用いた薬剤毒性評価系の実用化もすでにはじまっており，製薬企業において実際に創薬に使用されている．本章では，治療薬開発以外の幹細胞・再生医学研究における臨床試験や，実用化に至っている例やそれに近い研究領域について解説したい．

KEYWORD ◆臨床試験 ◆前臨床試験 ◆ES細胞 ◆iPS細胞 ◆組織幹細胞 ◆細胞療法 ◆薬剤毒性評価

1 再生医療と実用化が期待される研究領域

再生医学研究の進展によりヒトES細胞やiPS細胞からさまざまな細胞種が分化誘導可能となった．それらの*in vitro*で作製された細胞種の機能解析や動物モデルを用いた移植後の治療効果および安全性評価についての検証もますます進展している．国内でもマウスやラットなどの小型動物，さらに，サルやブタなどの中大型動物を用いた前臨床試験に続いて，実際にヒトへの移植を行う臨床試験も次々と開始されている．神経，網膜，角膜，心筋，血液などの細胞種が先行しているが，対象となる疾患は有効な治療法がなく，命にかかわったり，患者の生活の質を著しく貶める難治性疾患で

あることが多い．同時に，臓器移植でなくとも細胞や細胞シートの移植が有効であることが期待される疾患でもある．また，さまざまな疾患に対して組織幹細胞の移植を行う再生医療の臨床試験も，国内でもすでに実施されている．

これらの細胞移植療法に加えてES細胞やiPS細胞からの分化誘導系を用いた**疾患モデル作製**（disease modeling），**治療薬探索**（drug discovery），**薬剤毒性評価**（toxicology）などの臨床応用・実用化に向けた研究が実施されている．それらの研究のなかで，疾患特異的iPS細胞を用いた疾患モデルから見出された治療薬候補の治験もはじまっており（ 第9章 ），また，ヒトES細胞やiPS細胞から分化誘導した心筋細胞や肝細胞を用いた薬剤毒性評価系がすでに実用化されている．今後もさまざまな細胞種を用いた薬剤毒性評価系の開発や幹細胞技術を用いた新規の診断法，治療薬が開発されることが期待される．

2 レギュレーション，産業面の整備

再生医療の臨床応用および産業化を推進するために規制面をはじめ社会的な体制も整備がなされている．

1）再生医療等製品 [1]

まず「**再生医療等製品**」とは，細胞やウイルスベクターを用いることで，従来の低分子医薬品やバイオ医薬品とは異なる治療効果が期待される医薬品で，世界的に開発が精力的に進められている．再生医療等製品は，再生医療，細胞治療，遺伝子治療の3つに大別され，その重複領域もあり，モダリティとして，「**スキャフォールド治療**」，「**組織移植**」，「**細胞移植**」，「**がん免疫細胞療法**」，「**遺伝子改変細胞**」，「***in vivo* 遺伝子導入**」，「***in vivo* 遺伝子編集**」，「**ウイルス治療**」がある（図1）．

2）再生医療関係3法 [2]

再生医療の国家プロジェクトとしての推進のために，2013年に国会にていわゆる**再生医療関係3法**とよばれる「再生医療を国民が迅速かつ安全に受けられるようにするための施策の総合的な推進に関する法律（**再生医療推進法**）」，「再生医療等の安全性の確保等に関する法律（**再生医療等安全性確保法**）」，「医薬品，医療機器等の品質，有効性及び安全性の確保等に関する法律（**医薬品医療機器等法**）」が成立した（括弧内は略称）．再生医療推進法は，再生医学の成果を臨床応用するための環境整備を進めるものであり，再生医療等安全性確保法は，再生医療を実施するための基本的枠組みとルールを示すもの，医薬品医療機器等法は，従来の医薬品および医療機器に加え，再生医療等製品に関する規定を示すものである．

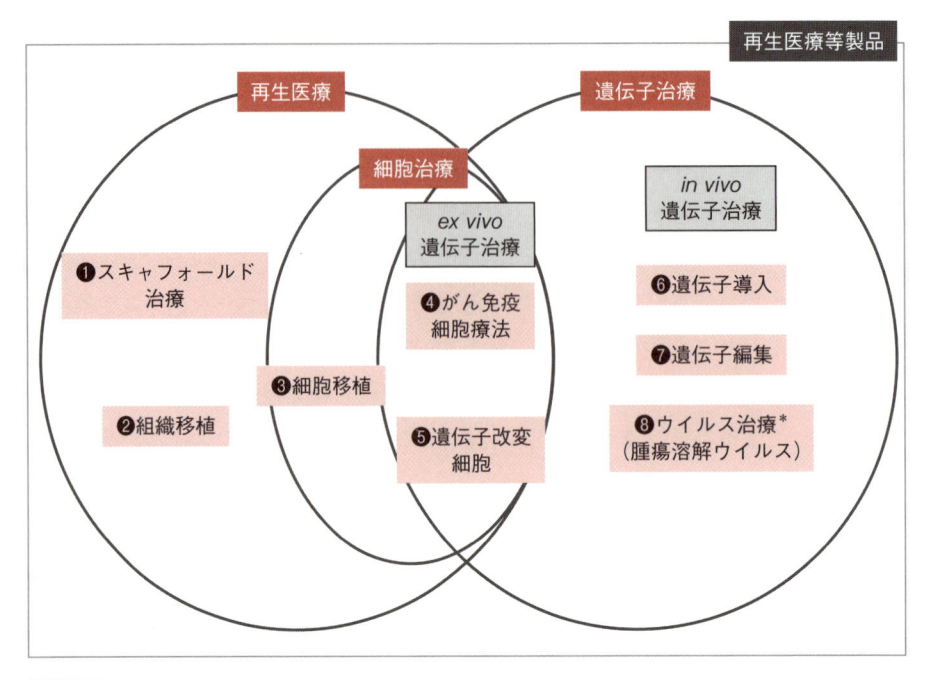

図1 再生医療等製品の定義

＊：ウイルス治療のうち，遺伝子を導入しないものは再生医療等製品には含まれないことに留意．
（文献1より引用）

3）再生医療等製品早期承認制度[2]

　　再生医療等製品は，ヒト細胞に由来し個体差などにより品質が不均一になるため，品質が均質である一般的な医薬品や医療機器に対する従来の有効性や安全性の評価基準を当てはめることが困難である．前述の医薬品医療機器等法の大きな特色の1つとして，再生医療等製品のその特性に応じた**早期承認制度である「条件及び期限付承認制度」**が導入されたことがあげられる．それは，「製品が均質でないこと」，「効能，効果又は性能を有すると推定されること」，「効能，効果又は性能に比して著しく有害な作用を有することにより，再生医療等製品として使用価値がないと推定されるものでないこと」のすべての条件を満たす場合に，条件と7年以内の期間を付して承認が与えられ，患者に治療法として提供可能となる．市販後の使用成績に関する調査などを実施し，再度承認申請を行う必要があるが，**第9章**－**4**で述べた第一相，第二相試験の後に承認され，第三相試験を経ずに患者に治療をいち早く届けられる画期的な制度である．

4）認定制度

　　日本再生医療学会は，法令，倫理，細胞加工等に関する教育プログラムを修了し，筆記試験において一定以上の学識が認められた医師・歯科医師および細胞培養加工施

設を設計・運用できる能力を有する者，細胞培養技術者を，それぞれ「**再生医療認定医**」，「**細胞培養加工施設管理士**」，「**上級臨床培養士**」，「**臨床培養士**」として認定する制度を制定した．再生医療を促進し国民の福祉に貢献することを目的としている[3].

3　再生医療用iPS細胞株

　iPS細胞は，患者本人の体細胞から樹立されるため，拒絶反応がなく，免疫抑制剤を不要とする自家移植による移植療法を可能とすることが最大の特長の1つである．しかし，実際の臨床応用を考えた場合，一人ひとりの患者からiPS細胞を作製して移植療法を行うと，1症例につき数千万円程度のコストが予想され，きわめて高額となる．また，患者由来の末梢血からiPS細胞を樹立した場合，多数の性質の異なるiPS細胞株が出現し，そのなかから分化能が良好で核型などに異常のないiPS細胞株を選択するのに数カ月から年余にわたる時間を要するため，急性期の疾患の治療は困難であり，コストもかかる．この問題を解決するために，つくり置きのiPS細胞株である**ストックiPS細胞株（再生医療用iPS細胞バンク）**が整備されている．

1）HLAホモiPS細胞（図2）

　京都大学iPS細胞研究所の山中伸弥らは，T細胞による拒絶反応に主に関与するHLAの遺伝子座（HLA-A，HLA-B，HLA-DRB1）がホモ接合型である個体由来のiPS細胞をバンク化した[4]．患者の少なくとも片方のHLA型が同一であるiPS細胞株から分化誘導した細胞種を移植し，拒絶反応の軽減，移植後長期生着率などの改善を

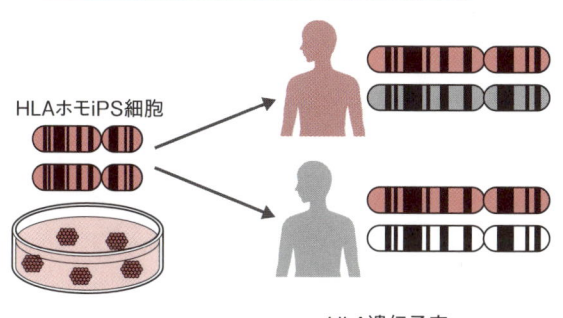

T細胞による拒絶反応に主に関与する3つのHLA遺伝子座がホモ接合型であるiPS細胞のバンクが整備されています

HLAホモiPS細胞

日本人に最も頻度の高い
HLA-A*24:02,
HLA-B*52:01,
HLA-DRB1*15:02
のホモ接合型iPS細胞は,日本人の約16％をカバーできると試算されています

HLA遺伝子座

A	B	DRB1
24:02	52:01	15:02
24:02	52:01	15:02

図2　再生医療用iPS細胞バンク

図るものである．迅速にプロジェクトを進めるために，まずHLA型がすでに解析されている国内の臍帯血バンクのサンプルからの抽出と使用を実施した．本プロジェクトは，遺伝的な差異の比較的少ない日本人の利点を活かしたものであることは特筆すべき点である．さらに病態解析研究用の疾患特異的iPS細胞バンクが日本を含む数カ国で整備が進んでいるなかで，はじめての治療用バンクの整備であり，世界的な注目を集めた．

2）低抗原性iPS細胞 （図3）

前述のHLAホモiPS細胞株を用いた細胞療法の臨床試験が国内で10件以上，2024年末の時点で実施されている（後述）．しかし，そのほとんどの試験において拒絶反応防止のために免疫抑制剤を投与する必要があった．この点を改善するために，免疫抑制剤の必要性をかなり低減させる次世代型のiPS細胞として，**低抗原性iPS細胞株**の開発が世界的に進められている．この細胞株は，T細胞からの拒絶反応を抑えるためにHLA class I （HLA-A，-B）とclass II の遺伝子をノックアウトし，natural killer（NK）細胞からの拒絶反応を抑えるためにHLA-Cを残したもので，同じHLA-C型を有する患者への移植が想定されている[5]．低抗原性iPS細胞には，HLA-Cを残す方策以外にも，NK細胞からの攻撃を逃れるためのさまざまな遺伝子改変が行われている．

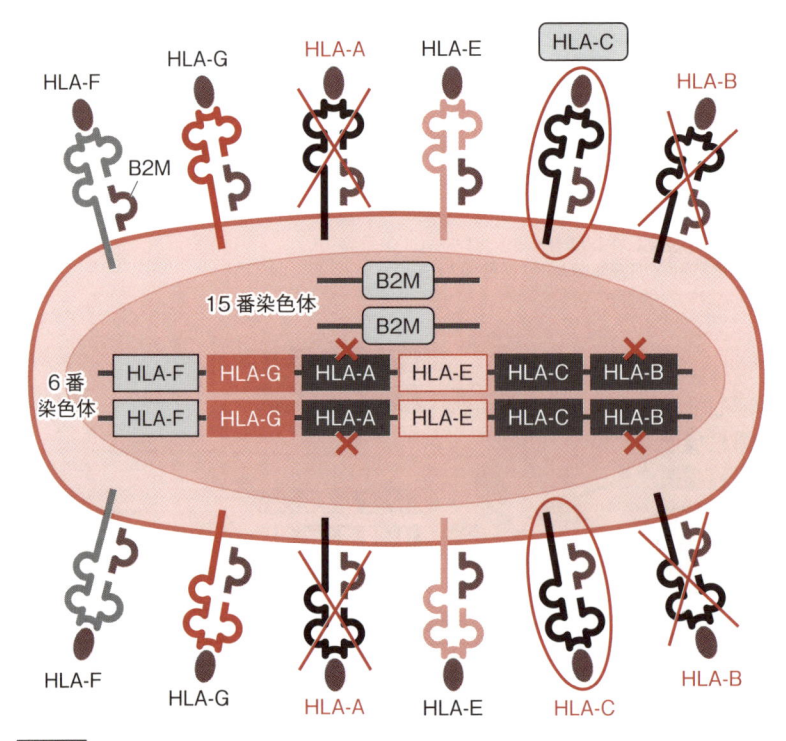

図3　低抗原性iPS細胞

（文献5をもとに作成）

今後，世界的に臨床試験での使用例が増えていくことが予想されており，実際にどれくらい，免疫抑制剤の必要性がなくなるのかその結果が期待される．

4 ヒトES/iPS細胞を用いた細胞療法の臨床試験までの道筋

基礎研究から実際にヒトでの臨床試験に移行する前に，動物モデルを用いた安全性と治療効果を評価する**前臨床試験**（**非臨床試験**ともよばれる）が行われている．マウスやラットの疾患モデルを用いた移植療法の検討が広く行われているが，体の大きさ，薬効動態，遺伝子の数や機能，寿命などがヒトにより近いサルなどの霊長類やブタなどの中大型動物を用いた検証がより望ましい．例えば，ES細胞やiPS細胞から分化誘導した細胞の移植後の腫瘍発生の有無の確認などの安全性を評価するにも，マウスの寿命の2年と比べサルは20年とはるかに長寿であり，移植後のより長期間の観察が可能となる．

1）さまざまなパーキンソン病動物モデルを用いた移植の検討

指や手がふるえたり，まばたきが少なくなる．そして，全体に動作がゆっくりしたものとなるなどの全身症状がみられた場合に疑われるのが**パーキンソン病**である．中年以降の発症が多い神経変性疾患の1つである．脳の一部である中脳のドパミン神経の減少によりドパミン不足と相対的なアセチルコリンの増加が起こり，機能がアンバランスになることが原因と考えられているが，緩やかに進行する病状に対する根本的な治療法も，原因も，現在までのところ不明のままである．

2011年に米スローンケタリング研究所のスチューダー（Lorenz Studer）らは，マウス，ラット，そして，サルのパーキンソン病モデルを用いたヒトES細胞由来のドパミン神経細胞移植の前臨床試験を報告した（**図4**）[6]．

パーキンソン病モデルマウス・ラットは6-OHDA（6-hydroxy-dopamine）投与によって作製する．まず培養25日目の細胞をパーキンソン病モデルの免疫不全マウスに移植を行い4カ月半後に評価したところ，マウス脳内に移植細胞の生着が観察された．未熟な神経細胞の混入による神経組織の過増大は認められなかった．また，機能的にもアンフェタミン投与による誘発回転行動を消失させる治療効果を示した．さらに，cyclosporine A投与による免疫抑制を施したラットの6-OHDAパーキンソン病モデルにおいても移植後5カ月に評価したところ，ヒトES細胞由来のドパミン神経細胞の生着が認められ，アンフェタミン投与による回転行動を消失させ，別の機能試験であるステッピングテストやシリンダーテストにおいても機能の改善を認めた．そして，MPTP（1-methyl-4-phenyl-1,2,3,6-tetrahydropyridine）投与によるアカゲザルのパーキンソン病モデルに，同様にcyclosporine Aによる免疫抑制下で移植を行ったところ，

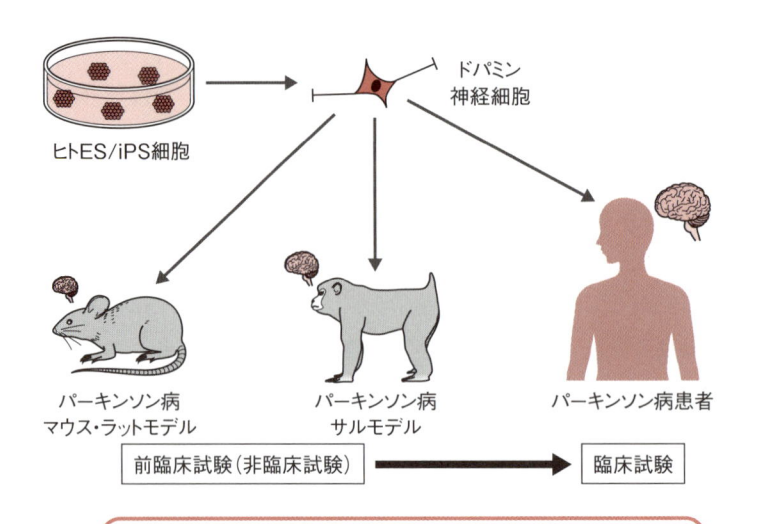

ヒトES/iPS細胞

ドパミン
神経細胞

パーキンソン病
マウス・ラットモデル

パーキンソン病
サルモデル

パーキンソン病患者

前臨床試験（非臨床試験）　　　　　　　　臨床試験

> ヒトでの臨床試験の前に,マウスやラットなどの小型動物,続いて,サル,ブタなどの中大型動物を用いた治療効果や安全性に関する前臨床試験（非臨床試験）の実施が望ましい

図4　前臨床試験

1カ月後の解析にて移植細胞の生着が認められた[6].

　このように，ヒトES細胞由来のドパミン神経細胞の移植によってマウス，ラットのパーキンソン病モデルに治療効果を確認できたことに加え，ヒトにより近いサルの疾患モデルにドパミン神経細胞を生着させることに成功した最初の報告となった.

2）パーキンソン病サルモデルを用いた安全性と治療効果の検討

　一方，京都大学iPS細胞研究所の髙橋淳らは，サルES細胞から分化誘導したドパミン神経細胞のMPTP投与によるパーキンソン病サルモデルへの移植による治療効果を確認した後に[7]，ヒトES細胞由来の同細胞種のサルモデルへの移植による詳細な安全性と治療効果の評価である前臨床試験を行った[8]. 分化誘導期間が14，28，35，42日間の4つの成熟段階の異なるドパミン神経細胞をタクロリムス（FK506）による免疫抑制下で移植し，MRI（magnetic resonance imaging）やPET（positron emission tomography）を用いて最長12カ月間の移植片の詳細な観察を行った. その結果，未分化なES細胞を含む分化誘導14日目の移植細胞は，サルの脳内に腫瘍を形成させた. 次に28日間分化させた移植細胞では，腫瘍形成はなかったが移植神経組織の過増大が認められた. また，両者ともに行動テストにおいて治療効果は認められなかった. 一方，BDNF（brain-derived neurotrophic factor：脳由来神経栄養因子）とGDNF（glial cell line-derived neurotrophic factor：グリア細胞株由来神経栄養因子）で成熟させた35，42日目のドパミン神経細胞のうち，35日目のものでは移植後12カ月間にわたり移植片は増殖を続けたが，42日目のものでは移植後6カ月以降増殖は認められ

なかった。移植片におけるドパミン産生のためのドパミン前駆物質のとり込みも42日目のもので多く，また，治療効果に関しても，42日間成熟させた細胞のみにおいて，少なくとも移植後12カ月間の観察期間にわたり行動テスト上の改善が認められた。

このことから適切な期間成熟させた分化細胞の方が，治療効果を発揮し腫瘍発生の危険性も低いことが明らかとなった[8]。

3）脊髄損傷

脊髄損傷とは，交通事故や転落などによって，脊椎を損壊し脊髄に損傷を受ける疾患である。損傷部位以下は脳からの連絡が途絶えるため，運動，感覚ともに失われ麻痺となり，車椅子生活になることも多い。脊髄は一度損傷すると再生・修復が難しいため，回復させる治療法のいまだ存在しない難病である。

米バイオ企業ジェロン社は，2010年10月にヒトES細胞を用いた世界ではじめての臨床試験を脊髄損傷の患者に対して米国内で開始した。同社は，米食品医薬品局（Food and Drug Administration：FDA）から，不妊治療で使われなかった受精卵から樹立されたヒトES細胞株を用いる臨床試験を承認されていた。ヒトES細胞から分化誘導した神経を保護する軸索という組織になるオリゴデンドロサイトを，脊髄損傷から14日以内の患者に投与し，損傷した神経を保護して機能の回復を図るものである。全米で8〜10人の患者を対象とし，治療の安全性を確認する第一相試験を行い，各患者で1年間，全体で2年間にわたって安全性を確認し，その後は治療の有効性を調べる次の段階に移る計画であった。

ところが，ジェロン社は2011年11月に経営上の問題により臨床試験からの撤退を発表した。4人の患者に細胞移植を行い，深刻な副作用は認められなかったが，治療効果も認められていないことが発表された。

4）黄斑変性症

網膜の中央部にある黄斑は，ものを見たり，色を識別する最も重要な部分であるため，そこに起こる病気では視力低下が深刻となる。**シュタルガルト病**は，20歳以前の若年で発症する黄斑変性で最も頻度の高い遺伝性疾患であり，進行性の視力障害や色覚異常がみられ，失明することもある。有効な治療法はない。一方，**加齢黄斑変性症**は，高齢者の視力障害の原因で最も多く，そのうちで欧米人に頻度の高い**乾燥型加齢黄斑変性症**は，動脈硬化による血流の低下などの原因により発症する。年をとるとともに視界の一部がゆがんだり，曲がったりみえ，進行すれば失明に至る。進行を食い止めるいくつかの治療法があるが，決定的なものはない。

米バイオ企業アドバンスド・セル・テクノロジー社は，2012年にヒトES細胞を網膜疾患の治療に用いる臨床試験において，治療を受けた2人の患者の両者において視力が回復したと発表した（**図5**）[9]。乾燥型加齢黄斑変性症の78歳の女性とシュタル

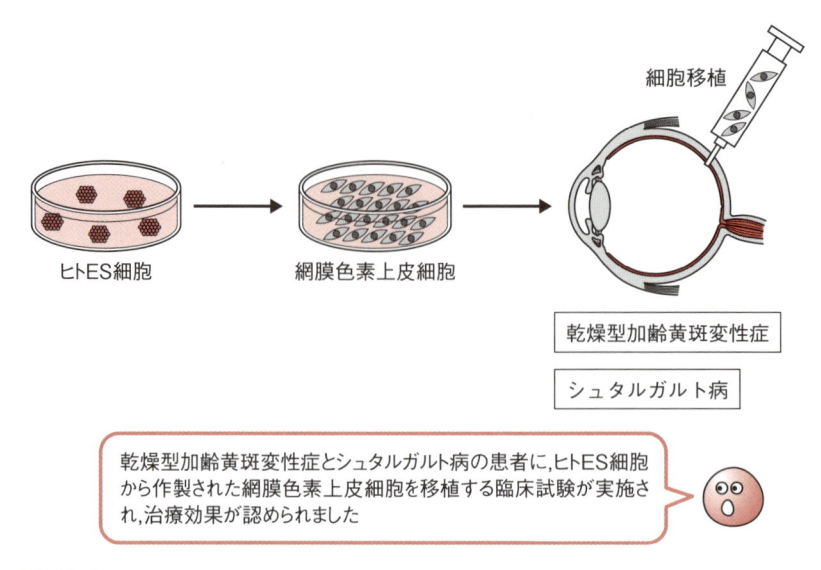

ヒトES細胞　　　　　網膜色素上皮細胞　　　　細胞移植

乾燥型加齢黄斑変性症

シュタルガルト病

乾燥型加齢黄斑変性症とシュタルガルト病の患者に,ヒトES細胞から作製された網膜色素上皮細胞を移植する臨床試験が実施され,治療効果が認められました

図5　ヒトES細胞を用いた黄斑変性症に対する臨床研究

ガルト病の51歳の女性に移植が実施された.この段階での臨床試験は安全性確認のためのものであり,医学的な有効性を確認するにはさらなる試験が必要とされたが,ES細胞を使った治療として効果が報告された世界初の成功例であり,ES細胞による再生医療の可能性を示す結果として画期的なものとなった.

👉もっと詳しく

● 視力が回復した臨床試験

　アドバンスド・セル・テクノロジー社と米カリフォルニア大学ロサンゼルス校の研究チームは,ヒトES細胞株MA09から胚様体(EB)を形成させ,培養皿上での付着培養を行い,培養中に出現する網膜色素上皮細胞をガラスピペットで単離し増殖させることによって,99%以上の純度の網膜色素上皮細胞を得ることに成功していた.また,臨床試験の前に,網膜変性症のラットモデルとシュタルガルト病のマウスモデルにヒトES細胞由来の網膜色素上皮細胞の移植を行い,移植細胞が生体内で機能を果たすことや,奇形腫や他の腫瘍発生などの合併症を起こさないなどの安全性の確認をすでに完了させていた.そして,前述のように,ヒトES細胞株MA09から分化誘導し凍結保存されていた網膜色素上皮細胞約5万個が,低用量のタクロリムスとマイコフェノレートモフェチルによる免疫抑制下で,2人の患者の網膜下スペースに移植された.2人はほとんど目が見えない状態であったが,移植後4カ月の評価では,文字が識別できるようになるなどの改善がみられた.一方,移植片の過増大,腫瘍発生,明らかな拒絶反応などの有害事象を示す所見は認められなかった[9].

国内でも，ヒトiPS細胞やES細胞から分化誘導した細胞種を用いた細胞療法の臨床試験がすでに10以上の臓器・疾患において開始されている（**図6**）.

1）加齢黄斑変性症，網膜色素変性症

理化学研究所（発表当時）の髙橋政代らは，抗VEGF（vascular endothelial growth factor：血管内皮細胞増殖因子）薬や光線力学的療法（photodynamic therapy：PDT）による治療後も滲出性変化が残存する**滲出型加齢黄斑変性症**の患者への，ヒトiPS細胞から分化誘導したシート状の**網膜色素上皮細胞**（retinal pigment epithelium：**RPE**）移植の臨床試験を2014年に開始した[10]．まず，2例の患者由来のiPS細胞からRPEを分化誘導し，自家移植による細胞療法が実施された．世界初のiPS細胞を用いた細胞療法の臨床試験となったが，移植後1年の時点で移植片の生着と視力が維持されていることが報告された．次に，前述のHLAホモストックiPS細胞由来のRPEの5例の患者への同種移植を行ったところ，1年後には移植片の生着が確認され，拒絶反応や腫瘍形成などの重篤な有害事象が生じておらず，安全性が示された.

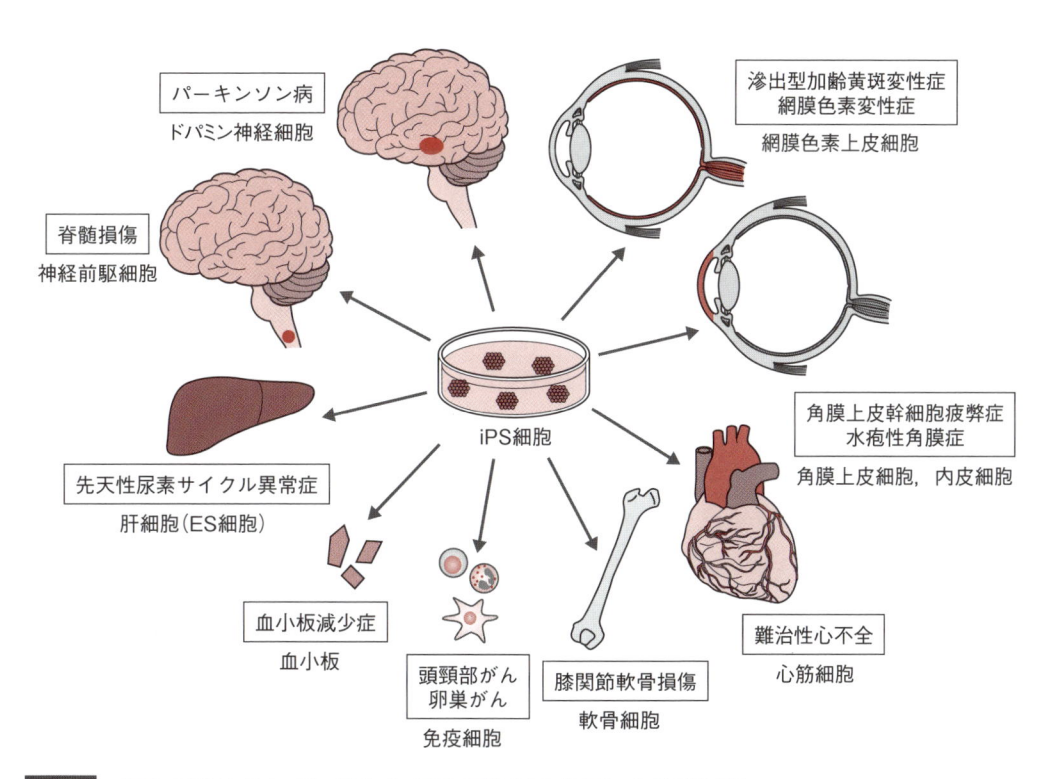

図6 国内で進められているヒトiPS/ES細胞を用いた臨床試験

さらに，同グループは，網膜の進行性の変性と機能不全により視力低下や失明に至りうる**網膜色素変性症**の2例の患者にHLAホモストックiPS細胞由来**網膜細胞シート**の同種移植による細胞療法を実施し，移植後2年間の経過で移植片の生着と安全性を報告した[11]．

2）パーキンソン病

薬物によるコントロールが困難な進行した**パーキンソン病**に対して胎児中脳黒質細胞移植が海外で行われ，一定の治療効果が報告されている[12]．しかし，ドナー細胞の入手が困難なことや不適切な細胞が混じるために不随意運動が認められることがあり，広く普及するには至っていない．この問題を克服するために，前述の京都大学iPS細胞研究所の髙橋淳らは，HLAホモストックiPS細胞由来**ドパミン神経前駆細胞**を専用の細胞移植針を用いてパーキンソン病患者の脳内の線条体に移植する治験を2018年に開始し，2021年末までに計画していた7例すべての手術を完了した．さらに，2023年には米国内で臨床試験を開始する計画を発表した．

3）角膜上皮幹細胞疲弊症

角膜辺縁に存在する角膜上皮の幹細胞が，熱傷，アルカリ腐蝕，Stevens-Johnson症候群などの外傷や疾患により消失する**角膜上皮幹細胞疲弊症**では，角膜内に結膜が侵入することで高度な角膜混濁をきたし，視力障害，失明に至る．ドナー角膜を用いた角膜移植が実施されているが，高率に生じる拒絶反応や深刻なドナー不足が問題である．大阪大学の西田幸二らは，ヒトiPS細胞から移植用**角膜上皮**を作製する技術を確立し，2019年より4例の重症の角膜上皮幹細胞疲弊症患者に対し，HLAホモストックiPS細胞由来角膜上皮の同種移植の臨床研究を開始，術後1年までに重篤な有害事象を認めず，安全性と有効性を示す所見が得られたことを発表した．

4）重症心不全

大阪大学の澤芳樹，宮川繁らは，HLAホモストックiPS細胞由来の**心筋細胞シート**を重症の**虚血性心筋症**を対象に心臓に移植する同種移植の治験を2019年に開始した．安全性と心機能改善の有効性の評価が目的である．また，慶應義塾大学の福田恵一らは，HLAホモストックiPS細胞由来の**再生心筋球**を用いた拡張型心筋症による**難治性重症心不全**に対する移植療法の安全性と有効性を評価する臨床研究を2020年に開始した．

5）脊髄損傷

慶應義塾大学の岡野栄之，中村雅也らは，HLAホモストックiPS細胞由来の**神経前駆細胞**を用いた亜急性期（受傷後2～4週間）の**脊髄損傷**に対する臨床研究を2019年

に開始した. 損傷程度の最も強い完全麻痺の患者への移植を予定しており, 腫瘍形成がないことなどの安全性の確認と, リハビリも併用し機能改善の有効性も評価予定である.

6）血小板減少症

わが国をはじめ少子高齢化社会が進む国々においては献血ドナーが減少し, 特に血小板は数日間しか保存できないため, 将来的に血小板輸血の不足が危惧されている. また, 再生不良性貧血などによる重症の**血小板減少症**の患者では, 血小板輸血がくり返されるが, 輸血された血小板が異物として認識され, 患者自身の免疫細胞が血小板を破壊することで血小板数が上昇しない**血小板輸血不応症**が発症することがあり, 患者本人の細胞から血小板を作製することが期待されてきた. 京都大学iPS細胞研究所の江藤浩之らは, バイオリアクターを用い, ヒトiPS細胞から**血小板**を大量に作製する方法を開発し, 血小板輸血不応症を合併した再生不良性貧血患者にヒトiPS細胞由来の血小板を用いた輸血の安全性と有効性を評価する臨床研究を2019年に開始した. 患者本人の末梢血単核球から樹立したiPS細胞を経由して, 血小板を作製し, 自己輸血として投与され, 1年後の評価にて特に問題がなかったことが発表された[13].

7）先天性尿素サイクル異常症

国立成育医療研究センターの梅澤明弘らは, 重症高アンモニア血症を生じる**先天性代謝異常症**の新生児に対し, ヒトES細胞から作製した**肝細胞**を移植し, 肝移植までの待機療法とする治験を2019年に開始した. 本疾患に対する根治療法は肝移植しかないが, 一般的には生後半年を経たなければ肝移植が実施できないため, それまでの間は人工透析にて血液中からアンモニアを除去する対症療法が行われる. しかし新生児は透析器具を装着するのが難しく継続できないことも多い. ヒトES細胞を用いた細胞療法の臨床試験としては国内初のものとなった.

8）膝関節軟骨損傷

変形性関節症は60歳以上の人口の10％以上が罹患する世界的に最も頻度の高い関節疾患であり, 関節の軟骨が損傷することで, 動作時に関節に疼痛を生じる. 京都大学iPS細胞研究所（発表当時）の妻木範行らは, HLAホモストックiPS細胞より作製した**関節軟骨**を膝関節の軟骨損傷部位に移植する細胞療法の臨床研究を2020年に開始した. 1年間の観察期間で安全性の評価が主目的である.

9）再発・進行頭頸部がん

理化学研究所の古関明彦, 藤井眞一郎らは, がんに対して強い攻撃力を有するが, 人の血液中にごく少数しか存在しないリンパ球である**ナチュラルキラーT細胞**（NKT

細胞）を患者由来のiPS細胞から作製し，鼻，口，喉，上顎，下顎，耳などに生じる**頭頸部がん**の患者の血管内（動脈内）に投与し，忍容性，安全性，有効性を検証する治験を2020年に開始した．

10）卵巣がん

特定のがん細胞が発現する抗原に結合できる**キメラ抗原受容体**（chimeric antigen receptor：CAR）遺伝子を導入したT細胞やNK細胞を用いた**がん免疫療法**は，一部のがんに劇的に治療効果を発揮することが知られている．特にiPS細胞からそれらの再生免疫細胞が作製されると，安定供給に加え，ゲノム編集による機能強化や細胞疲弊の回避も可能となる．京都大学iPS細胞研究所の金子新らは，がん特異性の高い抗原であるGlypican 3（GPC3）を認識するCAR遺伝子を導入したHLAホモストックiPS細胞由来の**NK細胞**を用いて，GPC3を高発現する**卵巣明細胞がん**患者への腹腔内投与の安全性と忍容性を検証する治験を2021年に開始した．

11）水疱性角膜症

水疱性角膜症は，遺伝性疾患や白内障手術の合併症として発症し，角膜内皮細胞が障害され，角膜に余分な水分がたまりむくみを生じ，角膜の透明性が低下し視力低下

Column

⑳ 臨床試験

本書でも執筆したが常染色体顕性（優性）多発性嚢胞腎（ADPKD）という難治性の腎疾患に対して，iPS創薬にて見出したレチノイン酸の1種であるタミバロテンの前期第二相試験を開始した．これまでは研究者として実験したり，研究費獲得の申請書を書いたり，プレゼンすることが仕事の大半であった．しかし，臨床試験を開始するために，前述のベンチャー企業を設立して資金を調達，国内のADPKD専門医に依頼をしてプロトコール検討委員会を立ち上げ治験の計画を立案，規制当局である医薬品医療機器総合機構（PMDA）と治験のデザインなどに関して何度も相談を行い，了解をいただいてから，複数の病院の先生に治験責任医師に就任していただき，各病院の倫理委員会で承認を受けて，2024年の年初から臨床試験を開始した．まず，臨床試験開始に至るまでに，実に多くのステップが必要であることがわかった．

タミバロテンが国内ですでに1種の白血病に対して承認され臨床で使用されているため，安全性を評価する第一相試験は免除となり，第二相試験から開始できたが，それでも順調に進んでも，承認，上市されて患者さんが保険診療で薬を服用できるのは，2030年代前半の予定である．私も2008年の独自研究室発足時から16年かけた研究にてタミバロテンを見出したが，製薬企業などで基礎研究からはじめて全くの新規の薬を作るのであると，さらにもっと長い期間が必要となる．薬を1つ開発するのに，20年以上のとても長い時間がかかることを改めて実感した．また，患者数をはじめ臨床試験の規模によるが，億単位の巨額の資金が必要であることもわかった．

これまで研究費の申請書に，「臨床応用をめざす」なんて簡単に書いていたが，実際に患者さんに新しい治療法を届けるまでに，多くのプロセス，巨額の資金，10年単位の長い年月が必要であることを実感した．私は大学の定年までにあと10年ちょっと残されているが，あといくつの薬の開発ができるのか？多くは難しいと思うが，まず患者さんのために，次に再生医学の発展と日本の経済の活性化のために，今後もますますiPS細胞を用いた再生医療とiPS創薬を急いで進めていかなければならないと日々感じている．

などをきたす．これまで角膜移植が行われてきたが，ドナー不足と手術の合併症などの課題があった．慶應義塾大学の榛村重人らは，HLA ホモストック iPS 細胞から**角膜内皮代替細胞**を作製し，水疱性角膜症の患者の眼内に注入し，安全性と有効性を評価する臨床研究を 2021 年に開始した．

　その他に，京都大学 iPS 細胞研究所のわれわれのグループは，**慢性腎臓病**（chronic kidney disease：CKD），**1型糖尿病**，**肝硬変**に対するヒト iPS 細胞由来**腎**，**膵**，**肝細胞**を用いた細胞療法の数年内の臨床試験開始に向けて研究と準備を進めている．

6 薬剤毒性評価系

　ヒト ES 細胞および iPS 細胞から分化誘導された特定細胞種が，**薬剤毒性評価**に使用されている．ヒト ES/iPS 細胞は，培養皿上で無限に増殖可能であるため，分化誘導法のみ確立されれば，特定細胞種を無限に供給可能である．ヒト ES/iPS 細胞由来の心筋細胞，血管内皮細胞，神経細胞，肝細胞，アストロサイト，造血前駆細胞などが日米欧のバイオ企業数社からすでに販売されている．

1）心筋細胞 （図7）

　ヒト ES/iPS 細胞から分化誘導された心筋細胞は，数カ月間培養しても安定した遺伝子発現と表現型を保ち，従来使用されてきた屍体由来の心筋細胞，形質転換された心

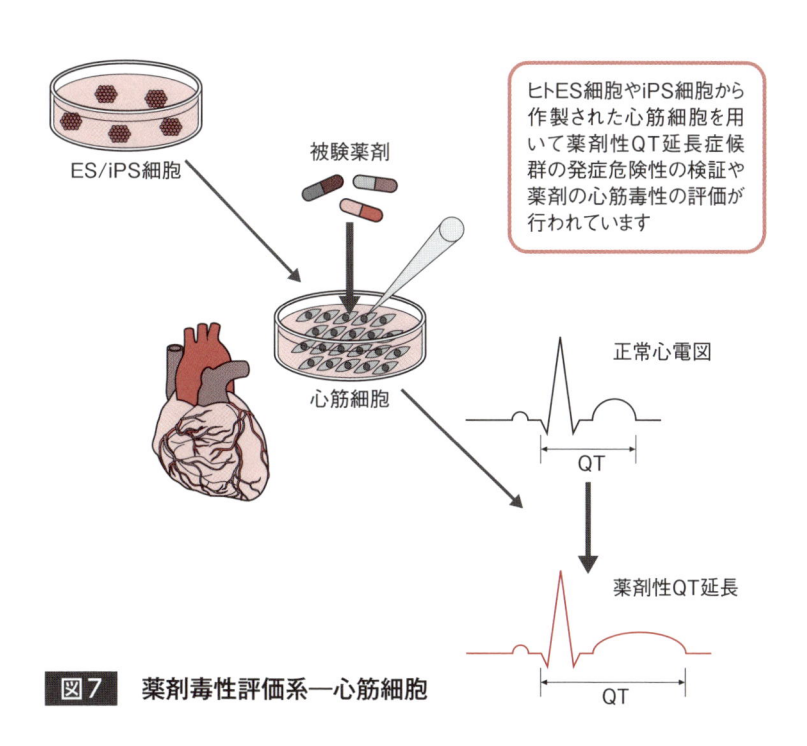

ヒトES細胞やiPS細胞から作製された心筋細胞を用いて薬剤性QT延長症候群の発症危険性の検証や薬剤の心筋毒性の評価が行われています

ES/iPS細胞　　被験薬剤

心筋細胞

正常心電図

QT

薬剤性QT延長

QT

図7　薬剤毒性評価系―心筋細胞

筋細胞株，非ヒト初代培養心筋細胞の問題点を克服する細胞としてすでに販売されている．特に心筋組織はイオンチャネルの発現パターンに種特異性があるため動物モデルでの評価は十分ではなかったが，その問題を解決可能とした．

　薬剤の副作用としてさまざまな症状，徴候があるが，最も重篤なものの1つとして突然死に至る不整脈を生じる**薬剤性QT延長症候群**があげられる．これまで，ヒトに薬剤を投与する前に，この不整脈の発症を予測する方法はなかったが，最近，薬剤投与時のQT間隔を測定できるようになった．ヒトES/iPS細胞から分化誘導した心筋細胞において *in vitro* でパッチクランプ法などの電気生理学的手法により心筋の活動電位を測定すればよいのである．そして，実際に薬剤によるQT延長症候群を判定するキットとして，ヒトES/iPS細胞由来の心筋細胞が販売されている．また，不整脈の検出のみならず，これらの心筋細胞は，細胞生存率，アポトーシス，ATP産生，酸化ストレス，ミトコンドリア機能障害，プロテアソーム活性，HDAC（ヒストン脱アセチル化酵素）活性などの生化学試験において，薬剤の**心筋細胞毒性**を評価する細胞としても使用可能となっている．

2）肝細胞 （図8）

　前述の心筋細胞と同様に，肝臓において薬物が代謝されることにより生じる**肝毒性**は，医薬品候補化合物の開発中止原因となる主要な有害事象である．現在，製薬企業で開発される薬剤の肝毒性の評価には，主にモデル動物やヒト初代培養肝細胞が使用されている．しかし，動物モデルではヒトと種間の違いがあるため，ヒト特異的に発

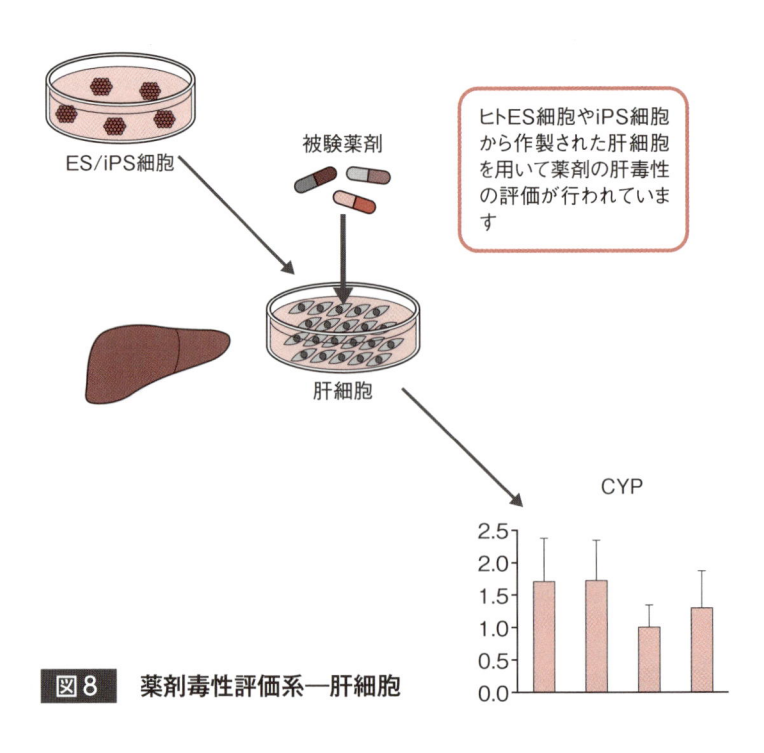

ES/iPS細胞

被験薬剤

ヒトES細胞やiPS細胞から作製された肝細胞を用いて薬剤の肝毒性の評価が行われています

肝細胞

CYP

図8　**薬剤毒性評価系―肝細胞**

生しうる毒性を予測することは困難である．また，ヒト初代培養肝細胞は，入手機会に限りがあるため高価であり，かつロット差がきわめて大きいために安定した毒性評価を行うことが困難である．

そこで，無限に増殖可能なヒトES/iPS細胞から作製された肝細胞を使用できれば，安定した供給源となり，これらの問題が解決可能であると考えられている．実際に欧米や日本のバイオ企業数社もヒトES/iPS細胞由来の肝細胞の販売を開始している．

7 組織幹細胞を用いた臨床試験

ES細胞やiPS細胞などの多能性幹細胞から分化誘導された細胞種を用いた細胞移植療法のみならず，各臓器・組織に特異的な**組織幹細胞（体性幹細胞）**の移植を用いた臨床試験もすでに多く実施されており，臨床研究等提出・公開システムjRCTにて「組織幹細胞」というキーワードで検索を実行すると，現在募集前のものから研究を終了したものまでを含め，3,500件以上が表示される（2024年末時点）．そして，多くは患者由来の骨髄由来幹細胞を**慢性閉塞性動脈硬化症**（arteriosclerosis obliterans：ASO）や**バージャー病**（thromboangiitis obliterans：TAO）という末梢動脈疾患のうち，既存の治療に抵抗性の症例に移植する治療や，骨，関節，歯組織への自家移植による再建である．また，多くは骨髄の造血幹細胞や間葉系幹細胞，または，それらの混在した骨髄細胞の移植であるが，体細胞や他の組織幹細胞をシート状にして移植する研究も行われている．

1）難治性骨疾患

2007年に京都大学の戸口田淳也らは，大腿骨の股関節との接続部分が壊死する難病の**大腿骨頭無腐性壊死**の患者や難治性骨疾患である**月状骨無腐性壊死**の患者に対し，患者由来の骨髄間葉系幹細胞を注入し，骨の再生を促す臨床研究を開始した（**図9**）．患者の骨盤から約100 mLの骨髄液を採取し，そのなかに0.01％程度存在する間葉系幹細胞を約3週間かけて培養を行い，約5,000万個まで増殖させ，壊死した患部をとり除き，血管のついた患者由来の骨片や人工骨と一緒に幹細胞を注入した．

2）肝硬変

山口大学の坂井田功らは，肝硬変の患者に対する**自己骨髄細胞投与療法**（autologous bone marrow cell infusion：**ABMi療法**）の臨床研究を2003年から開始した[14]．全身麻酔下に患者の腸骨から約400 mLの骨髄液を採取し，単核細胞集団を単離，末梢静脈からの注入が行われた（**図9**）．ABMi療法実施後24週後には，血清アルブミン値と血清総タンパク質値の有意な改善に加え，肝硬変の重症度を判定するChild-Pugh分類においても有意な改善が認められた．また，ABMi療法による重篤な副作用は認

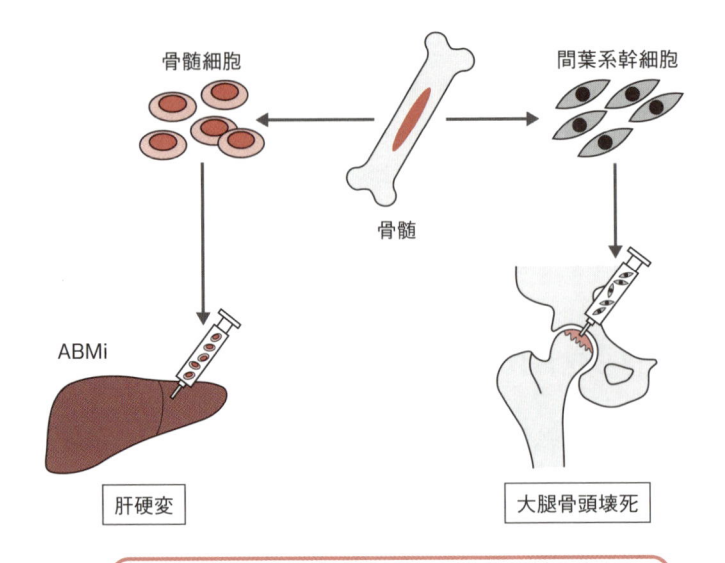

骨髄細胞

間葉系幹細胞

骨髄

ABMi

肝硬変

大腿骨頭壊死

患者自身の骨髄間葉系幹細胞を大腿骨頭無腐性壊死や月状骨無腐性壊死へ自家移植する臨床研究，骨髄幹細胞を肝硬変へ自家移植する臨床研究が行われました

図9 組織幹細胞（体性幹細胞）を用いた臨床研究

められなかった．さらに，国内や海外の大学などとの多施設共同臨床研究においても，ABMi療法の安全性と有効性が明らかにされた．

　また，新潟大学の寺井崇二らは，2017年に**C型肝炎**または**代謝異常関連脂肪肝炎**（metabolic dysfunction-associated steatohepatitis：MASH）による**非代償性肝硬変**患者に対する他家脂肪組織由来幹細胞（間葉系幹細胞）の細胞療法の治験を開始した．

8 細胞シート工学を応用した臨床研究

　東京女子医科大学の岡野光夫らが開発した温度応答性高分子であるpoly（N-isopropylacrylamide）（PIPAAm）でコートした**温度応答性培養皿**（intelligent surfaceともよばれる）は，37℃では培養皿の表面が疎水性を保ち細胞が接着するが，32℃以下で疎水性が親水性に変わり，その上で培養しているコンフルエント状態の細胞が酵素処理なしでも細胞外マトリクス（extracellular matrix：ECM）を維持した一層のシート状態でとりだせる．この細胞シート技術を用いた多くの移植治療の臨床試験が行われている（**図10**）[15]．

　具体例としては，**角膜上皮欠損症**に対する口腔粘膜シートの移植，**食道がん手術後の食道狭窄の防止**のための口腔粘膜シートの移植，骨格筋シートの**心筋症**への移植，**歯周病**に対する歯根膜組織由来細胞シートの歯周組織欠損部位への移植，軟骨細胞シートの**変形性関節症**への移植などの臨床試験が行われている．そして，すでに，本

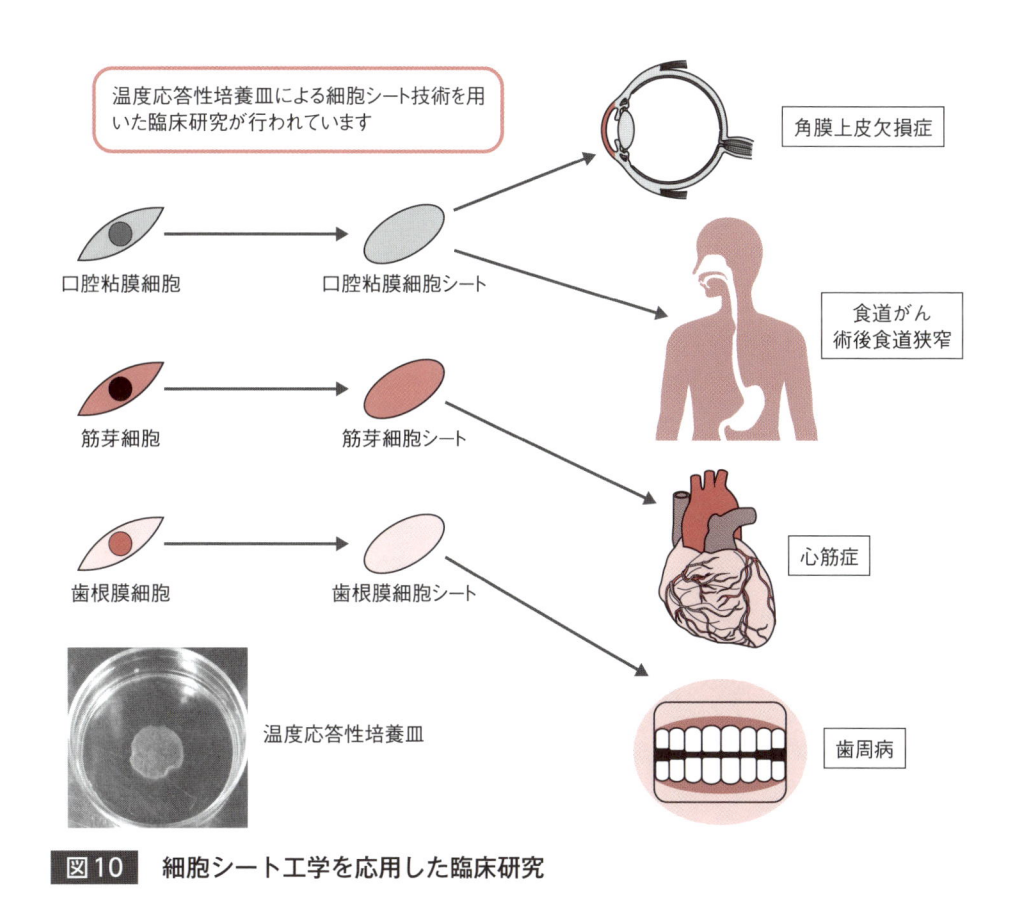

温度応答性培養皿による細胞シート技術を用いた臨床研究が行われています

口腔粘膜細胞 → 口腔粘膜細胞シート → 角膜上皮欠損症

食道がん
術後食道狭窄

筋芽細胞 → 筋芽細胞シート

心筋症

歯根膜細胞 → 歯根膜細胞シート

温度応答性培養皿

歯周病

図10 細胞シート工学を応用した臨床研究

邦とフランスにおいて角膜の治療における視力回復などの治療効果が確認されている．また，食道狭窄や心筋症でも治療効果を示したことが報告されている．

9 今後の課題と展望 （図11）

　実際に臨床試験が実施・計画されている疾患もまだまだ数が限られており，今後，さらに多くの疾患において基礎研究がますます進展し，前臨床試験，臨床試験へ発展することが期待される．

　近年，細胞療法と遺伝子治療を融合した再生医療の開発研究が進められており，遺伝子改変により治療効果を増強することや移植後の生着率や生存率を向上させた細胞（**デザイナー細胞**ともよばれる）の移植療法が次世代型の再生医療として期待を集めている．例えば，低抗原性iPS細胞株も遺伝子改変したものであり，遺伝子改変したT細胞を用いたCAR-T療法などもその一例である．また，細胞自体のみならず，細胞を移植する部位の環境を生着・生存に適した状態に制御することや，神経筋疾患などでは細胞療法とリハビリ療法を組合わせることも研究が進められている．

　さらに，細胞が分泌する**エクソソーム**とよばれる細胞外小胞がさまざまな疾患に対

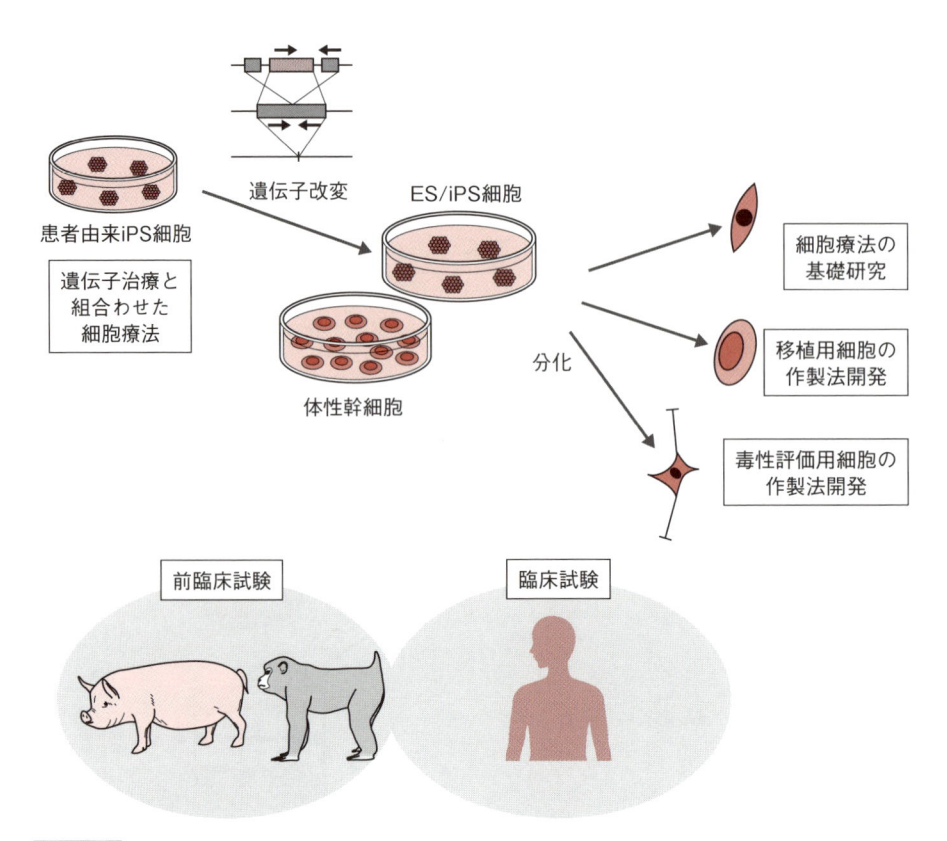

図11 今後の課題と展望

して治療効果を有することを示唆する基礎研究成果も多く報告されている．今後，新しい治療のモダリティーとして発展するものとして期待と注目を集めている．再生医学と再生医療の研究が実用化に向けてますます加速するには，やはり基礎的な幹細胞生物学の進展が必要である．

　最後に，再生医療と幹細胞研究の展望について，**心筋症**という病気の治療未来図（比較的近い将来と期待する）を一例に描いてみよう．息切れなどの体調不良で受診し，検査にて早期の心筋症と診断された．すると，まずHLAの型が調べられ，低抗原性iPS細胞株を含むiPS細胞バンクのなかから最も型が一致したiPS細胞株が選択される．そして，心筋細胞に分化誘導し，患者に移植が行われる．もう少し遠い将来には，患者さん本人の血液細胞などから作製されたiPS細胞を心筋細胞に分化誘導し，自家移植が行われるようになることが期待される．

文献

1 ） 花村 遼：実験医学増刊, 41：150-156, 2023

2 ） 一家綱邦：京府医大誌, 123：553-563, 2014

3 ） 一般社団法人日本再生医療学会：認定制度. https://www.jsrm.jp/activity/certification/ （2024年12月閲覧）

4 ） Okita K, et al：Nat Methods, 8：409-412, 2011

5 ） Xu H, et al：Cell Stem Cell, 24：566-578.e7, 2019

6 ） Kriks S, et al：Nature, 480：547-551, 2011

7 ） Takagi Y, et al：J Clin Invest, 115：102-109, 2005

8 ） Doi D, et al：Stem Cells, 30：935-945, 2012

9 ） Schwartz SD, et al：Lancet, 379：713-720, 2012

10） Mandai M, et al：N Engl J Med, 376：1038-1046, 2017

11） Hirami Y, et al：Cell Stem Cell, 30：1585-1596.e6, 2023

12） Freed CR, et al：N Engl J Med, 344：710-719, 2001

13） Sugimoto N, et al：Blood, 140：2398-2402, 2022

14） Terai S, et al：Stem Cells, 24：2292-2298, 2006

15） Egami M, et al：Arch Pharm Res, 37：96-106, 2014

おわりに
~基礎研究と臨床を結ぶために~

これまで個々に解説してきたことを最後に有機的に結んでみたい.

1 臨床を見据える

幹細胞・再生研究のうちすでに実用化に至っている例がいくつもあり, 再生医療はますます身近なものとなりつつある（第9章, 第10章参照）. 本邦においても, ヒトiPS細胞やES細胞から作製した細胞種を移植する臨床試験が, 10以上の疾患においてすでに開始されている. また, 疾患特異的iPS細胞を用いたiPS創薬によって見出された治療薬の治験も進められている. **細胞移植療法とiPS創薬, 薬剤毒性評価系**が実用化に向けて先行している.

一方で, 第9章でまとめたように, ゲノム編集技術の進展による中大型動物の疾患モデルの樹立により, 疾患のメカニズム解明と再生医療に関しては, マウスを使用した基礎研究と人体に投与する臨床試験の間を埋める前臨床試験が可能となる. さらに, より寿命の長い動物を使用した長期の安全性試験の実施が期待される. 今後, *in vivo*モデルと*in vitro*モデルの相補的な活用により疾患の病態が解明され, これまで治療法のなかった難治性疾患に新規の治療法が開発される日が1日も早く訪れることを期待したい. しかし, 並行して動物実験を必要としない*in vitro*モデルの台頭が必要であることは言うまでもない.

また, 第10章で紹介したように, 遺伝子治療を組合わせた再生医療の開発研究も重要である. 基礎的な幹細胞生物学の進展とともに, デザイナー細胞の開発や移植部位の環境の最適化, リハビリ療法の併用などによる再生医学・再生医療実用化の加速が期待される.

2 幹細胞生物学の進展には

幹細胞一般についての解説は第1章で述べた通りであるが, 幹細胞の自己複製と分化, ニッチによる幹細胞の維持に関するメカニズムについて未解明の点が数多く残されている. また, 造血幹細胞にはじまり, 多くの臓器の**組織幹細胞**が同定され, ES細胞やiPS細胞などの**多能性幹細胞**も開発されているが, 今後も新たな幹細胞の発見や新しい幹細胞制御技術が開発されることが予想される.

1）3種類の幹細胞生物学研究

2006年のマウスiPS細胞の樹立から20年近くが経過した. この間, 第5章で概説した安全なiPS細胞の樹立方法の開発や, 疾患特異的iPS細胞を用いた疾患モデルの有用

性が示された．今後，この約20年間の研究成果をもとに，次の段階としてiPS細胞由来の臓器細胞や組織を用いた移植療法やiPS細胞の疾患モデルから開発された新規の診断法や治療薬が承認，上市され，保険診療で受けられるようになる臨床応用の実現が期待される．しかしながら，iPS細胞研究には臨床応用に向けて数々の解決すべき問題点が残されていることも事実である．

これに対して，**第4章** 冒頭でも述べたが，これまでのES細胞を用いた分化誘導研究の知見の積み重ねが，iPS細胞研究にも大いに活用されている．また，ES細胞の研究の歴史はiPS細胞よりはるかに長く，その性質も解析がより進んでいる．しかし，ヒトES/iPS細胞をはじめとするマウス以外の動物種のES/iPS細胞は，その未分化維持機構の解明も進んでおらず，樹立・維持培養法も十分に確立されているとはいえない現状である．それらの幹細胞生物学的な課題の克服も含めて，再生医療の実現化のためには，今後もES細胞とiPS細胞の両者の研究の進展が必須であると考える．

さらに，**第2章**，**第3章** で述べたような組織幹細胞研究も，特にES細胞やiPS細胞から組織幹細胞と組織構成細胞を分化誘導する技術開発を検討するうえで重要である．今後も組織幹細胞の研究が進展することによって，さまざまな難病に対する細胞療法の開発や組織の内在性幹細胞の活性化による体内局所での再生誘導法の開発が期待される．

2）注目のストラテジーによる研究は進捗を続ける

さまざまな細胞種において**ダイレクトリプログラミング**の成功例が立て続けに報告され，3，4個の遺伝子（転写因子）を導入する比較的簡便な遺伝子操作のみで任意の細胞種が作製可能であるという概念が定着した（**第6章**）．また幹細胞・再生医療研究領域において，**ケミカルバイオロジー**を活用した主だった研究例を紹介（**第8章**）したが，今後も，ますますケミカルバイオロジーの貢献がさかんになっていくと思われる．

移植後の腫瘍発生というES細胞やiPS細胞を用いた再生医療にかかわる大きな問題点を回避可能とするため，今後，ダイレクトリプログラミングによる細胞療法・再生医療が主流となる可能性もある．できるだけ近い将来に，まず難治性疾患に対する治療法の選択肢の1つとして確立されることを期待したい．しかし，その半面，この研究領域もまだまだ知見の蓄積が少なく，引き続きダイレクトリプログラミングで作製される細胞の詳細な検討が必要である．

ケミカルバイオロジーを用いた新しい展開が期待されるのは従来の方法では困難であった領域において，である．特にヒトiPS/ES細胞や組織幹細胞を培養皿上で未分化状態に保ったまま増殖させる化合物，iPS細胞から移植用細胞の効率的な作製，iPS創薬，未知の臓器の発生・分化機構の解明，組織幹細胞を *in vivo* で制御し臓器再生を促す化合物，ニッチを制御する化合物，*in vivo* で直接に目的臓器細胞種を作製する化合物など，である．また，**第8章** で紹介していないさまざまな領域においても，ケミカ

ルバイオロジーを用いた手法で研究をさらに進展させることが可能であると考える.

3）再生医療のより高みをめざす

遺伝子改変したデザイナー細胞を用いた**次世代型の細胞療法**の開発が期待される. また, 第7章 で紹介した, **オルガノイド**や**organ-on-a-chip技術**を用いてより機能的な組織を作製することで, 治療効果の高い細胞療法や高度な疾患モデルと毒性評価系の開発による効率的な創薬が可能となる. ES/iPS細胞から全身の臓器を構成するさまざまな細胞種や細胞塊, シートなどの簡単な組織が作製可能となっているが, ヒトの体内のものと同じサイズ, かつ血管や神経などの組織と統合, 連結した**移植用の臓器**を作製する方法の開発が大きな課題として残されている. 細胞, 組織ではなく臓器の移植が必要な疾患も多くあり, 技術的なブレイクスルーが必要であるが, 臓器再生の研究が進まなければならない. 今後もより高度な再生医療の開発に向けて, 再生医学は進展を続けるであろう.

4）急速な進展でも変わらないポリシー

この研究領域は, 特に競争（competition）が激しく, 毎日のように新しい論文や自分たちが行っている研究目標が先に発表されてしまうことが多い. しかし, 前述のコラムにも書いたが, どんな小さな研究領域においてもわかっていないことはいくらでもあり, 研究や学問は決して狭くて浅いものではない. それは, 幹細胞を用いた再生医療が確立した治療となっている疾患がほとんどなく, 道のりがまだまだ遠いことや実用化に至っている技術もまだまだ少ないことからも明らかである. 一時的に注目を集めて論文がたくさん発表されるが, 本質的ではないため数年後には誰も興味をもたずに廃れてしまう研究結果も多い. 一時的な流行に惑わされて自分の決めた方針を変えないで, ぶれないで前に進むべきである. 焦らずに変わらないポリシーをもって, 目の前にある作業を日々こつこつと積み重ねていくことが重要である.

本邦から誕生した技術を起点とした医学と生物学の一層の進展に貢献する, 一人でも多くの若者や他領域の研究者の参入を待っている.

長船健二

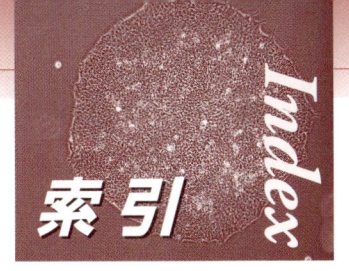

索
引

索引

索
引

著者プロフィール

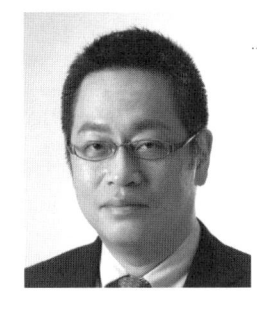

長船健二（おさふね けんじ）

1971年兵庫県龍野市（現 たつの市）生まれ．'96年京都大学医学部卒業，京都大学病院老年科入局（北徹教授）．4年間の腎臓内科・透析医として内科診療に従事の後，2000年より東京大学大学院理学系研究科生物科学専攻博士課程（浅島誠教授），'03年に大学院修了後は東京大学大学院総合文化研究科研究員（浅島誠教授）．アフリカツメガエルとマウスを用いた腎臓発生，再生の研究を行う．'05年よりハーバード大学分子細胞生物学教室（現 ハーバード幹細胞研究所・幹細胞再生生物学教室，Douglas A. Melton教授）にて客員研究員．ES細胞とiPS細胞を用いた膵臓再生を研究．'08年6月より科学技術振興機構（JST）さきがけ研究員，京都大学iPS細胞研究センター特任講師．'10年4月より京都大学iPS細胞研究所准教授．'14年10月より同教授．iPS細胞を用いた腎臓，膵臓，肝臓の再生研究を行っている．趣味はグルメと旅行，マラソン．

研究室HP：https://www.cira.kyoto-u.ac.jp/j/research/osafume_summary.html

実験医学別冊

改訂版　もっとよくわかる！幹細胞と再生医療

2014年 3月15日	第1版第1刷発行
2016年 4月15日	第1版第2刷発行
2025年 4月 1日	第2版第1刷発行

著　者	長船健二
発行人	一戸敦子
発行所	株式会社 羊 土 社
	〒101-0052
	東京都千代田区神田小川町2-5-1
	TEL　03（5282）1211
	FAX　03（5282）1212
	E-mail　eigyo@yodosha.co.jp
	URL　www.yodosha.co.jp/
装　幀	関原直子
印刷所	三美印刷株式会社

© YODOSHA CO., LTD. 2025
Printed in Japan

ISBN978-4-7581-2215-3

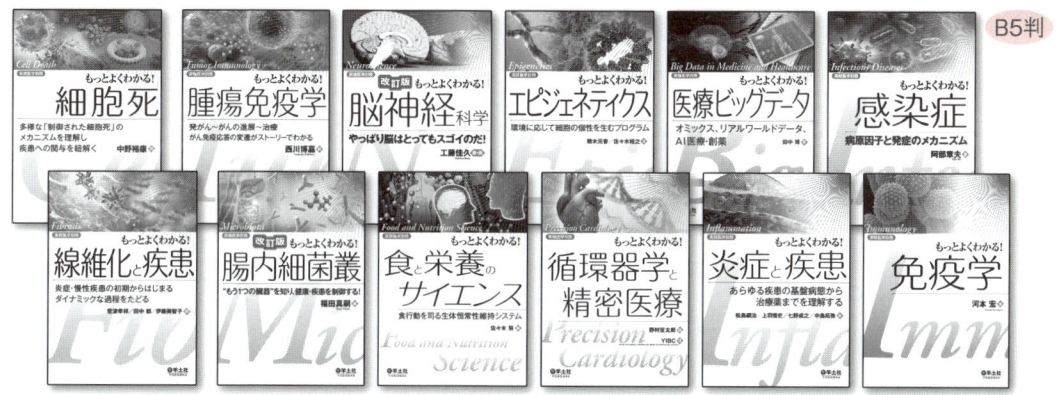

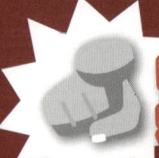

実験医学 をご存知ですか!?

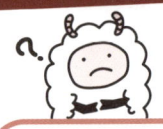
実験医学ってどんな雑誌？

ライフサイエンス研究者が知りたい情報をたっぷりと掲載！

「なるほど！こんな研究が進んでいるのか！」「こんな便利な実験法があったんだ」「こうすれば研究がうまく行くんだ」「みんなもこんなことで悩んでいるんだ！」などあなたの研究生活に役立つ有用な情報、面白い記事を毎月掲載しています！ぜひ一度、書店や図書館でお手にとってご覧になってみてください。

医学・生命科学研究の最先端をいち早くご紹介！

今すぐ研究に役立つ情報が満載！

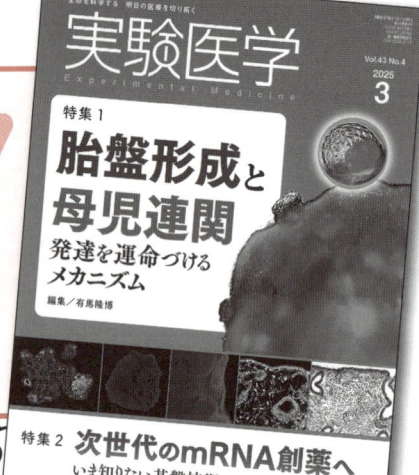

特集 では → 分子生物学から再生医療や創薬などの応用研究まで、いま注目される研究分野の最新レビューを掲載

連載 では → 最新トピックスから実験法、読み物まで毎月多数の記事を掲載

こんな連載があります

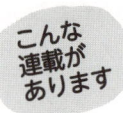
News & Hot Paper DIGEST トピックス
世界中の最新トピックスや注目のニュースをわかりやすく、どこよりも早く紹介いたします。

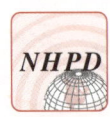
クローズアップ実験法 マニュアル
ゲノム編集、次世代シークエンス解析、イメージングなど
多くの方に役立つ新規の、あるいは改良された実験法をいち早く紹介いたします。

ラボレポート 読みもの
海外で活躍されている日本人研究者により，海外ラボの生きた情報をご紹介しています。
これから海外に留学しようと考えている研究者は必見です!

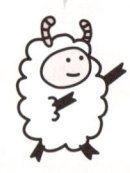

その他、話題の人のインタビューや、研究者の「心」にふれるエピソード、研究コミュニティ、キャリア紹介、研究現場の声、科研費のニュース、ラボ内のコミュニケーションのコツなどさまざまなテーマを扱った連載を掲載しています！

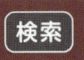